斜视经典病例解析

主　编　张　伟

副主编　郝　瑞　李月平

北京大学医学出版社

XIESHI JINGDIAN BINGLI JIEXI

图书在版编目（CIP）数据

斜视经典病例解析 / 张伟主编 . —北京：北京大学医学出版社，2024.3
ISBN 978-7-5659-3090-4

Ⅰ.①斜⋯　Ⅱ.①张⋯　Ⅲ.①小儿疾病－斜视－诊疗　Ⅳ.①R777.4

中国国家版本馆 CIP 数据核字（2024）第 038072 号

斜视经典病例解析

主　　编：张　伟
出版发行：北京大学医学出版社
地　　址：（100191）北京市海淀区学院路 38 号　北京大学医学部院内
电　　话：发行部 010-82802230；图书邮购 010-82802495
网　　址：http://www.pumpress.com.cn
E-mail：booksale@bjmu.edu.cn
印　　刷：北京金康利印刷有限公司
经　　销：新华书店
策划编辑：张李娜
责任编辑：张李娜　　责任校对：靳新强　　责任印制：李　啸
开　　本：787 mm×1092 mm　1/16　印张：16.25　字数：360 千字
版　　次：2024 年 3 月第 1 版　2024 年 3 月第 1 次印刷
书　　号：ISBN 978-7-5659-3090-4
定　　价：138.00 元

编者名单

主　编　张　伟

副主编　郝　瑞　李月平

编　者（按姓名汉语拼音排序）

陈丽萍　天津市眼科医院

陈　霞　天津市眼科医院

丁　娟　天津市眼科医院

郭　新　天津市眼科医院

郭雅图　天津市眼科医院

郝　瑞　天津市眼科医院

李月平　天津市眼科医院

史学锋　天津市眼科医院

王亚宸　天津市眼科医院

谢　芳　天津市眼科医院

薛彩虹　天津市眼科医院

杨士强　天津市眼科医院

张腾月　天津市眼科医院

张　伟　天津市眼科医院

图　片

刘　阳　天津市眼科医院

序

本书作者张伟、李月平、郝瑞等是我的毕业博士生，他们毕业后留院工作，以后又分别在德国慕尼黑大学、美国密西根大学 Kellogg 眼科中心、加州大学洛杉矶分校 Stein & Doheny 眼科研究所深造。他们组织天津市眼科医院斜视与小儿眼科的同事们编著了《斜视经典病例解析》，作者邀请我为该书写序，拜读了书稿以后，深受鼓舞，遂欣然命笔。

这是一本为有一定基础的眼科医生准备的斜视参考书，因为书里没有从解剖生理、眼球运动及双眼视功能写起，而是给读者展现了 60 多个独立的故事，每个故事是一个相对完整的病例。作者不是简单地给读者介绍病例，而是带着读者一起去检查患者，然后一起思考分析，进而确定治疗方案和手术设计。同时，在每个故事中会带着读者回顾学习该疾病相关的基本知识、基础理论和基本技能，使读者不仅了解要做什么，还要知道为什么这样做，以及怎样做。显然，对于那些热心儿童眼健康和斜视弱视诊治，虽受过一定训练，又苦于身边没有老师求教的医生来说，这本书可以成为其案头有益的参考资料。

天津市眼科医院于 1957 年由赫雨时教授建立了国内第一个"眼肌科"，开创了我国眼科学斜视亚专业发展的先河。赫教授先后培养了张允和、张开伯两位业内翘楚，与屈光专业的名家朱诗轩强强联合培养了屈光专业队伍，同时还培养了国内最早的视能训练师（Orthoptist），队伍搭建完整使斜视亚专业工作迅速发展，在国内形成影响力，要求来院进修学习的医生络绎不绝。由于国内眼科亚专业发展的需要，赫教授积极开展了面向全国的斜视专业人才培养工作，促进了国内斜视专业的发展。其发展模式与架构也成为国内同行效仿的榜样。我于 1970 年毕业分配至天津市眼科医院工作，深得赫教授垂青，1976 年起进入斜视与儿童眼病专业。1986 年我有幸考取北京医科大学刘家琦教授第一位博士研究生，在我国小儿眼科鼻祖刘教授的悉心指导下，我的科研意识和教学意识得到锻炼与提升，小儿眼科专业素养也取得显著进步，学术视野得以拓展。1993 年我回到天津市眼科医院，在这个平台上，我得以有机会不仅为医院而且为国内斜视与小儿眼科专业的学科传承与发展做出努力，贡献了微薄力量。

如果说创新是发展的不竭动力，教育则具有基础性和前瞻性。每当看到自己的学生们取得成绩，是我最幸福最欣慰的时刻。愿这本书能成为献给天津市眼科医院百年华诞（1924—2024）的一束美丽的鲜花！

赵堪兴

国际眼科科学院（AOI）院士

原国际眼科联盟（WOC）理事，中国代表

亚太眼科学会斜视与小儿眼科学会（APSPOS）副主席

原中华医学会眼科学分会主任委员，第一批终身荣誉奖获得者

原中华医学会眼科学分会斜视与小儿眼科学组组长，终身荣誉组长

中国医师协会眼科医师分会创会副会长、第三届会长

中国医师协会眼科医师分会斜视与小儿眼病专委会首任主任委员

前　言

自 1957 年赫雨时教授在国内率先创立斜视专业以来，他于 1962 年和 1981 年先后出版《临床眼肌学》《斜视》两部专著，这两本书至今仍被视为斜视领域的经典之作。许多同仁和我一样，都曾反复阅读这些著作。即使在现在，当遇到困惑时，我仍然会认真研读相关章节，以寻找答案或启示。

赫雨时教授在天津市眼科医院创立斜视专业伊始，即开始招收来自全国各地的斜视专业进修医生（我手头留存有 1958 年进修医生期满时的结业合影）。几十年来，这个进修班已举办 114 期，为全国大部分地区培养了斜视专业的业务骨干、学科带头人。近些年来，不断有同行尤其是进修医生建议我们在新形势下，结合本专业新进展和临床实践经验出版新书，以供大家学习时有更多参考书籍可用。其实，我们也早有此心愿，只是一直觉得才疏学浅、临床积累不足，与前辈的经典著作相比，还有很多欠缺，故迟迟未敢动笔。可是时间一晃就是以年计，大家的呼声越来越高。有道是"不积跬步，无以至千里"，不管是什么理由，原地踏步无论对著书的人还是渴望读书的人总不是件好事。况且，每届进修医生来了之后，我们都会把科室自编的讲义复印好供进修医生学习参考。在此背景下，我们决定先迈出第一步，把我们临床工作中有代表性的病例整理出来，从斜视的基本特点、临床表现、诊断、鉴别诊断、治疗尤其是斜视手术设计等方面入手，完成这本《斜视经典病例解析》。我们希望将这本书作为斜视专业进修、学习的讲义，以期对大家的临床工作有所帮助，并希望以此书作为桥梁，能够与更多专业人士互学互鉴，共进共勉，共同提升我国斜视专业的发展水平。

同时，我们计划以此为基础，积累编写经验。在本书出版后，我们将广泛听取建议、意见和批评，争取今后为读者奉上更加专业、更加规范、有如教科书一般的经典专著，不辜负大家的信任和期待。

在本书即将出版之际，适逢天津市眼科医院建院 100 周年。悬壶济世百年，薪火相传弥新，承先辈之精神，创吾辈之未来，谨以此书献给天津市眼科医院和我国斜视弱视学奠基人赫雨时教授。

感谢我院各部门的大力支持，感谢团队成员的通力合作，也致敬每一位读者。

由于水平、认识有限，而且医学技术在不断进步、观念在不断更新，不足之处甚至错误在所难免，恳请读者指正。

2023 年 10 月于天津市眼科医院

本书使用缩略词

缩略词	全称	含义
OD	oculus dexter（拉丁文）	右眼
OS	oculus sinister（拉丁文）	左眼
OU	oculus unati（拉丁文）	双眼
DS	spherical diopter	球镜
DC	cylindrical diopter	柱镜
HT	Hirschberg test	角膜映光法检查
PACT	prism and alternative cover test	三棱镜交替遮盖试验
REF	right eye fixation	右眼注视
LEF	left eye fixation	左眼注视
PD	prism diopter	棱镜度
SC	sin corrección（西班牙文）	裸眼
CC	con corrección（西班牙文）	戴镜
AC/A	accommodative convergence/accommodation	调节性集合 / 调节
Ortho	orthophoria	正位
E	esophoria	内隐斜
X	exophoria	外隐斜
ET	esotropia	内斜视
XT	exotropia	外斜视
E（T）	intermittent esotropia	间歇性内斜视
X（T）	intermittent exotropia	间歇性外斜视
RHo	right hypophoria	右眼下隐斜
LHo	left hypophoria	左眼下隐斜
RH	right hyperphoria	右眼上隐斜
LH	left hyperphoria	左眼上隐斜
RHoT	right hypotropia	右眼下斜视
LHoT	left hypotropia	左眼下斜视
RHT	right hypertropia	右眼上斜视
LHT	left hypertropia	左眼上斜视
RH（T）	intermittent right hypertropia	右眼间歇性上斜视
LH（T）	intermittent left hypertropia	左眼间歇性上斜视
EX	excyclotropia	外旋斜视
IN	incyclotropia	内旋斜视
BO	base out	底向外
BI	base in	底向内
BD	base down	底向下
BU	base up	底向上
NPC	near point of convergence	集合近点
CF	count finger	指数

注：以上部分缩略词在正文中出现时加"'"表示视近眼位，不加"'"表示视远眼位

目　录

第一章 内斜视

1 先天性内斜视

先天性内斜视（congenital esotropia）是指生后 6 个月之内出现的内斜视。有学者认为是先天性的，但临床检查中发现眼位偏斜并非一出生就出现，所以也称之为婴儿型内斜视（infantile esotropia）。患儿生后 2～3 个月常观察到短暂的、度数不稳定的间歇性斜视，眼位常于生后 3 月龄时稳定。目前先天性内斜视的病因尚不清楚，可有斜视家族史、早产、低体重、屈光参差、远视、神经发育障碍、颅面发育异常、染色体异常、母亲妊娠期间吸烟和斜视家族史均为其发生的危险因素[1-2]。30% 的患儿可伴有脑瘫、脑积水等神经系统疾病或者发育异常。

先天性内斜视临床上多表现为大角度内斜视，没有明显的屈光不正，部分可伴有轻度远视。随着患儿发育，可逐渐出现下斜肌功能亢进（多为双眼）、分离性垂直斜视等情况，亦可伴随眼球震颤。部分患儿因内斜视角度大，可存在交叉注视的情况，从而具有假性外转受限的临床表现，检查中要注意与展神经麻痹、Duane 眼球后退综合征等斜视类型进行鉴别，临床上通过娃娃头试验、外转扫视运动检查、颅脑磁共振成像检查等可靠有效的方法进行鉴别。

患儿双眼交替注视者一般不伴有弱视；而单眼恒定性内斜视患儿，内斜眼可能存在斜视性弱视。视觉发育关键期内的眼位偏斜，尤其是内斜视，若未及时矫正，可影响双眼视功能的建立和发育。患儿存在弱视时须先行弱视治疗，待双眼视力相对平衡（可交替注视）时，再考虑行内斜视矫正手术。

研究显示，先天性内斜视发病时间不一，可生后即有，亦可生后几个月出现。Worth 认为先天性内斜视患儿存在先天性中枢融合潜能的缺失，因此很难获得良好的融合功能和立体视；而 Chavasse 认为先天性内斜视是一种运动失调，其具有潜在的双眼视功能，但因视觉发育早期的内斜视造成双眼视觉发育中断并伴有皮层抑制，在发育期内的内斜视可引起双眼视永久性损害[3]。此外，视皮层、皮层下视觉中枢、脑干辐辏运动神经元，以及脑干前庭-眼反射通路可能与先天性内斜视的发病有一定的相关性，因而先天性内斜视患儿手术改善眼位后，双眼视功能恢复并不理想，临床研究表明，早期干预可能会获得一定的立体视和融合功能，但多为粗糙的双眼视觉功能。

先天性内斜视的治疗目前分为非手术治疗（包括戴镜、肉毒杆菌毒素眼外肌注射）和手术矫正。虽然理论和临床实践上肉毒杆菌毒素眼外肌注射的治疗具有一定效果，但可能需要多次注射，以及可引起上睑下垂造成形觉剥夺性弱视等并发症，大多数的先天性内斜视目前仍主要选择手术治疗。弱视、眼球震颤、垂直斜视和未矫正的屈光不正都会影响先天性内斜视的手术正位率[4]。

若睫状肌麻痹后检影验光远视度数大于＋2.50 D 或伴有弱视，需要先戴镜提高视力矫正弱视，同时观察戴镜前后斜视度数的变化，明确内斜视有无调节因素的影响。对于年龄较大的内斜视伴弱视患儿，特别是已过视觉发育敏感期的患儿，可能由于较难治愈的斜视性弱视，长期遮盖治疗无明显视力提高，可考虑先行斜视矫正术改善眼位。手术时机的选择一直以来是该疾病的热点问题，有学者赞成 2 岁以前的早期矫正，患儿既能增加获得双眼视的可能性，又可减少长时间内斜视所继发的内直肌挛缩，但需要结合患儿的配合程度及眼位的稳定性综合考虑[5-6]。早期手术患者由于较难获得精确斜视度，以及眼球运动特别是下斜肌功能亢进不容易在检查中暴露，大大增加二次手术可能。亦有学者支持 2 岁时手术，患儿配合较好、测量较为可靠，可以减少二次手术的发生率，但可能影响双眼视的恢复[7]。美国首次手术矫正的年龄为 1～1.5 岁，欧洲为 2～3 岁[8]，对进行性限制性内斜视患儿，3～4 月龄就可考虑行内斜矫正手术[9]，总体来看，建议明确诊断后，若斜视角度稳定，应根据患儿的情况尽早手术[10]。值得注意的是，如果内斜视度数小、斜度不稳定或呈现间歇性，可考虑暂时密切随访观察[3]。

对于年幼的患儿，难以准确检查其视远的内斜视度数，因此手术方式主要是参考其视近的斜视角度来设计。根据斜视度数的大小，多选单眼／双眼内直肌后徙术，或单眼一退一缩手术，研究表明两种术式效果相当[11]，但须结合术中牵拉试验的结果。对于大度数的内斜视，也可同时行三条水平肌肉的手术。若合并下斜肌功能亢进、分离性垂直斜视等情况，手术需尽可能同时予以矫正。

病例 1

患者，女，4 岁。

主诉 生后 5 个月时发现双眼交替内斜，未予诊疗，现来我院进一步检查。

病史 患儿于生后 5 月龄，无明显诱因出现双眼交替内斜，无明显畏光、视力下降和眼球转动异常，无眼部红肿、疼痛和眼睑大小变化，不伴有发热、头部外伤、恶心呕吐等全身症状。发病以来，斜视度无明显变化，无视远视近时斜视度改变，无明显异常头位。现为进一步诊治来院就诊。

既往体健，足月顺产，否认产伤史，否认生后缺氧史，生长发育正常。

否认全身病史、家族遗传病史及药物过敏史。

眼科检查

视力：OD 0.8，OS 0.7

眼前节检查：眼前节检查未见明显异常 OU

瞳孔检查：直接、间接对光反应正常，未见相对传入性瞳孔障碍 OU

眼底检查：未见异常，黄斑-视盘未见明显旋转 OU

屈光状态检查：

1% 硫酸阿托品眼用凝胶睫状肌麻痹后检影验光：

OD　　＋1.50 DS　　0.8

OS　　＋1.00 DS　　0.8

专科检查

HT：$ET_{SC'} = 30°$，双眼可交替注视

交替遮盖：内→正 OU

单眼运动：各方向运动到位

双眼运动：双眼下斜肌功能亢进（＋2）

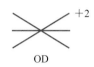 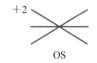

OD　　　　　　　　　　　OS

九个诊断眼位：图 1

PACT：

REF　　　　　　$ET_{SC'} = 80\ PD$　　　$ET_{SC} = 80\ PD$

LEF　　　　　　$ET_{SC'} = 80\ PD$　　　$ET_{SC} = 80\ PD$

A-V 征：上转 25°：$ET_{SC} = 60\ PD$；下转 25°：$ET_{SC} = 90\ PD$

$AC/A = 4$

代偿头位：无

歪头试验：（－）

Titmus 立体视：无

主导眼：左眼

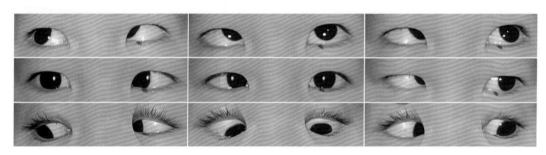

图 1　术前九个诊断眼位图

诊断　1. 先天性内斜视 OU；2. 内斜 V 征 OU

手术　双眼内直肌后退 5 mm，右眼外直肌缩短 6 mm，双眼下斜肌后退 10 mm。

术后第 1 天复查：

HT：Ortho

交替遮盖：基本不动 OU

单眼运动：各方向眼球基本到位

双眼运动：自如

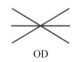

OD　　　　　　　　　　　OS

九个诊断眼位：图 2

PACT:

REF	$E_{SC'} = 2\,PD$	$E_{SC} = 4\,PD$
LEF	$E_{SC'} = 2\,PD$	$E_{SC} = 4\,PD$

A-V 征：上转 $25°$：$E_{SC} = 2\,PD$；下转 $25°$：$E_{SC} = 4\,PD$

$AC/A = 3.2$

代偿头位：无

Titmus 立体视：无

主导眼：左眼

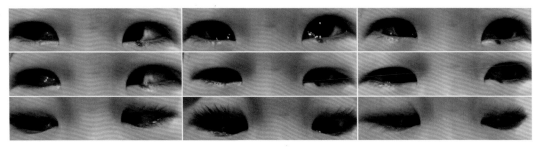

图 2 术后第 1 天九个诊断眼位图

治疗 该患儿生后 5 个月即发现内斜视，未予诊治。首次就诊即为 4 岁，眼球运动检查可发现双眼下斜肌运动功能亢进，且上下转 $25°$斜视角度相差较大，垂直方向存在非共同性，即 V 型斜视，与双眼下斜肌功能亢进有关。歪头试验阴性，上斜肌运动未见明显落后，考虑为原发性下斜肌亢进。患儿已过双眼视功能发育的关键时期，无双眼视和立体视，建议尽早手术。同时因双眼下斜肌功能亢进，水平直肌手术的同时，联合行双眼下斜肌减弱术，术后双眼运动协调，眼位满意。

病例 2

患者，女，6 月龄。

主诉 生后 4 个月时发现双眼交替内斜，未予治疗，现来我院进一步检查。

病史 患儿于生后 4 月龄无明显诱因出现双眼交替内斜，无明显畏光、视力下降和眼球转动异常，无眼部红肿、疼痛和眼睑大小变化，不伴有发热、头部外伤、恶心呕吐等全身症状。发病以来，斜视度无明显变化，无视远视近时斜视度改变，无明显异常头位。现为进一步诊治来院就诊。

既往体健，足月剖宫产，否认产伤史，否认生后缺氧史，生长发育正常。

否认全身病史、家族遗传病史及药物过敏史。

眼科检查

眼前节检查：眼前节检查未见明显异常 OU

瞳孔检查：直接、间接对光反应正常，未见相对传入性瞳孔障碍 OU

眼底检查：未见异常，黄斑-视盘未见明显旋转 OU

屈光状态检查：

1% 硫酸阿托品眼用凝胶睫状肌麻痹后检影验光：

OD ＋1.50 DS

OS ＋1.75 DS

专科检查

HT：$ET_{SC'}$＝30°，双眼可交替注视（图1）

交替遮盖：内→正 OU

单眼运动：各方向运动到位

双眼运动：各方向运动协调（欠合作）

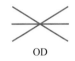
OD

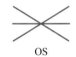
OS

Krimsky：

REF	$ET_{SC'}$ = 90 PD	ET_{SC} = 90 PD
LEF	$ET_{SC'}$ = 90 PD	ET_{SC} = 90 PD

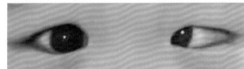

图1 外观像（左右眼分别交替注视）

诊断 先天性内斜视 OU

处理 2个月后随访，不适随诊。

2个月后随访：

眼科检查

视力：OD 0.1，OS 0.1（选择性观看）

眼前节检查：眼前节检查未见明显异常 OU

瞳孔检查：直接、间接对光反应正常，未见相对传入性瞳孔障碍 OU

眼底检查：未见异常，黄斑-视盘未见明显旋转 OU

专科检查

HT：$ET_{SC'}$＝30°，双眼可交替注视

交替遮盖：内→正 OU

单眼运动：各方向运动到位

双眼运动：各方向运动协调（欠合作）

PACT：

REF	ET$_{SC'}$ = 90 PD	ET$_{SC}$ = 90 PD
LEF	ET$_{SC'}$ = 90 PD	ET$_{SC}$ = 90 PD

主导眼：右眼

考虑患儿斜视角度稳定，且存在交替注视情况，建议行斜视矫正手术改善眼位。

手术 双眼内直肌后退 5.5 mm，左眼外直肌缩短 8 mm。

术后第 1 天复查：

HT：Ortho

交替遮盖：基本不动 OU

单眼运动：各方向眼球基本到位

双眼运动：自如

第一眼位图：图 2

PACT：

REF	E$_{SC'}$ = 2 PD	E$_{SC}$ = 2 PD
LEF	E$_{SC'}$ = 2 PD	E$_{SC}$ = 2 PD

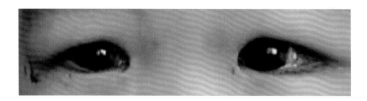

图 2 术后第 1 天第一眼位图

病例特点

此类患儿须先行睫状肌麻痹后检影验光，判断患儿是否存在屈光不正及调节因素，是否需要戴镜矫正。该患儿行睫状肌麻痹后检影验光显示远视度数不超过＋2.50 D，且双眼可自主交替性注视，提示双眼视力平衡。结合患儿病史，恒定性、大角度（＞40 PD）内斜视，且两次随访斜视角度稳定，无其他全身问题，因此可以尽早考虑手术。该患儿斜视角度大，因而选择双眼内直肌后退联合非主导眼外直肌缩短手术，术后眼位满意，须定期随访，观察眼位情况。

参考文献

[1] Nelson LB，Wagner RS，Simon JW，et al. Congenital esotropia. Surv Ophthalmol，1987，31（6）：363-383.

[2] Mohney BG，Erie JC，Hodge DO，et al. Congenital esotropia in Olmsted County，Minnesota. Ophthalmology，1998，105（5）：846-850.

[3] Birch EE，Stager DR，Berry P，et al. Prospective assessment of acuity and stereopsis in amblyopic infantile esotropes following early surgery. Invest Ophthalmol Vis Sci，1990，31（4）：758-765.

[4] 赵堪兴 . 斜视矫正术设计的思考 . 中华眼科杂志，2002，38（8）：507-509.

[5] Helveston EM，Neely DF，Stidham DB，et al. Results of early alignment of congenital esotropia. Ophthalmology，1999，106（9）：1716-1726.

[6] Gerth C，Mirabella G，Li X，et al. Timing of surgery for infantile esotropia in humans：effects on cortical motion visual evoked responses. Invest Ophthalmol Vis Sci，2008，49（8）：3432-3437.

[7] Ing MR，Okino LM. Outcome study of stereopsis in relation to duration of misalignment in congenital esotropia. J AAPOS，2002，6（1）：3-8.

[8] Simonsz HJ，Kolling GH. Best age for surgery for infantile esotropia. Eur J Paediatr Neurol，2011，15（3）：205-208.

[9] Wright KW，Edelman PM，McVey JH，et al. High-grade stereo acuity after early surgery for congenital esotropia. Arch ophthalmol，1994，112（7）：913-919.

[10] 亢晓丽，韦严 . 先天性内斜视的手术时机 . 中华眼科杂志，2013，49（7）：589-593.

[11] Polling JR，Eijkemans MJ，Esser J，et al. A randomised comparison of bilateral recession versus unilateral recession-resection as surgery for infantile esotropia. Br J Ophthalmol，2009，93（7）：954-957.

（杨士强　郝瑞）

2　共同性内斜视

　　共同性内斜视在临床上比较常见，包括调节性内斜视、非调节性内斜视、微小内斜视、周期性内斜视及急性共同性内斜视等类型。其中，调节性内斜视是儿童常见的共同性内斜视（concomitant esotropia）之一，常与远视度数较高导致调节性需求增加、分开性融合异常以及 AC/A 异常等因素有关。可发生于生后 6 个月到 7 岁，平均发病年龄在 2 岁半左右，亦有病例报道在生后 4 个月发病。

　　根据内斜视形成过程中调节与集合之间的联动关系及调节因素所起的作用，将调节性内斜视分为：①屈光调节性内斜视（refractive accommodative esotropia），即内斜视完全由远视性屈光不正引起，戴镜后内斜视可完全缓解；②高 AC/A 调节性内斜视（high AC/A ratio accommodative esotropia），即一定的调节产生过量的调节性集合运动，形成内斜视；③部分调节性内斜视（partially accommodative esotropia），即内斜视不完全由调节因素引起，配戴远视矫正眼镜后内斜视度数减少，但仍残余部分内斜视。

7

2.1 屈光调节性内斜视

病例 1

患者，女，4 岁。

主诉 发现左眼"间歇性"内斜视 1 年，现来我院进一步检查。

病史 患儿于 1 年前，无明显诱因出现左眼间歇性内斜，视近处细小物体时明显，不伴有畏光、视力下降和眼球转动异常，无眼部红肿、疼痛和眼睑大小变化，不伴有发热、头部外伤、恶心呕吐等全身症状。发病以来，斜视度无明显变化，无明显异常头位。现为进一步诊治来院就诊。

既往体健，足月剖宫产，否认产伤史，否认生后缺氧史，生长发育正常。

否认全身病史、家族遗传病史及药物过敏史。

眼科检查

视力：OD 0.4，OS 0.5

眼前节检查：眼前节检查未见明显异常 OU

瞳孔检查：直接、间接对光反应正常，未见相对传入性瞳孔障碍 OU

眼底检查：未见异常，黄斑-视盘未见明显旋转 OU

屈光状态检查：

1% 硫酸阿托品眼用凝胶睫状肌麻痹后检影验光：

OD　＋4.50 DS＋0.75 DC×73　　0.7

OS　＋3.75 DS＋1.25 DC×29　　0.7

专科检查

HT：$ET_{SC'}$ ＝ 15° OS

交替遮盖：内→正 OU

单眼运动：各方向眼球基本到位

双眼运动：协调

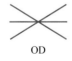

OD

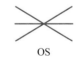

OS

九个诊断眼位：图 1

PACT：

REF	$ET_{SC'}$ ＝ 35 PD	ET_{SC} ＝ 35 PD
LEF	$ET_{SC'}$ ＝ 35 PD	ET_{SC} ＝ 35 PD

A-V 征：上转 25°：ET_{SC} ＝ 35 PD；下转 25°：ET_{SC} ＝ 30 PD

AC/A ＝ 4

代偿头位：无

Titmus 立体视：3000 秒弧

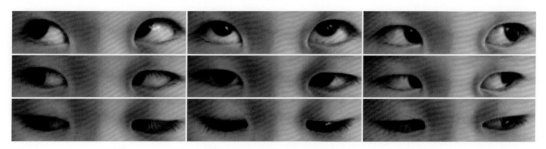

图 1　九个诊断眼位图（SC）

治疗　睫状肌麻痹后眼位明显改善，予全矫处方，嘱 3 个月随访观察眼位变化。

戴镜 3 个月后随访：

专科检查

HT：Ortho（图 2）

交替遮盖：微内→正 OU

单眼运动：各方向眼球基本到位

双眼运动：自如

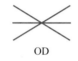

OD

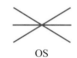

OS

九个诊断眼位：图 2

PACT：

REF	$E_{CC'} = 6\,PD$	$E_{CC} = 4\,PD$
LEF	$E_{CC'} = 6\,PD$	$E_{CC} = 4\,PD$

A-V 征：上转 25°：$E_{CC} = 2\,PD$；下转 25°：$E_{CC} = 4\,PD$

AC/A = 4

代偿头位：无

Titmus 立体视：80 秒弧（CC）

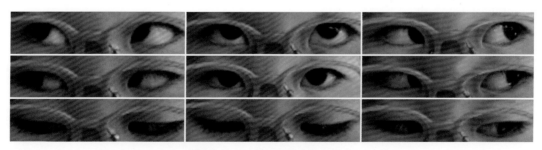

图 2　九个诊断眼位图（戴镜）

诊断　1. 屈光调节性内斜视 OU；2. 屈光不正 OU

处理　全矫配镜，3～4 个月后复查。

病例特点

该例患儿 3 岁发病，初起呈"间歇性"，且多于视近物或仔细视物时出现，高度可疑存在调节性因素，遂予 1% 硫酸阿托品眼用凝胶行双眼睫状肌麻痹后检影验光，验光后发现双眼均存在中度远视。为观察远视对眼位的影响，予全矫配镜后 3 个月复查，发现戴镜后眼位正位，且存在良好的立体视，故而继续戴镜观察，定期随访。

病例 2

患者，女，4 岁。

主诉　发现左眼视近时偶尔内斜视 1 年余，近来明显加重。

病史　患者于 1 年前开始发现左眼间歇性内斜，注视近处细小物品时明显，视远时出现频率相对较低。不伴有畏光、视力下降和眼球转动异常，无眼部红肿、疼痛和眼睑大小变化，不伴有发热、头部外伤、恶心呕吐等全身症状。发病以来，斜视度无明显变化，无明显异常头位。现为进一步诊治来院就诊。

既往体健，足月顺产，否认产伤史，否认生后缺氧史，生长发育正常。

否认全身病史、家族遗传病史及药物过敏史。

眼科检查

视力：OD 0.6，OS 0.6

眼前节检查：眼前节检查未见明显异常 OU

瞳孔检查：直接、间接对光反应正常，未见相对传入性瞳孔障碍 OU

眼底检查：未见异常，黄斑-视盘未见明显旋转 OU

屈光状态检查：

1% 硫酸阿托品眼用凝胶睫状肌麻痹后检影验光：

OD　$+3.50\,DS$　0.7

OS　$+3.75\,DS$　0.7

专科检查

HT：$ET_{SC'} = 10° \sim 15°$ OS

交替遮盖：内→正 OU

单眼运动：各方向眼球基本到位

双眼运动：自如

OD　　　　　　　　OS

九个诊断眼位：图 1

PACT：

    REF $ET_{SC'} = 25\,PD$ $ET_{SC} = 20\,PD$

    LEF $ET_{SC'} = 25\,PD$ $ET_{SC} = 20\,PD$

A-V 征：上转 25°：$ET_{SC} = 18\,PD$；下转 25°：$ET_{SC} = 20\,PD$

AC/A = 3.33

代偿头位：无

Titmus 立体视：3000 秒弧

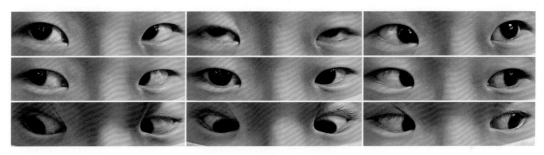

图 1　九个诊断眼位图（SC）

治疗　睫状肌麻痹后眼位明显改善，予全矫处方，嘱 3 个月后随访观察眼位变化。

戴镜 3 个月后随访：

专科检查

HT：Ortho

交替遮盖：微内→正 OU

单眼运动：各方向眼球基本到位

双眼运动：自如

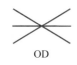
OD

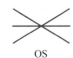
OS

九个诊断眼位：图 2

PACT：

    REF $E_{CC'} = 4\,PD$ $E_{CC} = 2\,PD$

    LEF $E_{CC'} = 4\,PD$ $E_{CC} = 2\,PD$

A-V 征：上转 25°：$E_{CC} = 2\,PD$；下转 25°：$E_{CC} = 4\,PD$

AC/A = 3.33

代偿头位：无

Titmus 立体视：80 秒弧（CC）

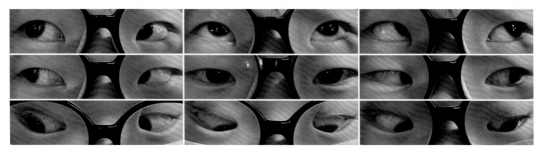

图2 九个诊断眼位图（CC）

诊断 1.屈光调节性内斜视 OU；2.屈光不正 OU

处理 全矫配镜，3～4个月后复查。

病例特点

该例患儿发病时间较早，但由于初起仅偶尔出现，家长并未予以重视，之后随着用眼需求增多，发现视近物时内斜情况逐渐增多，故来就诊。遂予1%硫酸阿托品眼用凝胶行双眼睫状肌麻痹后检影验光，发现双眼均存在中度远视，予全矫配镜后3个月复查，发现戴镜后眼位正位，且存在良好的立体视，故而继续戴镜观察，定期随访。

同病例1，此类患者须排除高 AC/A 等情况，如前所述，如果睫状肌麻痹后检影验光发现存在远视，即使在生理性远视范围内，但对眼位有影响，也须先矫正屈光不正，观察眼位变化。临床中也存在 +2.50 D 以下的远视同时伴随调节性内斜视的情况，或者与高 AC/A 合并存在，因此要密切随访患者，观察屈光状态对眼位的影响，以及屈光矫正以后眼位的变化。此外，还应关注视力问题，若合并单眼弱视，应先遮盖治疗。不能简单地"一刀切"，对一类表现相似的临床疾病采取同一治疗方案，要结合患者的视力、眼球运动检查、视远视近的斜视度、屈光状态，以及屈光矫正后的变化、AC/A 的结果、双眼视的情况等综合评估，制订个性化治疗方案。

（郝瑞 郭雅图）

2.2 部分调节性内斜视

病例1

患者，女，1岁8个月。

主诉 家长发现患儿双眼内斜半年，当地诊断予戴镜4个月后，仍存在内斜。

病史 患者于半年前开始出现双眼交替性内斜，注视近处细小物品时明显，视远时多为正位。就诊于当地医院，行双眼睫状肌麻痹验光后，予配镜治疗。现戴镜4个月。发病以来，不伴有畏光、视力下降和眼球转动异常，无眼部红肿、疼痛和眼睑大小变化，不伴有发热、头部外伤、恶心呕吐等全身症状。家长诉戴镜后斜视角度较摘镜变小，无明显异常头位。现为进一步诊治来院就诊。

既往体健，足月剖宫产，否认产伤史，否认生后缺氧史，生长发育正常。

否认全身病史、家族遗传病史及药物过敏史。

眼科检查

视力：OD 0.3，OS 0.3（幼儿视力）

眼前节检查：眼前节检查未见明显异常 OU

瞳孔检查：直接、间接对光反应正常，未见相对传入性瞳孔障碍 OU

眼底检查：未见异常，黄斑-视盘未见明显旋转 OU

屈光状态检查：

1% 硫酸阿托品眼用凝胶睫状肌麻痹后检影验光：

OD　＋4.50 DS

OS　＋3.75 DS

原镜处方：

OD　＋2.50 DS

OS　＋2.00 DS

专科检查

HT：$ET_{SC'} = 25°$（图1），$ET_{CC'} = 10°$（图2）

交替遮盖：内→正 OU

单眼运动：各方向眼球基本到位

双眼运动：自如

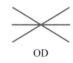

OD

OS

第一眼位：SC 图1，CC 图2

PACT：

REF	$ET_{SC'} = 60\ PD$	$ET_{SC} = 60\ PD$
	$ET_{CC'} = 40\ PD$	$ET_{CC} = 40\ PD$
LEF	$ET_{SC'} = 60\ PD$	$ET_{SC} = 60\ PD$
	$ET_{CC'} = 40\ PD$	$ET_{CC} = 40\ PD$

A-V 征：上转25°：$ET_{CC} = 40\ PD$；下转25°：$ET_{CC} = 45\ PD$

AC/A = 3.33

代偿头位：无

Titmus 立体视：不理解

主导眼：右眼

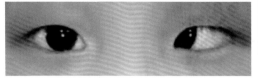 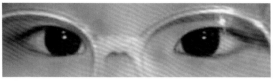

图 1　术前第一眼位图（SC）　　　　　　图 2　术前第一眼位图（CC）

诊断　1.部分调节性内斜视 OU；2.屈光不正 OU

处理　由于原镜镜方欠矫，因而需全矫配镜，3 个月后复查，根据眼位检查结果决定下一步诊疗。

换镜 3 个月后随访：

HT：$ET_{SC'} = 25°$，$ET_{CC'} = $ 约 $8° \sim 10°$

交替遮盖：内→正 OU

单眼运动：各方向眼球基本到位

双眼运动：自如

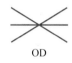　　　　　

　　　　　OD　　　　　　　　　　　　　OS

PACT：

REF	$ET_{SC'} = 60\,PD$	$ET_{SC} = 60\,PD$
	$ET_{CC'} = 30\,PD$	$ET_{CC} = 30\,PD$
LEF	$ET_{SC'} = 60\,PD$	$ET_{SC} = 60\,PD$
	$ET_{CC'} = 30\,PD$	$ET_{CC} = 30\,PD$

A-V 征：上转 25°：$ET_{CC} = 30\,PD$；下转 25°：$ET_{CC} = 40\,PD$

AC/A = 3.33

代偿头位：无

Titmus 立体视：无（SC 和 CC）

主导眼：右眼

处理　全矫配镜 3 个月后，戴镜仍残留部分内斜视，建议手术改善眼位。

手术　左眼内直肌后徙 5.5 mm，外直肌缩短 5 mm。

术后第 1 天复查：

HT：$ET_{SC'} = 15°$，CC′：Ortho

交替遮盖：SC′内→正 OU；CC′不动

单眼运动：各方向眼球基本到位

双眼运动：自如

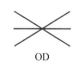　　　　　

　　　　　OD　　　　　　　　　　　　　OS

第一眼位：SC 图 3，CC 图 4

PACT：

REF	$ET_{SC'} = 25$ PD	$ET_{SC} = 25$ PD
	$E_{CC'} = 4$ PD	$E_{CC} = 2$ PD
LEF	$ET_{SC'} = 25$ PD	$ET_{SC} = 25$ PD
	$E_{CC'} = 4$ PD	$E_{CC} = 2$ PD

A-V 征：上转 25°：$E_{CC} = 4$ PD；下转 25°：$E_{CC} = 2$ PD

AC/A = 3

代偿头位：无

Titmus 立体视：无（SC 和 CC）

主导眼：右眼

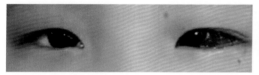 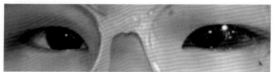

图 3 术后第 1 天第一眼位图（SC）　　图 4 术后第 1 天第一眼位图（CC）

病例特点

该患儿发现内斜视 1 年，在当地医院睫状肌麻痹检影验光后配镜半年，现来我院进一步检查。再次行睫状肌麻痹检影验光后显示，原镜远视度数未全矫，仍存在一定的调节性，故全矫配镜，观察眼位变化。屈光性调节性内斜视儿童戴远视足矫眼镜（按其睫状肌麻痹验光的全部远视度数配镜）后眼位控制仍不稳定时，有必要多次应用 1% 阿托品进行睫状肌麻痹验光[1]。3 个月后复查，发现远视度数全矫后，仍残留一定度数的内斜视，严重影响其双眼视功能发育，故行斜视矫正术，以改善其内斜视中非屈光调节部分。部分调节性内斜视手术目标是解决戴镜后残余内斜度数。本例患者行手术改善眼位，术后戴镜正位，眼位满意。

病例 2

患者，女，4 岁。

主诉 家长发现患儿双眼内斜 2 年，当地诊断予戴镜治疗，同时遮盖右眼 4 h/d。

病史 患者于 2 年前开始出现左眼内斜，多在注视近处细小物品时出现，视远时亦可出现。遂就诊于当地医院，行双眼睫状肌麻痹后验光，予配镜治疗。同时嘱遮盖右眼 4 h/d，现戴镜联合遮盖治疗 2 年。发病以来，不伴有畏光、视力下降和眼球转动异常，无眼部红肿、疼痛和眼睑大小变化，不伴有发热、头部外伤、恶心呕吐等全身症状。家长诉戴镜后斜视度较摘镜变小，无明显异常头位。现为进一步诊治来院就诊。

既往体健，足月剖宫产，否认产伤史，否认生后缺氧史，生长发育正常。
否认全身病史、家族遗传病史及药物过敏史。

眼科检查

视力：OD 0.6，OS 0.3

眼前节检查：眼前节检查未见明显异常 OU

瞳孔检查：直接、间接对光反应正常，未见相对传入性瞳孔障碍 OU

眼底检查：未见异常，黄斑-视盘未见明显旋转 OU

屈光状态检查：

1% 硫酸阿托品眼用凝胶睫状肌麻痹后检影验光：

OD　　+2.50 DS　　0.6

OS　　+5.75 DS　　0.5

原镜处方：

OD　　+2.00 DS　　0.6

OS　　+5.25 DS　　0.5

专科检查

HT：$ET_{SC'} = 15°$（图1），$ET_{CC'} = 10°$（图2）

交替遮盖：内→正 OU

单眼运动：各方向眼球基本到位

双眼运动：左眼下斜肌功能亢进（+1）

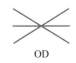

OD

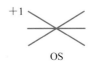

OS

九个诊断眼位：图1（SC），图2（CC）

PACT：

REF	$ET_{SC'} = 35$ PD　$LHT_{SC'} = 10$ PD		$ET_{SC} = 35$ PD　$LHT_{SC} = 10$ PD	
	$ET_{CC'} = 25$ PD　$LHT_{CC'} = 10$ PD		$ET_{CC} = 20$ PD　$LHT_{CC} = 10$ PD	
LEF	$ET_{SC'} = 35$ PD　$LHT_{SC'} = 10$ PD		$ET_{SC} = 35$ PD　$LHT_{SC} = 10$ PD	
	$ET_{CC'} = 25$ PD　$LHT_{CC'} = 10$ PD		$ET_{CC} = 20$ PD　$LHT_{CC} = 10$ PD	

A-V 征：上转25°：$ET_{CC} = 18$ PD，$LHT_{CC} = 10$ PD

　　　　　下转25°：$ET_{CC} = 20$ PD，$LHT_{CC} = 6$ PD

AC/A = 4

代偿头位：无

Titmus 立体视：无（SC = CC）

主导眼：右眼

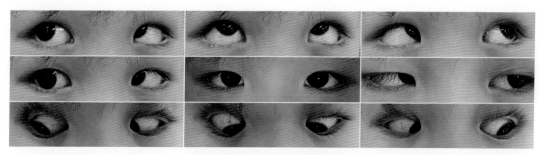

图 1　术前九个诊断眼位图（SC）

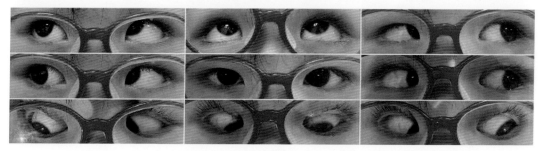

图 2　术前九个诊断眼位图（CC）

　　诊断　1.部分调节性内斜视 OU；2.原发性下斜肌功能亢进 OS；3.屈光参差 OU；4.弱视 OS

　　手术　双眼内直肌后退 4 mm，左眼下斜肌后退 10 mm。

　　术后第 1 天复查：

　　专科检查

　　HT：$ET_{SC'} = 15°$（图 3），$EX_{CC'} = 0°$（图 4）

　　交替遮盖：SC 内→正 OU；CC 不动

　　单眼运动：各方向眼球基本到位

　　双眼运动：自如

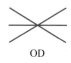
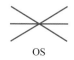

OD　　　　　　　　　　OS

　　九个诊断眼位：图 3（SC），图 4（CC）

　　PACT：

REF	$ET_{SC'} = 15\,PD$	$ET_{SC} = 15\,PD$
	$E_{CC'} = 4\,PD$	$E_{CC} = 2\,PD$
LEF	$ET_{SC'} = 15\,PD$	$ET_{SC} = 15\,PD$
	$E_{CC'} = 4\,PD$	$E_{CC} = 2\,PD$

　　A-V 征：上转 25°：Ortho（CC）；下转 25°：$ET_{CC} = 2\,PD$

　　AC/A = 4.2

　　代偿头位：无

Titmus 立体视：无（SC ＝ CC）

主导眼：右眼

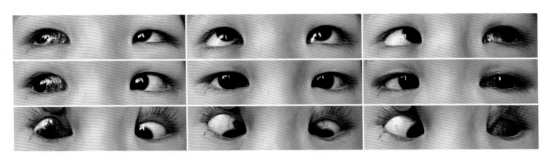

图 3　术后第 1 天九个诊断眼位图（SC）

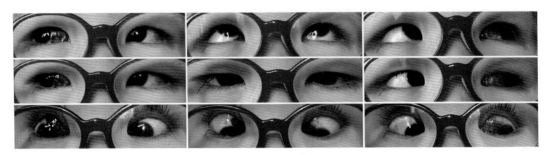

图 4　术后第 1 天九个诊断眼位图（CC）

病例特点

该患儿病史明确，戴镜及裸眼均存在内斜视，远视矫正后，内斜视度较裸眼有所改善。由于存在屈光参差，患儿左眼弱视，坚持右眼遮盖治疗，目前双眼视力相对平衡，可交替注视，考虑行斜视矫正术改善其内斜视中非屈光调节部分，术后建议继续遮盖治疗，进一步提高弱视眼视力。此外，眼球运动检查发现左眼下斜肌功能亢进，且第一眼位存在一定角度的垂直斜视，因此联合左眼下斜肌后退术，一期矫正水平斜视和垂直斜视。

参考文献

［1］中华医学会眼科学分会斜视与小儿眼科学组．中国儿童睫状肌麻痹验光及安全用药专家共识．中华眼科杂志，2019，55（1）：7-12.

（郝瑞　郭雅图）

2.3　非调节性内斜视

除调节性内斜视外，共同性内斜视中还有一类非调节性内斜视（nonaccommodative esotropia），通常分为基本型（视近与视远斜视度相近）、集合过强型（视近斜视度大于视远，AC/A 正常），以及分开不足型（视远斜视度大于视近）。通常儿童期发病，但较先天性内斜视患儿较晚，多于生后 6 个月以后发病。此类患儿不存在调节性内斜视患儿所具有的屈光状态异常或 AC/A 改变，但应注意排除中枢神经系统问题，之后建议尽早改善斜视状态。

病例1

患者，男，5岁。

主诉 家长发现患儿双眼内斜3年余，可交替注视。

病史 患者于3年前开始发现内斜，家长诉表现为双眼交替内斜，偶可正位，近半年来表现为持续性内斜，遂来我院门诊。发病以来，不伴有畏光、视力下降和眼球转动异常，无眼部红肿、疼痛和眼睑大小变化，不伴有发热、头部外伤、恶心呕吐等全身症状。现为进一步诊治来院就诊。

既往体健，足月顺产，否认产伤史，否认生后缺氧史，生长发育正常。

否认全身病史、家族遗传病史及药物过敏史。

眼科检查

视力：OD 0.8，OS 0.8

眼前节检查：眼前节检查未见明显异常 OU

瞳孔检查：直接、间接对光反应正常，未见相对传入性瞳孔障碍 OU

眼底检查：未见异常，黄斑-视盘未见明显旋转 OU

屈光状态检查：

1%硫酸阿托品眼用凝胶睫状肌麻痹后检影验光：

OD　＋0.75 DS　1.0

OS　＋0.50 DS　1.0

专科检查

HT：$ET_{SC'} = 10°$ OS

交替遮盖：内→正 OU

单眼运动：各方向眼球基本到位

双眼运动：自如

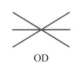

OD

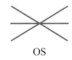

OS

九个诊断眼位：图1

PACT：

　　　REF　　　$ET_{SC'} = 25$ PD　　　$ET_{SC} = 25$ PD

　　　LEF　　　$ET_{SC'} = 25$ PD　　　$ET_{SC} = 25$ PD

A-V征：上转25°：$ET_{SC} = 25$ PD；下转25°：$ET_{SC} = 20$ PD

AC/A ＝ 4

代偿头位：无

Titmus 立体视：无

主导眼：右眼

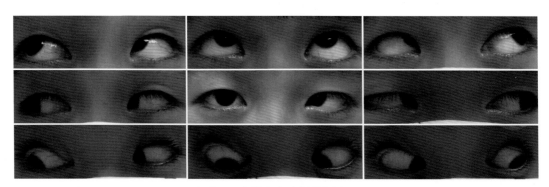

图 1　术前九个诊断眼位图

诊断　非调节性内斜视 OU（基本型）

手术　术中行被动牵拉试验，双眼内直肌未见明显紧张，遂行左眼内直肌后退 6 mm。

术后第 1 天复查：

专科检查

HT：Ortho

交替遮盖：内→正微动 OU

单眼运动：各方向眼球基本到位

双眼运动：自如

　　　　　　　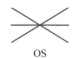

OD　　　　　　　　　　　OS

九个诊断眼位：图 2

PACT：

REF	$E_{SC'} = 2\,PD$	$E_{SC} = 2\,PD$
LEF	$E_{SC'} = 2\,PD$	$E_{SC} = 2\,PD$

A-V 征：上转 25°：$E_{SC} = 0\,PD$；下转 25°：$E_{SC} = 0\,PD$

AC/A = 3.33

代偿头位：无

Titmus 立体视：无

主导眼：右眼

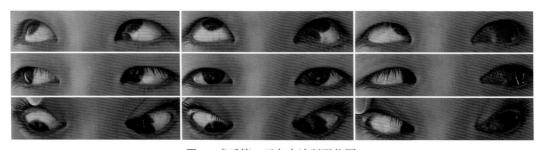

图 2　术后第 1 天九个诊断眼位图

病例特点

该患儿虽然自幼内斜视，但根据病史，发病年龄约在 2 岁左右，不考虑先天性内斜视的诊断。而对于该患儿的发病年龄，须排除调节性或部分调节性内斜视可能，行睫状肌麻痹后检影验光，排除了屈光调节因素；同时视远视近斜视度相等，且 AC/A = 4，也在正常范围内，排除了非屈光调节因素；结合病史，双眼可交替注视，没有视力发育异常，因而诊断明确，为基本型非调节性内斜视。

虽然诊断明确，但手术设计仍要参考术中的被动牵拉试验结果，该患者术中被动牵拉试验未见明显限制因素，因而选择非主导眼的内直肌后退来改善眼位。

病例 2

患者，女，16 岁。

主诉 发现内斜 10 年余，现自觉影响外观和社交，要求手术。

病史 患者自述 6 岁左右开始发现内斜，10 余年来斜视状态未发生明显改变，也未予就诊治疗，现自觉影响外观，社交时不愿直视。发病以来，不伴有畏光、视力下降和眼球转动异常，无眼部红肿、疼痛和眼睑大小变化，不伴有发热、头部外伤、恶心呕吐等全身症状。现为进一步诊治来院就诊。

既往体健，生长发育正常。

否认全身病史、家族遗传病史及药物过敏史。

眼科检查

视力：戴镜视力 OD 0.8，OS 0.9

眼前节检查：眼前节检查未见明显异常 OU

瞳孔检查：直接、间接对光反应正常，未见相对传入性瞳孔障碍 OU

眼底检查：未见异常，黄斑-视盘未见明显旋转 OU

屈光状态检查：

睫状肌麻痹后检影验光：

OD　−2.50 DS　　1.0

OS　−3.75 DS　　1.0

专科检查

HT：$ET_{SC'} = 10° OD$

交替遮盖：内→正 OU

单眼运动：各方向眼球基本到位

双眼运动：自如

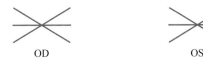

OD　　　　　　　　　　　OS

九个诊断眼位：图1

PACT：

REF	$ET_{SC'} = 20\,PD$	$ET_{SC} = 18\,PD$
LEF	$ET_{SC'} = 20\,PD$	$ET_{SC} = 18\,PD$

A-V 征：上转 25°：$ET_{SC} = 14\,PD$；下转 25°：$ET_{SC} = 18\,PD$

AC/A = 4.3

代偿头位：无

Titmus 立体视：无

主导眼：左眼

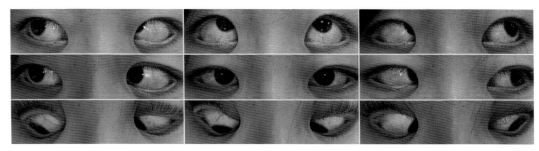

图 1　术前九个诊断眼位图

诊断　1.非调节性内斜视 OU（基本型）；2.屈光不正 OU

手术　术中行被动牵拉试验，右眼内直肌明显紧张，遂行右眼内直肌后退 5 mm。

术后第 1 天复查：

HT：Ortho

交替遮盖：不动 OU

单眼运动：各方向眼球基本到位

双眼运动：自如

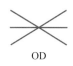

OD

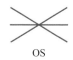

OS

九个诊断眼位：图2

PACT：

REF	$E_{SC'} = 2\,PD$	Ortho（SC）
LEF	$E_{SC'} = 2\,PD$	Ortho（SC）

A-V 征：上转 25°：Ortho；下转 25°：$E_{SC} = 2\,PD$

AC/A = 3.7

代偿头位：无

Titmus 立体视：无

主导眼：左眼

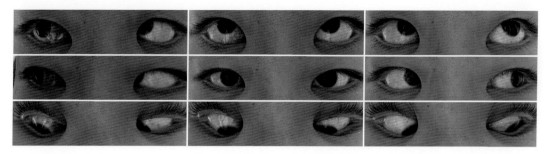

图 2　术后第 1 天九个诊断眼位图

病例特点

　　根据该患者提供的病史，以及相关眼部检查，双眼矫正视力均为 1.0，未见明显的眼球运动障碍。虽然有轻中度近视，但根据提供病史追溯，发病时并未近视，无复视，已形成单眼抑制，主导眼为左眼。术中被动牵拉试验结果显示，右眼内直肌与左眼内直肌相比，存在一定程度的紧张，此类情况并不常见，因而选择右眼内直肌后退手术改善眼位，术后效果满意。

（郝瑞）

2.4　微小内斜视

　　微小斜视（microtropia）为一种双眼视功能异常的小度数斜视。曾有很多名词用来描述这类异常，其中微小斜视和单眼注视综合征渐被接受并广泛使用，但两者本质上仍有不同，临床常被混淆。Lang 认为微小斜视是伴有和谐异常视网膜对应的 5°（约 10 PD）以内的显性斜视。Parks 认为单眼注视综合征是由于非注视眼中心暗点的存在导致双眼黄斑中心凹同时视缺失，可伴或不伴有 8 PD 以内的显性斜视。两者区别在于微小斜视强调小度数显性斜视的存在，而单眼注视综合征强调中心暗点的存在。中心暗点不仅见于微小斜视，在眼位正常但存在其他异常的患者中也可能发生，如屈光参差性弱视、立体视功能差、戴镜后眼位正的屈光调节性内斜视、水平斜视矫正术后、黄斑病变等。通常，微小斜视的非注视眼多存在中心暗点，也可诊断为单眼注视综合征，但并非所有单眼注视综合征均伴有小度数斜视。

　　微小斜视根据眼位偏斜方向可分为微小内斜视、微小外斜视和微小垂直斜视，其中，微小内斜视最为常见，约占 60%～70%。

病例

　　患者，男，8 岁。

　　主诉　自幼左眼视力下降，戴镜加遮盖治疗 3 年，视力未见明显提高，遂来我院。

　　病史　患者家长诉幼时查体发现左眼视力差，曾就诊于当地医院，诊断为"弱视"，予戴镜治疗，嘱遮盖右眼（6∶1）治疗，并在当地复查 3 年，视力提高不理想，遂来我院门诊。发病以来，不伴有畏光、视力下降和眼球转动异常，无眼部红肿、疼痛和眼睑大小变化，不伴有发热、头部外伤、恶心呕吐等全身症状。现为进一步诊治来院就诊。

既往体健，足月顺产，否认产伤史，否认生后缺氧史，生长发育正常。否认全身病史、家族遗传病史及药物过敏史。

眼科检查

视力：戴镜视力 OD 1.0，OS 0.5

眼前节检查：眼前节检查未见明显异常 OU

瞳孔检查：直接、间接对光反应正常 OD，轻度相对传入性瞳孔障碍 OS

眼底检查：未见异常，黄斑-视盘未见明显旋转 OU

屈光状态检查：

睫状肌麻痹后检影验光：

OD　+3.75 DS　1.0

OS　+4.50 DS　0.6

专科检查

HT：$ET_{CC'}$ = 约 5° OS（图 1）

交替遮盖：内→正 OU

单眼运动：各方向眼球基本到位

双眼运动：自如

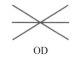

OD

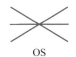

OS

PACT：

REF	$ET_{SC'}$ = 12 PD	ET_{SC} = 12 PD
	$ET_{CC'}$ = 8 PD	ET_{CC} = 6 PD
LEF	$ET_{SC'}$ = 12 PD	ET_{SC} = 12 PD
	$ET_{CC'}$ = 8 PD	ET_{CC} = 6 PD

A-V 征：上转 25°：ET_{CC} = 8 PD；下转 25°：ET_{CC} = 8 PD

AC/A = 4

代偿头位：无

Titmus 立体视：3000 秒弧

主导眼：右眼

检查 4 PD 三棱镜试验：图 2

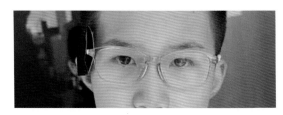

图 1　外观像

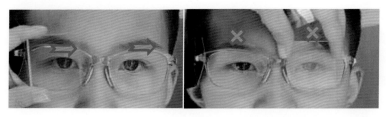

图 2　4 PD 三棱镜检查。右眼前放置底向外 4 PD 三棱镜，右眼作为注视眼，向三棱镜尖端方向移动，即向鼻侧移位；同时，由于 Hering 定律，左眼也发生同向运动；左眼前放置底向外 4 PD 三棱镜，由于左眼处于微小内斜视状态（＜ 8 PD），单眼抑制，不出现眼球移位，故右眼不出现同向运动

诊断　1. 微小内斜视 OS；2. 屈光不正 OU；3. 弱视 OS

治疗　常规遮盖治疗是治疗单眼弱视的首选方法，适用于中心注视或旁中心注视，用以提高患儿视力，亦可尝试左眼配戴小度数三棱镜改善眼位、脱抑制治疗，使其形成视网膜正常对应。

病例特点

该患儿存在弱视长时间治疗效果不佳情况，因此需要寻找弱视形成的危险因素，进一步检查发现患儿远视全矫后存在微小内斜视，成为难治性弱视的原因。对于这类患儿，完全的屈光矫正和遮盖治疗十分必要。也可联合给予压贴三棱镜改善其眼位，光刷扭转注视性质，多方面综合治疗，提高弱视眼视力。

（杨士强　郭雅图）

2.5　周期性内斜视

周期性内斜视（cyclic esotropia）是一种罕见的病因不明的斜视类型，其特征是周期性反复发生的内斜视，眼位表现为内斜视和正位交替间隔出现，周期一般为 24 ～ 96 h，大多数表现为 48 h 一周期[1]。周期性内斜视往往会随着病程延长发展成为恒定性内斜视。儿童周期性内斜视的特点是平均发病年龄为 3 ～ 4 岁，多伴中度远视及中等程度斜视度的内斜视[2]。

病例 1

患者，男，6 岁。

主诉　3 个月前高热后出现双眼隔日内斜视。

病史　患者家长诉 3 个月前患儿生病高热后出现内斜视，初期未予重视，后发现内斜视持续存在，具有规律性，隔日出现，内斜视时双眼可交替。发病以来，不伴有畏光、视力下降和眼球转动异常，无眼部红肿、疼痛和眼睑大小变化，不伴有发热、头部外伤、恶心呕吐等全身症状。现为进一步诊治来院就诊。

既往体健，足月顺产，否认产伤史，否认生后缺氧史，生长发育正常。

否认全身病史、家族遗传病史及药物过敏史。

眼科检查

视力：戴镜视力 OD 0.8，OS 0.7

眼前节检查：眼前节检查未见明显异常 OU

瞳孔检查：直接、间接对光反应正常，未见相对传入性瞳孔障碍 OU

眼底检查：未见异常，黄斑-视盘未见明显旋转 OU

屈光状态检查：

睫状肌麻痹后检影验光：

OD　　+1.75 DS　　0.8

OS　　+1.50 DS　　0.8

专科检查

斜位日

HT：$ET_{SC'} = 20°$ OS（图 1 左）

交替遮盖：内→正 OU

单眼运动：各方向眼球基本到位

双眼运动：自如

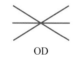 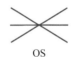

OD　　　　　　　　　　　OS

PACT：

REF	$ET_{SC'} = 45\,PD$	$ET_{SC} = 45\,PD$
LEF	$ET_{SC'} = 45\,PD$	$ET_{SC} = 45\,PD$

A-V 征：上转 25°：$ET_{SC} = 45\,PD$；下转 25°：$ET_{SC} = 50\,PD$

AC/A = 4.1

代偿头位：无

Titmus 立体视：无

主导眼：右眼

正位日

HT：Ortho（图 1 右）

交替遮盖：微内→正 OU

单眼运动：各方向眼球基本到位

双眼运动：自如

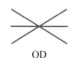 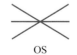

OD　　　　　　　　　　　OS

PACT：

REF	$E_{SC'} = 6\,PD$	$E_{SC} = 4\,PD$
LEF	$E_{SC'} = 6\,PD$	$E_{SC} = 4\,PD$

A-V 征：上转 25°：$E_{SC} = 4\,PD$；下转 25°：$E_{SC} = 4\,PD$

$AC/A = 4$

代偿头位：无

Titmus 立体视：100 秒弧

主导眼：右眼

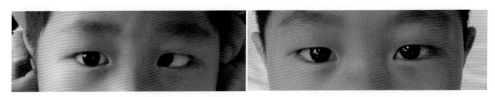

图 1 患者在斜位日（左图）和正位日（右图）外观像

诊断 周期性内斜视 OU

处理 排除神经系统疾患后，2 ～ 3 个月复查，观察周期性变化情况，决定下一步诊疗。

病例 2

患者，男，8 岁。

主诉 左眼外斜视术后内斜视 6 个月。

病史 患者 6 个月前因"间歇性外斜视"行双眼斜视矫正术，术后即出现内斜视，表现为隔日内斜，内斜视时无视物重影。发病以来，不伴有畏光、视力下降和眼球转动异常，无眼部红肿、疼痛和眼睑大小变化，不伴有发热、头部外伤、恶心呕吐等全身症状。现为进一步诊治来院就诊。

既往体健，足月剖宫产、否认产伤史、否认生后缺氧史，生长发育正常。

否认全身病史、家族遗传病史及药物过敏史。

第一次手术情况

眼科检查

视力：裸眼视力 OD 0.2，OS 0.2

　　　戴镜视力 OD 1.0，OS 1.0

眼前节检查：双眼眼前节检查未见明显异常 OU

瞳孔检查：直接、间接对光反应正常，未见相对传入性瞳孔障碍 OU

眼底检查：未见异常，黄斑-视盘未见明显旋转 OU

屈光状态检查：

睫状肌麻痹后检影验光：

OD　−3.25 DS　　1.0

OS　−3.50 DS　　1.0

专科检查

HT：$X(T)_{CC'} = 15°$，可交替注视

交替遮盖：外→正 OU

单眼运动：各方向眼球基本到位

双眼运动：自如

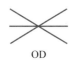

OD　　　　　　　　　　　OS

PACT：

REF	$X(T)_{SC'} = 30\ PD$	$X(T)_{SC} = 30\ PD$	
	$X(T)_{CC'} = 30\ PD$	$X(T)_{CC} = 30\ PD$	
LEF	$X(T)_{SC'} = 30\ PD$	$X(T)_{SC} = 30\ PD$	
	$X(T)_{CC'} = 30\ PD$	$X(T)_{CC} = 30\ PD$	

A-V 征：上转 25°：$X(T)_{CC} = 30\ PD$；下转 25°：$X(T)_{CC} = 25\ PD$

AC/A = 5

代偿头位：无

Titmus 立体视：100 秒弧

Bagolini 线状镜：

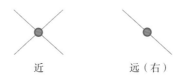

近　　　　　　远（右）

主导眼：右眼

诊断　间歇性外斜视 OU

手术　左眼外直肌后徙 4 mm，左眼内直肌截除 4 mm。

术后出现交替内斜情况，48 h 周期，隔日内斜。

斜位日

HT：$ET_{CC'} = 20°$ OS（图 1）

交替遮盖：内→正 OU

单眼运动：各方向眼球基本到位

双眼运动：自如

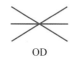

OD　　　　　　　　　　　OS

PACT：

　　　　REF　　　　　　　$ET_{CC'} = 45\ PD$　　　$ET_{CC} = 45\ PD$

　　　　LEF　　　　　　　$ET_{CC'} = 45\ PD$　　　$ET_{CC} = 45\ PD$

A-V 征：上转 25°：$ET_{CC} = 45\ PD$；下转 25°：$ET_{CC} = 50\ PD$

AC/A = 2.33

代偿头位：无

Titmus 立体视：无

Bagolini 线状镜：

近（右）　　　　远（右）

主导眼：右眼

正位日

HT：Ortho（图 2）

交替遮盖：微内→正 OU

单眼运动：各方向眼球基本到位

双眼运动：自如

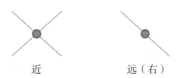

OD　　　　　　　　　　OS

PACT：SC = CC

　　　　REF　　　　　　　$E_{SC'} = 16\ PD$　　　$E_{SC} = 8\ PD$

　　　　LEF　　　　　　　$E_{SC'} = 16\ PD$　　　$E_{SC} = 8\ PD$

A-V 征：上转 25°：$E_{SC} = 8\ PD$；下转 25°：$E_{SC} = 4\ PD$

AC/A = 2.33

代偿头位：无

Titmus 立体视：100 秒弧

Bagolini 线状镜：

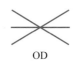 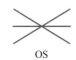

近　　　　　　　远（右）

主导眼：右眼

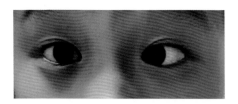

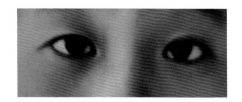

图1　斜位日外观像　　　　　　　　　　　　　　　　　图2　正位日外观像

处理　双眼 Fresnel 压贴三棱镜 20 PD BO，4 个月后减为双眼 10 PD BO。

配戴压贴三棱镜 1 年复查：

眼科检查

睫状肌麻痹后检影验光：

OD　　−4.00 DS −0.50 DC×30　　　1.0

OS　　−3.50 DS −1.00 DC×180　　1.0

专科检查

HT：Ortho（图3）

交替遮盖：微内→正 OU

单眼运动：各方向眼球基本到位

双眼运动：自如

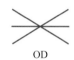　　　　　　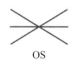

OD　　　　　　　　　　　　　　OS

PACT：

	REF	$E_{SC'}=2\ PD$	$E_{SC}=8\ PD$
		$X_{CC'}=4\sim6\ PD$	$X_{CC}=2\ PD$
	LEF	$E_{SC'}=2\ PD$	$E_{SC}=8\ PD$
		$X_{CC'}=4\sim6\ PD$	$X_{CC}=2\ PD$

A-V 征：上转 25°：$EX_{SC}=0\ PD$；下转 25°：$X_{SC}=4\ PD$

AC/A = 3.33

代偿头位：无

Titmus 立体视：100 秒弧（SC = CC）

Bagolini 线状镜：（SC = CC）

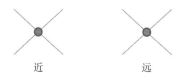

近　　　　　　　　　　远

主导眼：右眼

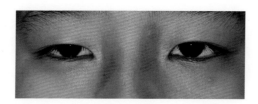

图 3　压贴三棱镜治疗 1 年后外观像

处理　处方度数加双眼 5 PD BO

病例特点

周期性内斜视的病因目前尚未阐明，生物钟机制异常[1]、中枢神经系统异常（肿瘤，癫痫等）[3]、融合机制失调（如高 AC/A）[4]、不完全的大脑优势，以及大脑半球之间的竞争[5]等可能与其发病有关。周期性内斜视的治疗目前已相对成熟。术前阿托品睫状肌麻痹状态下检影验光，若存在屈光不正，须先矫正；具有高 AC/A 者需配戴双光镜观察随访。A 型肉毒杆菌毒素注射也是可能打破周期性内斜视周期节律的方法之一[6-8]。另外有报道称，配戴三棱镜亦可打破其周期性，从而矫正或改善周期性内斜视[9]（如本节病例 2）。手术是最常见的治疗方法。周期性内斜视的手术治疗通常根据斜位日的斜视度进行设计，虽然手术效果理想[5, 10]，但仍需注意手术后复发的可能。此外也有术后继发周期性外斜视的报道[10-11]。Helveston 还提到 V 征是周期性内斜视的特征之一[2]。

综上所述，周期性内斜视是一种临床相对罕见的内斜视类型，其机制尚不清楚，做出正确的诊断和治疗至关重要。非手术治疗方法的疗效尚未被证明是最佳的，目前手术是最有效的选择，建议根据斜视当天获得的最大斜视度来设计手术。

参考文献

［1］Costenbader FD，Mousel DK. Cyclic esotropia. Arch Ophthalmol，1964，71：180-181.

［2］Helveston EM. Cyclic strabismus. Am Orthopt J，1973，23：48-51.

［3］Pillai P，Dhand UK. Cyclic esotropia with central nervous system disease：Report of two cases. J Pediatr Ophthalmol Strabismus，1987，24：237-241.

［4］Wang X，Chen B，Liu L. Cyclic esotropia with development of a high accommodative convergence to accommodation ratio after surgery for intermittent exotropia. Int Ophthalmol，2017，37：1069-1072

［5］Parlato CJ，Nelson LB，Harley RD. Cyclic strabismus. Ann Ophthalmol，1983，15：1126-1129.

［6］Jang IE，Davis JA，Epley KD，et al. Botulinum toxin for the treatment of cyclic esotropia in a child with Chiari type I malformation. J AAPOS，2020，24（3）：177-179.

［7］Lai YH，Fredrick DR. Alteration of cyclic frequency by botulinum toxin injection in adult onset cyclic esotropia. Br J Ophthalmol，2005，89（11）：1540-1541.

［8］Voide N，Presset C，Klainguti G，et al. Nonsurgical treatment of cyclic esotropia. J AAPOS，2015，19（2）：196-198.

［9］von Noorden GK，Campos EC. Binocular Vision and Ocular Motility. 6th ed. St Louis：CV Mosby，2002：480-482.

［10］Post J，Eidsness R，Romanchuk K. Consecutive exotropia following surgically corrected esotropia. Am Orthoptic J，2007，57：107-110.

［11］Merrill K，Anderson J，Watson D，et al. A cluster of cyclic esotropia：white matter changes on MRI and surgical outcomes. J Pediatr Ophthalmol Strabismus，2019，56（3）：178-182.

（丁娟　郝瑞）

2.6　急性共同性内斜视

急性共同性内斜视（acute concomitant esotropia）是一种急性发作的获得性共同性内斜视，临床上相对少见，其发生可能与融合功能破坏、近视、原有的内隐斜或单眼注视综合征失代偿、身体或精神因素等有关。其特点是突然出现的共同性内斜视，同时伴有水平同侧复视，各个方向注视时斜视度基本一致，眼球运动正常。急性共同性内斜视多发生在年长儿童及成人，有报道在儿童斜视患者中占比为 0.3%。其发生在双眼视发育期之后，患者具有一定的双眼视功能基础，因而患者能较准确地描述复视出现的时间及类型。

Burian 和 Miller 根据急性共同性内斜视临床特点，将其分为三型[1]。

Ⅰ型：又称 Swan 型，发生于双眼融合功能破坏以后，如单眼遮盖等，主要发生在儿童及年轻人。Burian 等认为Ⅰ型急性共同性内斜视与融合功能破坏有关。

Ⅱ型：又称 Franceschtti 型，其特点是突然发生的大角度内斜，多伴有轻度远视，但不影响斜视度（即不存在调节因素），一般认为与身心受到打击有关。研究发现Ⅱ型急性共同性内斜视患者可见于兄弟姐妹或单卵双胞胎，推测与遗传有关。

Ⅲ型：又称 Bielschowsky 型，多发生在≤-5.00 D 的近视患者中，视远内斜，视近可控制正位或内斜度数较小。Ⅲ型急性共同性内斜视发生的机制被认为是由于近视未矫正、视物过近，诱发辐辏过度，内直肌张力增加，导致集合与分开之间的平衡失调，从而引起内斜视，但不伴外直肌麻痹。

急性共同性内斜视发病原因目前仍不清楚，文献报道其发病与长期单一遮盖治疗、近视、长时间使用智能手机等有关。临床上需注意与全身器质性疾病鉴别，如重症肌无力、脑积水、Arnold Chiari Ⅰ型小脑畸形、脑肿瘤、丘脑疾病、特发性颅内压升高、癫痫等。我们的研究发现，部分不典型急性共同性内斜视患者临床并不合并中、高度近视，亦无远视，视远视近内斜度数无明显差异，不同于常见的急性共同性内斜视，其内斜视的产生可能与先天存在的内隐斜失代偿有关，从而产生复视的临床症状[2]。

急性共同性内斜视患者存在一定程度的双眼视功能，经过积极治疗后，可以恢复双眼视功能。根据病程、发病年龄、斜视度等情况，治疗可以选择配戴三棱镜、斜视矫正手术、A 型肉毒杆菌毒素注射治疗等。

病例

患者，男，12 岁。

主诉　双眼视物重影 6 个月。

病史 患者诉 6 个月前无明显诱因突然出现视物重影，遮盖一眼后重影消失，初起为视远重影明显，视近偶尔出现，休息后缓解，之后症状逐渐加重，视远视近均重影，休息后无明显改善，曾就诊于当地医院，行头颅和眼眶 MRI，未见明显异常。发病以来，不伴有畏光、视力下降和眼球转动异常，无眼部红肿、疼痛和眼睑大小变化，不伴有发热、头部外伤、恶心呕吐等全身症状。现为进一步诊治来院就诊。详细询问病史，长期近距离读书、写字、使用手机阅读等，每天约 6～8 h 近距离用眼。

既往体健，足月顺产，生长发育正常。

否认全身病史、家族遗传病史及药物过敏史。

眼科检查

视力：戴镜视力 OD 0.8，OS 0.9

眼前节检查：眼前节检查未见明显异常 OU

瞳孔检查：直接、间接对光反应正常，未见相对传入性瞳孔障碍 OU

眼底检查：未见异常，黄斑-视盘未见明显旋转 OU

屈光状态检查：

睫状肌麻痹后检影验光：

OD $-3.00\,DS+0.25\,DC\times75$ 1.0

OS $-4.50\,DS+0.75\,DC\times80$ 1.0

专科检查

HT：$ET_{SC'} = 10°\sim 15°$ $ET_{CC'} = 10°\sim 15°$ 可交替注视

交替遮盖：内→正 OU

单眼运动：各方向眼球基本到位

双眼运动：自如

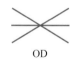
OD

OS

九个诊断眼位：图 1

PACT：（SC = CC）

REF	$ET' = 35\,PD$	$ET = 30\,PD$
LEF	$ET' = 35\,PD$	$ET = 30\,PD$

A-V 征：上转 25°：$ET = 35\,PD$；下转 25°：$ET = 30\,PD$

AC/A = 4.5

代偿头位：无

Titmus 立体视：无

Bagolini 线状镜：（SC = CC）

融合范围：BO 30 PD ～ BO 40 PD

主导眼：左眼

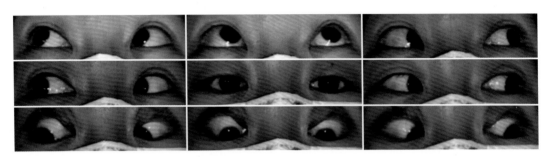

图 1　术前九个诊断眼位图

诊断　急性共同性内斜视（Ⅲ型）OU

处理　发病突然，持续存在复视半年以上，未见明显缓解，应先排除神经系统疾患等全身疾病后，考虑手术改善眼位和复视症状。

手术　术中行被动牵拉试验，双眼内直肌未见明显紧张，遂行右眼内直肌后退 5 mm，右眼外直肌缩短 4 mm。

术后第 1 天复查：

专科检查

HT：Ortho（SC = CC）

交替遮盖：微内→正 OU

单眼运动：各方向眼球基本到位

双眼运动：自如

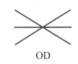 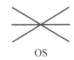

OD　　　　　　　　　　OS

九个诊断眼位：图 2

PACT：（SC = CC）

　　　REF　　　　　　E′ = 2 PD　　　　　X = 2 PD

　　　LEF　　　　　　E′ = 2 PD　　　　　X = 2 PD

A-V 征：上转 25°：X = 2 PD；下转 25°：E = 2 PD

AC/A = 4

代偿头位：无

Titmus 立体视：80 秒弧

Bagolini 线状镜：（SC ＝ CC）

主导眼：左眼

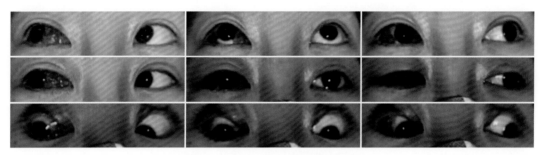

图 2　术后第 1 天九个诊断眼位图

病例特点

本例患者出现双眼视物重影半年，中度近视，有长时间近距离用眼史，眼球运动自如，同时头颅和眼眶 MRI 检查未见明显异常，此患者诊断考虑急性共同性内斜视Ⅲ型。

对于后天出现复视的内斜视患者，寻找病因尤为重要。有些急性共同性内斜视患者可能伴有不同的神经系统疾病，如脑部肿瘤、小脑扁桃体下疝畸形、共济失调等情况[3-5]，因此影像学检查明确神经系统及眼眶疾病对于急性共同性内斜视疾病的诊断很有必要，此外，行血清学检查，排除重症肌无力等免疫性疾病引起的进行性眼球运动异常和复视。

长时间近距离用眼，若同时存在近视，则急性共同性内斜视发病率明显增高。该类患者在明确诊断后，短期内出现复视可采用三棱镜或者注射 A 型肉毒杆菌毒素改善复视症状，待斜视情况稳定半年左右考虑行手术治疗。本例患者发病半年，斜视度数稳定，因此选择手术治疗。

手术方式可选择双眼内直肌后徙术或者单眼一退一截手术（具体术式的选择要结合斜视度、眼球运动及术中被动牵拉试验等综合评估），改善复视。术前应做好三棱镜耐受试验，充分暴露患者内斜度数，降低术后复发率。

参考文献

［1］Burian HM，Miller JE. Comitant convergent strabismus with acute onset. Am J Ophthalmol，1958，45：55-64.

［2］郝瑞，张伟，赵堪兴. 不典型急性获得性共同性内斜视的临床分析及手术疗效观察. 中华眼科杂志，2021，57（5）：348-352.

［3］Lee JM，Kim SH，Lee JI，et al. Acute comitant esotropia in a child with a cerebellar tumor. Korean J Ophthalmol，2009，23（3）：228-231.

［4］Defoort-Dhellemmes S，Denion E，Arndt CF，et al. Resolution of acquired comitant esotropia after suboccipital decompression for Chiari I malformation. Am J Ophthalmol，2002，133（5）：723-725.

［5］Dikici K，Cicik E，Akman C，et al. Cerebellar astrocytoma presenting with acute esotropia in a 5 year-old girl. Int Ophthalmol，1999，23（3）：167-170.

（史学锋　郝瑞）

3　继发性内斜视

3.1　连续性内斜视

连续性内斜视（consecutive esotropia）是指原发性外斜视自发或者外斜视矫正手术后继发产生的内斜视，可于术后近期发生，也可经过一段时间后发生。因此，连续性内斜视与继发性内斜视并不完全相同。连续性内斜视可以是自发产生的。von Noorden 将连续性斜视与知觉性斜视统称为继发性斜视（secondary strabismus）[1]。

研究发现术前存在 A-V 征、斜肌功能亢进、侧方非共同性[2]、未矫正的远视性屈光不正等均可能是外斜视患者发生连续性内斜视的危险因素。而外斜视患者术前若伴有高AC/A，立体视功能较差，甚至无融合功能以及选择双眼外直肌后退手术方式等，术后更容易发生连续性内斜视[3-4]。

病例 1

患儿，女，7 岁。

主诉　外斜视矫正术后双眼复视半年余。

病史　患者入院前 2 年，在当地医院检查发现"间歇性外斜视"，于当地医院行双眼斜视矫正术（双眼外直肌后退 7 mm），术后患者即出现双眼视物重影，遮盖单眼后，重影消失，随访半年，症状无明显改善，于当地医院再次行手术矫正（左眼外直肌复位至原肌肉附着点处，右眼外直肌复位 2 mm），术后双眼复视症状略有改善，但仍存在。发病以来，不伴有畏光、视力下降，无眼部红肿、疼痛和眼睑大小变化，不伴有发热、头部外伤、恶心呕吐等全身症状。现为进一步诊治来院就诊。

既往体健，足月顺产，生长发育正常。

否认全身病史、家族遗传病史及药物过敏史。

第一次手术前当地医院检查：

PACT：

REF	X（T）$_{SC'}$ = 30 PD	X（T）$_{SC}$ = 30 PD
	X（T）$_{CC'}$ = 30 PD	X（T）$_{CC}$ = 30 PD

LEF　　　　　　$X(T)_{SC'} = 30\,PD$　　　$X(T)_{SC} = 30\,PD$

　　　　　　　　$X(T)_{CC'} = 30\,PD$　　　$X(T)_{CC} = 30\,PD$

余不详

来我院就诊后检查:

眼科检查

视力:戴镜视力 OD 1.0,OS 1.0

眼前节检查:眼前节检查未见明显异常 OU

瞳孔检查:直接、间接对光反应正常,未见相对传入性瞳孔障碍 OU

眼底检查:未见异常 OU

屈光状态检查:

睫状肌麻痹后检影验光:

OD　　−1.50 DS　　　　　　　1.0

OS　　−1.50 DS −1.00 DC×90　　1.0

专科检查

HT:REF:ET′= 10°~ 15°　LEF:ET′= 10°(SC = CC)

交替遮盖:内→正 OU

单眼运动:右眼外转−1,左眼外转−2

双眼运动:右眼外转−1,左眼外转−2

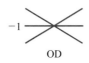

九个诊断眼位:图 1

PACT:(SC = CC)

　　　REF　　　　ET′= 25 PD　　　ET = 35 PD

　　　LEF　　　　ET′= 16 PD　　　ET = 20 PD

A-V 征:REF:上转 25°:ET = 15 PD;下转 25°:ET = 25 PD(SC = CC)

AC/A = 4

代偿头位:无

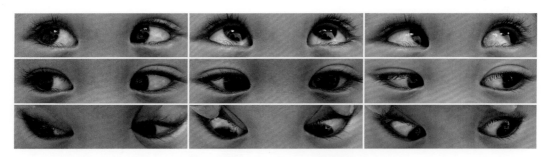

图 1　来我院就诊时九个诊断眼位图

Titmus 立体视：无

主导眼：左眼

眼底检查：黄斑-视盘未见明显旋转 OU（图 2）

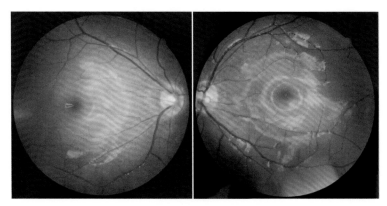

图 2　来我院就诊时眼底照相

诊断　1.连续性内斜视 OU；2.屈光不正 OU

手术　术中被动牵拉试验显示：双眼未见明显异常，将右眼外直肌复位至原肌肉附着点。

术后第 1 天复查：

专科检查

双眼复视消失

HT：Ortho（SC ＝ CC）

交替遮盖：微内→正 OU

单眼运动：双眼外转落后-1

双眼运动：双眼外转落后-1

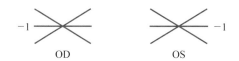

九个诊断眼位：图 3

PACT：（SC ＝ CC）

　　　　REF　　　　　E′＝ 2 PD　　　　　E ＝ 2 PD

　　　　LEF　　　　　E′＝ 2 PD　　　　　E ＝ 2 PD

A-V 征：上转 25°：EX ＝ 0 PD；下转 25°：E ＝ 3 PD

AC/A ＝ 4

代偿头位：明显改善

Titmus 立体视：800 秒弧

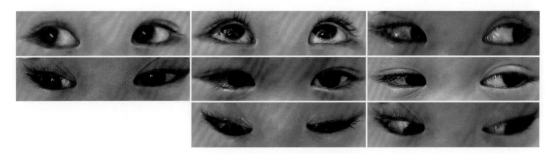

图 3 术后第 1 天九个诊断眼位图（缺一）

病例特点

对于连续性内斜视患者，手术方式的选择及手术时机的选择非常重要，临床上目前认为连续性内斜视出现 6 个月以上、斜视度数 > 15 PD，可考虑行手术改善。手术方式根据术前检查、斜视度及术中被动牵拉试验等结果综合考虑。本例患者结合其病史及术中被动牵拉试验结果选择进行外直肌复位至原肌肉附着点的手术方式，术后双眼复视消失，代偿头位明显改善。

病例 2

患者，女，8 岁。

主诉 外斜视术后发现内斜视 6 月余。

病史 患者于 1 年前因"间歇性外斜视"于当地医院行手术治疗，术中行"双眼外直肌上缘后退 5.5 mm，下缘后退 6.5 mm"。术后逐渐出现内斜视，且存在双眼视物重影症状。发病以来，不伴有畏光、视力下降和眼球转动异常，无眼部红肿、疼痛和眼睑大小变化，不伴有发热、头部外伤、恶心呕吐等全身症状。现为进一步诊治来院就诊。

既往体健，生长发育正常。

否认全身病史、家族遗传病史及药物过敏史。

眼科检查

视力：戴镜视力 OD 0.9，OS 0.9

眼前节检查：眼前节检查未见明显异常 OU

瞳孔检查：直接、间接对光反应正常，未见相对传入性瞳孔障碍 OU

眼底检查：未见异常，黄斑-视盘未见明显旋转 OU

屈光状态检查：

睫状肌麻痹后检影验光：

OD   −1.00 DS −0.75 DC×80   1.0

OS   −3.00 DS −0.75 DC×80   1.0

专科检查

HT：REF：ET′ = 15°～20° LEF：ET′ = 20°（SC = CC）

交替遮盖：内→正 OU

单眼运动：左眼外转落后 −1（图 1）

双眼运动：左眼外转落后 −1

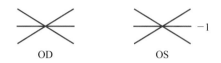

九个诊断眼位：图 2

PACT：（SC ＝ CC）

REF	ET′ ＝ 20 PD	LHT′ ＝ 4 PD	ET ＝ 25 PD	LHT ＝ 4 PD
LEF	ET′ ＝ 25 PD	LHT′ ＝ 4 PD	ET ＝ 30 PD	LHT ＝ 4 PD

A-V 征：REF：上转 25°：ET ＝ 20 PD；下转 25°：ET ＝ 25 PD（SC ＝ CC）

AC/A ＝ 3.7

代偿头位：无

Titmus 立体视：无

主导眼：右眼

三棱镜耐受试验：左眼前置 25 ～ 35 PD BO 三棱镜，双眼视物复视症状消失

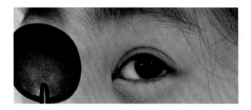

图 1　术前左眼外转情况

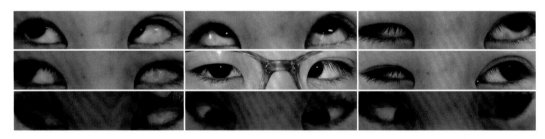

图 2　术前九个诊断眼位图

诊断　1. 继发性内斜视 OU；2. 屈光不正 OU

手术　术中行被动牵拉试验显示：左眼外转较右眼轻度受限。探查发现左眼外直肌附着点距离角膜缘 14 mm，行左眼外直肌复位于原肌肉附着点，联合内直肌后退 5 mm。

术后第 1 天复查：

专科检查

33 cm 及 5 m 处双眼复视症状均消失。

HT：Ortho REF ＝ LEF（SC ＝ CC）

交替遮盖：内→正 OU

单眼运动：左眼外转到位（图 3）

双眼运动：左眼外转到位（图 4）

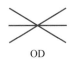   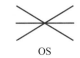

OD   OS

九个诊断眼位：图 4

PACT：（SC ＝ CC）

REF   E′＝ 2 PD   E ＝ 2 PD

LEF   E′＝ 2 PD   E ＝ 2 PD

A-V 征：REF：上转 25°：E ＝ 4 PD；下转 25°：E ＝ 2 PD（SC ＝ CC）

AC/A ＝ 4.1

代偿头位：无

Titmus 立体视：200 秒弧

主导眼：右眼

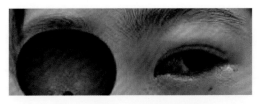

图 3 术后第 1 天左眼外转情况

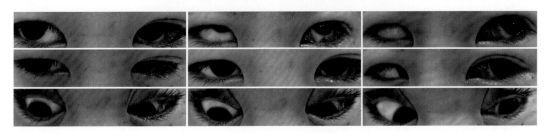

图 4 术后第 1 天九个诊断眼位图

病例特点

本病例有明确的外斜视病史以及手术矫正史，外斜矫正术后患者眼位表现为内斜视，诊断明确。对于外斜视术后短期出现内斜视的处理，如果眼球运动没有明显障碍，内斜视角度较小，或偶尔出现复视，可以暂时观察，对于有症状的患者，可以根据患者眼位情况及屈光状态适当遮盖单眼或予三棱镜配戴治疗。随着术后时间推移，眼位回退，内斜视可逐渐缓解，大部分患者眼位可正位，甚至表现为外隐斜。但如果眼球运动检查发现患者术眼出现外转不到位的情况，须考虑是否存在手术肌肉滑脱的情况，若高度怀疑手术肌肉滑脱，须尽快处理，防止远期滑脱的肌肉挛缩，二次手术难度大，且不能完全改善眼球运动。此外，还有一种情况，我们在临床中二次手术探查眼外肌时会发现，第一次手术的肌肉，其筋膜附着于原肌肉附着点的巩膜部位，但肌腱在肌鞘内滑脱，位于原肌肉附着点的后方，从而使得其实际起作用的肌肉附着点靠后，类似于滑脱，称之为延展瘢痕（stretched scar）或延展瘢痕综合征[5-6]。因而手术中，缝线的技巧很重要，术中必须保证肌腱缝合固定附着于所设计的巩膜位置，从而避免术后延展瘢痕情况的产生。而延展瘢痕引起的眼球运动障碍不会像肌肉滑脱那么明显，术后不会立刻出现，且二次手术时被动牵拉试验可能没有明显异常[7]。

　　该病例由于在外院行第一次手术，第一次手术术前检查记录不明确。我们行眼球运动检查时发现左眼外转欠 1～2 mm，且视远内斜视大于视近内斜视，需要考虑左眼外直肌是否存在滑脱的情况，结合三棱镜检查结果，手术设计先考虑探查左眼外直肌，同时结合被动牵拉试验结果及手术探查结果，决定是否联合其他肌肉的手术。术中被动牵拉试验显示左眼外转轻度受限，且探查左眼外直肌未见明显滑脱，因而行左眼内直肌后退联合外直肌复位的手术，有效改善了患者的眼球运动及双眼视物复视的症状，且术后立体视得到了恢复和改善。此外，部分连续性水平斜视患者可能合并小度数垂直斜视，后者在水平斜视矫正后，其小度数垂直斜视可缓解或改善[8]，因此，是否需要同期改善小度数垂直斜视要结合眼球运动等多方面检查综合评估。

　　对于间歇性外斜视术后继发内斜视的情况，除了上文所述外，术前设计手术时须考虑患者的屈光状态，合并中高度近视或远视的间歇性外斜视患者，外斜视矫正后，屈光状态也会对远期的眼位产生一定的影响。

参考文献

［1］von Noorden GK. Binocular vision and ocular motility. Theory and management of strabismus. 5th ed. St Louis：Mosby，1996：299-340.

［2］李月平、张伟、赵堪兴. 间歇性外斜视的侧方非共同性临床特征与手术矫正效果回顾分析. 中华眼视光学与视觉科学杂志，2018，20（5）：274-278.

［3］Ding J，Chen L，Li Y，et al. Predicting risk factors for consecutive esotropia failed with conservative therapy. Semin Ophthalmol，2021，36（1-2）：14-18.

［4］Xie F，Zhao K，Zhang W. Comparison of surgical outcomes between bilateral recession and unilateral recession-resection in moderate-angle intermittent exotropia. J AAPOS，2019，23（2）：79.e1-79.e2.

［5］Ludwig IH，Chow AY. Scar remodeling after strabismus surgery. J AAPOS，2000，4：326-333.

［6］Ludwig IH. Scar remodeling after strabismus surgery. Trans Am Ophthalmol Soc，1999，97：583.

［7］Farid MF，Mahmoud MR，Awwad MA. Management of stretched scar-induced secondary strabismus. BMC Ophthalmol，2020，20（1）：58.

［8］Hao R，Zhao KX，Zhang W. Resolution of hypertropia with correction of consecutive horizontal deviation. JCMA，2017，80（7）：458-461.

（郝瑞）

3.2　知觉性内斜视

知觉性内斜视（sensory esotropia）一般是由单眼视力下降引起的。一般发生于年幼患儿，单眼器质性病变，如先天性白内障、眼外伤、角膜瘢痕、视神经萎缩或视网膜病变等，均可引起知觉性内斜视的发生。

von Noorden 认为，出生后至 5 岁期间的知觉性内斜视和知觉性外斜视发病率比例相当，而 5 岁以后，知觉性外斜视的发病率相对较高。对于存在影响屈光间质的疾病，如先天性白内障，可先行手术改善屈光间质的情况，同时行弱视治疗，提高视力，长期弱视治疗而视力不提高的情况下，可考虑行手术改善眼位。

病例

患者，女，8 岁。

主诉　左眼内斜 6～7 年。

病史　患者生后 3 个月发现左眼先天性白内障，1 岁曾于当地医院就诊并行白内障摘除手术，5 岁时行左眼人工晶状体植入手术，术后行弱视治疗，视力无明显改善。发病以来，不伴有畏光和眼球转动异常，无眼部红肿、疼痛和眼睑大小变化，不伴有发热、头部外伤、恶心呕吐等全身症状。现为改善眼位来院就诊。

既往体健，生长发育正常。

否认全身病史、家族遗传病史及药物过敏史。

眼科检查

视力：戴镜视力 OD 0.9，OS 0.1

眼前节检查：眼前节检查未见明显异常 OD，人工晶状体位正 OS

瞳孔检查：直接、间接对光反应正常 OD，相对传入性瞳孔障碍 OS

眼底检查：未见异常，黄斑-视盘未见明显旋转 OU

屈光状态检查：

睫状肌麻痹后检影验光：

OD　　−1.00 DS＋0.75 DC×170　　1.0

OS　　＋3.00 DS＋3.00 DC×145　　0.1

专科检查

HT：REF：ET′＝ 40°（SC ＝ CC）

交替遮盖：内→正 OU

单眼运动：各方向眼球基本到位

双眼运动：自如

OD　　　　　　　　OS

九个诊断眼位：图 1

Krimsky：（SC ＝ CC）

          REF   ET′＝ 95 PD

代偿头位：无

Titmus 立体视：无

主导眼：右眼

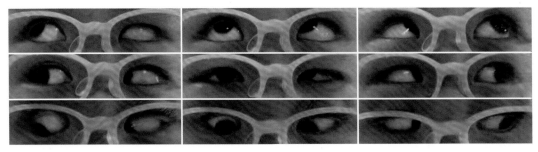

图 1　术前九个诊断眼位图

术后第 1 天复查：

专科检查

HT：Ortho（SC ＝ CC）

交替遮盖：不动 OU

单眼运动：各方向眼球基本到位

双眼运动：自如

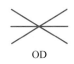
OD

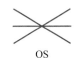
OS

九个诊断眼位：图 2

Krimsky：（SC ＝ CC）

          REF   Ortho

代偿头位：无

Titmus 立体视：无

主导眼：右眼

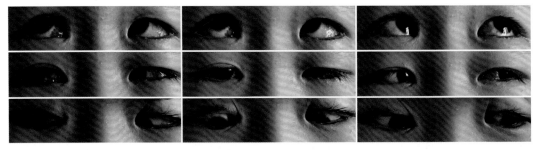

图 2　术后第 1 天九个诊断眼位图

诊断　1.知觉性内斜视 OS；2.弱视 OS；3.屈光不正 OU；4.人工晶状体眼 OS

手术　双眼内直肌后退 6 mm，左眼外直肌缩短 5 mm。

病例特点

本病例病史明确，自幼即发现左眼内斜视，当地医院曾诊断为"弱视"，且在我院睫状肌麻痹后检影验光发现左眼存在远视及散光，考虑斜视的发生与先天性白内障影响视力发育，引起知觉性内斜视有关。

知觉性内斜视的临床表现与共同性内斜视大体相同，眼球运动一般不受限。手术治疗通常主要是用于矫正外观，手术方法与共同性斜视相同。但知觉性斜视由于斜视眼视力较差，一般考虑在视力差的眼行手术改善眼位，但若斜视度较大，则可考虑行双眼手术。且知觉性斜视由于斜视眼视力差，多不能固视，存在术后容易复发或继发外斜视的可能。对于伴有眼球运动异常或者垂直斜视等问题的患者，可根据检查决定是否进行相应肌肉的手术。本病例患者没有 A-V 征、垂直斜视或者眼球运动异常，但由于斜视度数较大，行双眼三条水平直肌手术改善眼位，术后仍应坚持弱视治疗。

（郝瑞）

4　非共同性内斜视

非共同性内斜视（incomitant esotropia）临床上多表现为双眼分别注视时内斜视角度不一致，即第一斜视角与第二斜视角不等，同时伴随有单眼或双眼眼球运动异常。可为先天性发病，如 Duane 眼球后退综合征、先天性眼外肌纤维化等先天性脑神经异常支配性疾病，也可为后天获得性，如展神经麻痹、高度近视相关性内斜视等。其病因可为麻痹性因素，也可为限制性因素或是两种因素混合存在。

4.1　展神经麻痹

展神经（第六脑神经）支配同侧眼外直肌，主要负责同侧眼球外转功能，是成人获得性麻痹性斜视中最常受累的眼球运动神经之一。外伤、炎症、肿瘤占位，以及糖尿病、高血压等全身疾病都可以影响展神经核及其通路，从而引起受累眼外转功能不同程度受限，主要表现为水平复视，部分患者为代偿复视，可出现代偿头位。长期展神经麻痹（paralysis of abducens nerve）可能继发同侧内直肌挛缩，继发限制性因素，导致内斜角度增大。复视和代偿头位的出现严重影响患者日常生活。

先天性展神经麻痹非常少见，因此年幼儿童或青少年的展神经麻痹须注意进行鉴别诊断，如Ⅰ型 Duane 眼球后退综合征，后者属于先天性脑神经异常支配性疾病，可以结合病史、临床表现、眼球运动、影像学检查、术中被动牵拉试验等进行鉴别。

获得性展神经麻痹首先需要查找病因，若病因明确，须进行积极的对因治疗。经积极保守治疗 6 个月后仍不能完全恢复并且斜视角度稳定的患者，可以考虑进行斜视矫正手术改善眼位和眼球运动。手术方案的选择需结合术前眼球运动的检查、第一眼位斜视角的大小及术中被动牵拉试验的结果。如果患眼外转可过中线，说明外直肌仍有一定作用，考虑为展神经不全麻痹；如果患眼外转不能过中线，则存在两种可能，一种是外直肌完全麻痹导致，另一种是不全麻痹继发内直肌挛缩，从而导致外转不过中线。不论哪种情况，术中均须进行被动牵拉试验，从而明确手术方案。具体的手术方案包括单眼水平直肌一退一缩手术，垂直肌肉移位术（vertical rectus transposition，VRT）（包括全肌腱的 VRT，部分肌腱的 VRT），一条垂直肌肉的移位术［如上直肌移位术（superior rectus transposition，SRT）］，以及改良的 Nishida 手术等[1-2]，通过手术，改善第一眼位的斜视及复视情况，改善代偿头位以及患眼外转功能，扩大术后双眼单视野。

病例

患者，男，48 岁。

主诉 右眼内斜视 15 年。

病史 患者于 15 年前车祸昏迷清醒后发现右眼内斜视，伴复视，13 年前于外院行手术治疗（右眼外直肌缩短 9 mm），术后仍内斜，且伴视物复视，10 年前于当地医院再次行斜视矫正术（右眼内直肌后退 7 mm），术后自觉症状无明显改善，遂来我院。

既往体健，否认全身病史、家族遗传病史及药物过敏史。

眼科检查

视力：OD 0.5，OS 1.0

眼前节检查：眼前节检查未见明显异常 OU

瞳孔检查：相对传入性瞳孔障碍 OD，直接、间接对光反应正常 OS

眼底检查：未见异常，黄斑-视盘未见明显旋转 OU

屈光状态检查：

OD　−0.50 DS＋1.25 DC×168　　0.5（内斜位）

OS　−0.25 DS＋1.00 DC×22　　1.0

专科检查

HT：LEF：ET′＝ 15°～ 20°

交替遮盖：内→正 OU

单眼运动：右眼外转不到中线

双眼运动：右眼外转不到中线

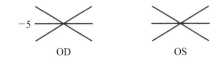

九个诊断眼位：图 1

Krimsky：

　　　　LEF　　　　　　ET′＝ 50 PD

眼底照相：图 2

代偿头位：无

Titmus 立体视：无

主导眼：左眼

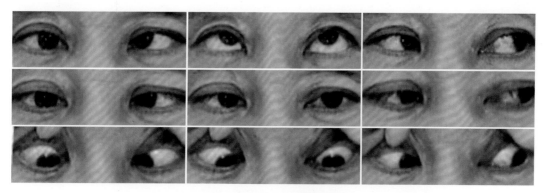

图 1 术前九个诊断眼位图

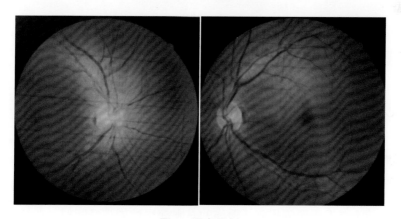

图 2 眼底照相

诊断 1. 展神经麻痹 OD；2. 斜视矫正术后 OD

手术 术中行被动牵拉试验，右眼向外牵拉时阻力大，遂探查右眼内直肌，发现其附着点位于角膜缘后 12 mm 处，周围大量瘢痕增生，清除周围瘢痕组织，分离内直肌，再次行被动牵拉试验，发现右眼内直肌高度紧张，将内直肌后退并悬吊于角膜缘后 17 mm 处（缝合于角膜缘后 15.5 mm，并悬吊 1.5 mm），上直肌转位至外直肌附着点上方，在外直肌附着点后 8 mm 处与外直肌缝线联结。

术后第 1 天复查：

复视基本消失

视力：OD 0.7，OS 1.0

HT：Ortho

交替遮盖：内→正 OU

单眼运动：右眼外转过中线 10°，内转欠 2 mm

双眼运动：右眼外转过中线 5°～10°，内转欠 2 mm

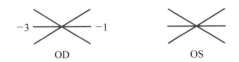

OD   OS

九个诊断眼位：图 2

PACT：

REF	ET′ = 8 PD	E = 4 PD
LEF	E′ = 4 PD	E = 2 PD

代偿头位：无

Titmus 立体视：800 秒弧

主导眼：左眼

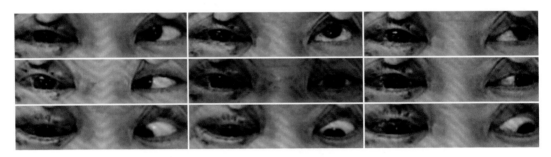

图 2　术后九个诊断眼位图

病例特点

　　本例患者属于继发于颅脑闭合性损伤的右眼获得性展神经麻痹。在颅脑闭合性损伤治愈后眼球运动仍不能恢复，在经历两次水平肌肉手术后仍然存在复视和眼球运动异常，就诊于我院时，病史已达 15 年之久，结合术前右眼外转不能过中线，重点考虑患者可能存在内直肌继发性挛缩和限制因素，术中需探查内直肌位置并结合被动牵拉试验结果决定手术方案。术中被动牵拉试验发现内直肌有限制，附着点位于角膜缘后 12 mm，周围瘢痕组织增生明显，清除瘢痕组织后再次行被动牵拉试验，内直肌仍存在明显挛缩限制因素，将挛缩的内直肌再次后退 5 mm 以充分解除限制。患者第一眼位斜视角较大，鉴于患者内外直肌都曾行手术治疗，结合患者年龄和眼前节缺血风险等综合考虑，手术计划行 SRT 联合 Foster 固定缝线改善第一眼位的内斜视及眼球运动。

　　相比 VRT，SRT 联合内直肌后徙手术可以降低眼前节缺血的风险[3]，但作为非对称性手术，SRT 目前仍有一定的争议。有文献报道，SRT 联合内直肌后徙手术可以取得和VRT 相似的术后效果[4]，而术后外展功能的改善甚至优于 VRT[5]。上直肌的移位可能减弱其垂直分力，从而改变上直肌的作用力向量，本例患者术后第 1 天右眼上转较术前欠佳，但这种变化是长期存在，还是术后短期内发生，需随访观察，而且部分患者术后

第 1 天眼部反应较重，也会出现术眼上转落后的情况，因而 SRT 术后对上转功能的影响需要长期的观察随访。另外有文献报道 SRT 术后也可能会引起一定角度内旋，虽然临床上患者一般没有术后旋转复视的主诉，但若术前眼底照相或检查已存在较大角度内旋状态，选择 SRT 的手术方案还是要慎重。

参考文献

［1］刘育榕，李月平，张伟，等 . 上直肌移位及其联合加强缝线术与垂直肌移位术治疗完全性展神经麻痹性斜视的临床效果观察 . 中华眼科杂志，2022，58（9）：693-700.
［2］马惠芝，李月平 . 直肌联扎术中过矫治疗完全性外直肌展麻痹的远期疗效 . 眼科研究，2007，25（8）：619.
［3］Mehendale RA，Dagi LR，Wu C，et al. Superior rectus transposition and medial rectus recession for Duane syndrome and sixth nerve palsy. Arch Ophthalmol，2012，130（2）：195-201.
［4］Akar S，Gokyigit B，Pekel G，et al. Vertical muscle transposition augmented with lateral fixation（Foster）suture for Duane syndrome and sixth nerve palsy. Eye，2013，27（10）：1188-1195.
［5］Lee YH，Lambert SR. Outcomes after superior rectus transposition and medial rectus recession versus vertical recti transposition for sixth nerve palsy. Am J Ophthalmol，2017，177：100-105.

（郝瑞 张腾月）

4.2 高度近视相关性内斜视

高度近视相关性内斜视，也称为"重眼综合征"（heavy eye syndrome），是发生在高度近视患者中的一种获得性限制性斜视。患者通常为高度近视眼出现后天性、进行性的内下斜视，同时伴有眼球运动障碍，即内下斜视眼外转和上转均出现不同程度运动受限。高度近视相关性内斜视的发生目前考虑主要是由于高度近视眼的眼轴过度增长，导致眼球向肌圆锥颞上方疝出，从而引起上直肌和外直肌之间的 pulley 连结带发生松弛断裂，上直肌向鼻侧移位，外直肌向下方移位，续发同侧眼内直肌挛缩纤维化，从而进行性出现内下斜视和眼球运动障碍。患者可伴有复视的主诉。

病例 1

患者，女，57 岁。

主诉 自幼双眼内斜视，未予诊治。现来我院要求改善眼位。

病史 患者自诉自幼即双眼内斜视，并逐渐加重，未予重视，现自觉外观受影响，同时视力下降。发病以来，不伴有畏光，无眼部红肿、疼痛和眼睑大小变化，不伴有发热、头部外伤、恶心呕吐等全身症状。现为进一步诊治来院就诊。

既往体健。否认全身病史、家族遗传病史及药物过敏史。

眼科检查

视力：OD 0.04，OS 0.02

眼前节检查：双眼角膜透明，隐见前房深度可，由于双眼眼球处于极度内转位，余欠清

瞳孔检查：由于双眼眼球处于极度内转位，隐见直接、间接对光反应正常，未见相对传入性瞳孔障碍

眼底检查：由于双眼眼球处于极度内转位，窥不入

屈光状态检查：由于双眼眼球处于极度内转位，无法检影

专科检查

HT：ET′> 45° OU

交替遮盖：不动 OU

单眼运动：双眼固定内转位（图 1）

双眼运动：双眼固定内转位（图 1）

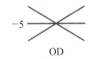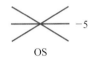

Krimsky：

　　双眼处于内斜视位　　　　ET′> 140 PD

代偿头位：无

Titmus 立体视：无

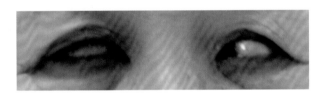

图 1　眼位图

我院眼眶 CT 横断面＋冠状面扫描提示：双眼内转位，眼球向颞上方疝出，双眼上直肌向鼻侧移位，外直肌向下方移位（图 2）

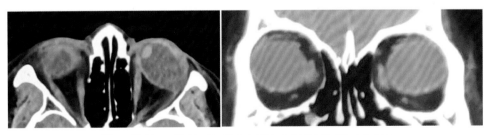

图 2　眼眶 CT 横断面扫描（左图）和冠状面扫描（右图）

A 超：OD 35.12 mm，OS 38.26 mm（由于双眼眼球处于极度内转位，结果欠准确）

B 超：双眼玻璃体混浊

诊断　高度近视相关性内斜视 OU（重眼综合征 OU）

病例特点

该例患者自诉自幼双眼内斜视，未予诊治。目前因视力下降，前来就诊。由于双眼均位于极度内转位，无法进行验光，A 超结果由于眼位问题欠准确，但提示高度近视，结合患者眼球运动情况（单眼运动及双眼运动均明显限制），建议行眼眶 CT 和双眼 B 超明确眼眶解剖结构及眶内组织情况，特别是眼外肌的走行，以及球内情况，是否能够解释目前眼位状况。

通过 A 超、B 超及眼眶 CT 横断面扫描及冠状面扫描发现，该患者眼轴超长伴后巩膜葡萄肿，且眼球向颞上方疝出，上直肌和外直肌均发生显著移位，可以解释目前的眼位情况，也能够明确诊断。该例患者目前临床检查及影像学检查结果均支持诊断。为改善眼位，可考虑手术治疗，目前针对重眼综合征的经典手术方式为 Yokoyama 手术，但术中须结合被动牵拉试验明确眼球运动情况。长期的内下斜视及超长的眼轴会增加手术难度及术中并发症发生的风险，充分的术前沟通非常重要。

病例 2

患者，女，52 岁。

主诉 右眼内斜 1 年且逐渐加重 10 个月，同时伴随双眼视物重影。

病史 患者自幼高度近视，视力不佳，近 1 年发现右眼内斜视，视物重影，自觉加重 10 个月。曾于外院诊断为："1. 近视性黄斑变性 OU；2. 高度近视脉络膜视网膜病变 OU；3. 高度近视 OU；4. 老年性白内障 OU"。发病以来，不伴有畏光，无眼部红肿、疼痛和眼睑大小变化，不伴有发热、头部外伤、恶心呕吐等全身症状。现为进一步诊治来院就诊。

既往体健，否认全身病史及药物过敏史。双眼高度近视病史。

眼科检查

视力：戴镜视力 OD 0.1，OS 0.3

眼前节检查：角膜透明，前房深度可，晶状体皮质轻度混浊 OU

瞳孔检查：直接、间接对光反应正常，未见相对传入性瞳孔障碍 OU

眼底检查：高度近视眼底病变，豹纹状眼底，可见脉络膜萎缩弧，黄斑区萎缩 OU

屈光状态检查：

验光：

OD -34.00 DS 0.2

OS -30.00 DS 0.3

专科检查

HT：$ET_{CC'} = 40°$ OD，$RHoT_{CC'} = 5 \sim 8°$（图 1）

交替遮盖：内→正 OU

单眼运动：右眼外转落后 -2，上转落后 -2，左眼上转落后 -1

双眼运动：右眼外转落后 -2，上转落后 -2，左眼上转落后 -1

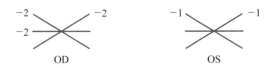

OD   OS

九个诊断眼位：图 2

PACT：

　　　　LEF　　　　　　$ET_{SC'} = 60$ PD　　　　$ET_{SC} = 60$ PD

代偿头位：无

Titmus 立体视：无

主导眼：左眼

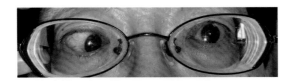

图 1　外观像（右眼处于内斜位）

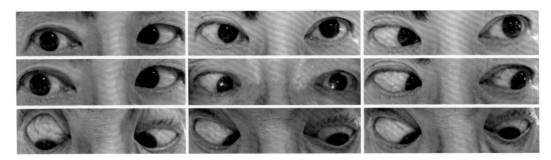

图 2　术前九个诊断眼位图

A 超：OD 34.08 mm，OS 31.79 mm

外院眼眶 CT（冠状面扫描）提示：双眼上、下直肌鼻侧移位　双眼外直肌下移（图 3）

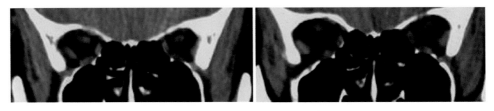

图 3　患者双眼眼眶 CT（冠状面扫描）

诊断　1. 高度近视相关性内斜视 OD；2. 老年性白内障 OU；3. 近视性黄斑变性 OU；4. 高度近视性脉络膜视网膜病变 OU；5. 高度近视 OU

手术　术中被动牵拉试验显示：右眼内直肌紧张挛缩，张力较大，考虑右眼以内斜视为主，右眼行 Yokoyama（上直肌颞侧 1/2 肌腹与外直肌上部 1/2 肌腹联结于角膜缘后15 mm）联合内直肌后退 6 mm。向患者说明双眼发病可能，虽然目前右眼斜视，但左眼远期出现内下斜视及再次手术的可能。

术后第 1 天复查：

专科检查

自觉无复视症状

HT：Ortho

交替遮盖：不动 OU

单眼运动：右眼内转落后−1，外转落后−2，上转落后−2，左眼上转落后−1

双眼运动：右眼内转落后−1，外转落后−2，上转落后−2，左眼上转落后−1

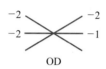 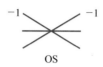

九个诊断眼位：图 4

PACT：

REF	X′= 2 PD	E′= 4 PD
LEF	X′= 2 PD	E′= 4 PD

代偿头位：无

Titmus 立体视：3000 秒弧

主导眼：左眼

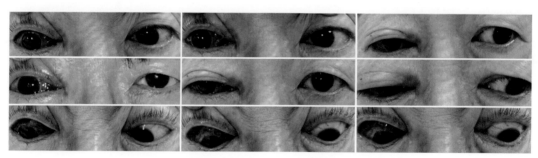

图 4　术后第 1 天九个诊断眼位图

术后 1.5 个月复查：

专科检查

自觉无复视症状

HT：Ortho

交替遮盖：不动 OU

单眼运动：右眼内转落后−1，外转落后−2，上转落后−2，左眼上转落后−1

双眼运动：右眼内转落后−1，外转落后−2，上转落后−2，左眼上转落后−1

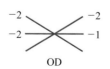 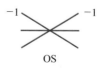

九个诊断眼位：图 5

PACT：

REF	X′= 2 PD	Ortho
LEF	X′= 2 PD	Ortho

代偿头位：无

Titmus 立体视：3000 秒弧

主导眼：左眼

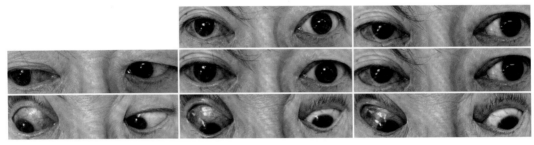

图 5　术后 1.5 个月九个诊断眼位图（缺一）

病例特点

本例患者诊断明确，有高度近视病史，右眼−34.00 DS，眼轴 34.08 mm，左眼−30.00 DS，眼轴 31.79 mm，眼眶 CT 冠状面扫描显示双眼上直肌向鼻侧、外直肌向下不同程度移位，同时术前眼球运动外转落后明显，术中被动牵拉试验也显示眼球运动存在限制性因素，故可明确该患者诊断为高度近视相关性内斜视。

对于高度近视相关性内斜视手术方式的选择，既要改变肌肉的作用力及方向，也要回复眼球至肌圆锥内的正常位置，重建 pulley 连结带。手术方式主要包括 Yokoyama 术、Yamada 术、半 Jensen 术、硅胶带环扎固定术等。

Yokoyama 于 2001 年首次提出将上直肌和外直肌联结，使眼球还纳入肌圆锥内[1-2]。Yamada 术式将上直肌和外直肌肌腹分别纵向分开 1/2 肌腹宽度，将上直肌的颞侧 1/2 和外直肌的上部 1/2 进行联结，并固定于角膜缘后 7 mm 的巩膜上[3]。半 Jensen 术式是将上直肌和外直肌肌腹分别纵向分开 1/2 肌腹宽度并联结，联合内直肌后徙术。硅胶带环扎固定术是将外直肌和上直肌固定处行硅胶联结固定。之后又出现了不同的改良术式，如将外直肌缩短后与上直肌联结、联合内直肌后徙，上直肌和外直肌肌腹联结的位置也不同，从 7 mm 到 15 mm 不等。赵堪兴教授将 Yokoyama 手术进行了改良，将肌肉附着点后 12 ～ 14 mm 处的外直肌和上直肌 1/2 肌腹宽度处纵向分开，上直肌的颞侧 1/2 和外直肌的上侧 1/2 于角膜缘后 18 ～ 20 mm 进行固定，该手术对于高度近视相关性内斜视的治疗具有较好的效果[4-5]。

高度近视相关性内斜视的诊断除了结合病史、屈光状态、眼球运动检查之外，同时要注意进行影像学检查以明确诊断。不是所有高度近视患者出现的内斜视都与 pulley 连结带的改变有关，而 pulley 连结带的变化也有可能出现在其他斜视类型中，如松眼综合征（sagging eye syndrome）等[6]。不同的眼球运动异常可能会有相似的临床表现或相似的影像学改变，因而在高度重视影像学检查在眼球运动中作用的同时，全面系统的眼部检查和病史询问在诊疗中亦具有重要作用。

参考文献

［1］Yokoyama T，Tabuchi H，Ataka S，et al. The mechanism of development in progressive esotropia with high myopia. In：J.T. de Faber（eds）Transactions of the 26th Meeting. Barcelona：European Strabismological Association，Swets & Zeitlinger，2000，218-221.

［2］American Academy of Ophthalmology. 2017-2018 Basic and Clinical Science Course（BCSC），Section 06：Pediatric Ophthalmology and Strabismus，Chapter 12：Special Forms of Strabismus. San Francisco：American Academy of Ophthalmology，2017：145-146.

［3］Yamada M，Taniguchi S，Muroi T，et al. Rectus eye muscle paths after surgical correction of convergent strabismus fixus. Am J Ophthalmol 2002，134：630-632.

［4］亢晓丽，韦严，赵堪兴，等 . 改良的 Yokoyama 术治疗高度近视眼限制性内下斜视 . 中华眼科杂志，2011，47（11）：972-977.

［5］韦严，亢晓丽 . Yokoyama 手术治疗高度近视眼限制性下斜视的研究进展 . 中华眼科杂志，2014，50（7）：547-549.

［6］郝瑞，张伟 . 松眼综合征研究进展 . 国际眼科纵览，2017，41（1）：14-18.

（郝瑞）

4.3　Duane 眼球后退综合征

Duane 眼球后退综合征（Duane retraction syndrome，DRS）是先天性脑神经异常支配性疾病（congenital cranial dysinnervation disorder，CCDD）中的一种，可以单独发生，也可以同时合并其他先天异常。临床上分为 Duane Ⅰ型、Duane Ⅱ型、Duane Ⅲ型及协同分开型（极少见）[1]。不同的临床类型其发病机制有一定的差异（图 4-1）。其特征是企图内转时内、外直肌同时收缩，导致内转时睑裂缩小，眼球后退，可伴有上射或下射，而外转或企图外转时伴随睑裂增大。临床表现可为外转受限或内转受限，或内、外转均

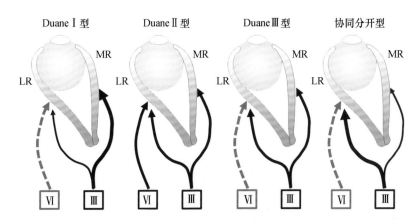

图 4-1　不同类型 Duane 眼球后退综合征神经纤维错位支配示意图（LR，外直肌；MR，内直肌；Ⅵ，展神经；Ⅲ，动眼神经。箭头粗细代表神经纤维数量多少，灰色虚线代表发育不良，红色代表正常）[2]

不同程度受限，从而第一眼位为内斜视或外斜视，亦可为正位。

眼球后退综合征患者如第一眼位存在斜视和（或）伴有代偿头位，以及受累眼内转时存在明显的上、下射等情况时，可通过手术改善眼位、头位，以及上、下射的情况，需要注意的是，此类手术通常根据眼球运动选择相应肌肉的后退术，最大程度缓解眼球运动时的限制因素，从而在改善第一眼位和代偿头位的情况下，能够在不同程度上缓解受累眼眼球后退的情况[3-5]，此外，如果存在明显的上、下射，术者可以根据临床经验，结合术前检查和术中所见，选择外直肌的劈开手术，增加外直肌对于眼球运动稳定性的"锚定"作用，从而缓解上、下射[6]。

病例

患者，男，2岁。

主诉 生后即发现"对眼"，双眼不会外转。

病史 家长诉患儿出生后即发现其"对眼"，同时伴有双眼不会外转，1岁时曾就诊于当地医院，睫状肌麻痹验光并予戴镜，但"对眼"情况无明显改善（图1）。现为进一步诊疗来我院。发病以来，不伴有畏光和视力下降，无眼部红肿、疼痛，不伴有发热、头部外伤、恶心呕吐等全身症状。

既往体健，足月剖宫产，生长发育正常。

否认全身病史、家族遗传病史及药物过敏史。

眼科检查

幼儿视力：OD 0.1，OS 0.1

眼前节检查：未见明显异常 OU

瞳孔检查：直接、间接对光反应正常，未见相对传入性瞳孔障碍 OU

眼底检查：未见异常，黄斑-视盘未见明显旋转 OU

屈光状态检查：

1%硫酸阿托品眼用凝胶睫状肌麻痹后检影验光：

OD　+5.50 DS

OS　+5.00 DS

专科检查

眼球突出度：眶距 74 mm，双眼原在位 8 mm，内转位 6 mm

睑裂宽度：双眼内转位 5 mm、原在位 6 mm、外转位 8 mm

HT：$ET_{SC'}$ = 15°（SC = CC）

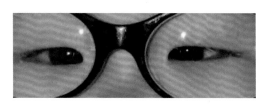

图1　术前患儿戴镜眼位

交替遮盖：内→正 OU

单眼运动：双眼内转时睑裂变小、眼球后退，外转受限，不到中线，并伴睑裂开大，未见明显上、下射

双眼运动：双眼内转时睑裂变小、眼球后退，外转受限，不到中线，并伴睑裂开大，未见明显上、下射

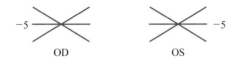

九个诊断眼位：图 2

Krimsky：

REF　　　　　　$ET_{SC'} = 40\ PD$

LEF　　　　　　$ET_{SC'} = 40\ PD$

A-V 征（Krimsky）：上转 25°：$ET_{SC} = 40\ PD$；下转 25°：$ET_{SC} = 40\ PD$

AC/A = 0

代偿头位：无

Titmus 立体视：不理解

影像学检查：脑池段 MRI 提示双侧展神经脑池段缺如（图 3）

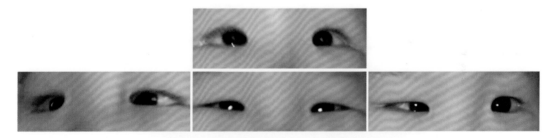

图 2　术前部分诊断眼位图（检查欠合作）

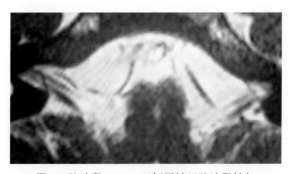

图 3　脑池段 MRI：双侧展神经脑池段缺如

诊断　1. Duane 眼球后退综合征 OU；2. 屈光不正 OU

手术　术中被动牵拉试验显示双眼内直肌高度紧张挛缩，行双眼内直肌后退 6.5 mm。

再次行被动牵拉试验显示双眼内直肌未见明显限制因素。

术后第 1 天复查：

专科检查

眼球突出度：眶距 74 mm，双眼原在位 9 mm，余检查欠配合

睑裂宽度：双眼原在位 8 mm，余检查欠配合

HT：Ortho（图 4）

交替遮盖：基本不动 OU

单眼运动：双眼内转时睑裂变小、眼球后退情况较术前明显改善，外转可到中线，伴轻度睑裂开大，未见明显上、下射

双眼运动：双眼内转时睑裂变小、眼球后退情况较术前明显改善，外转可到中线，伴轻度睑裂开大，未见明显上、下射

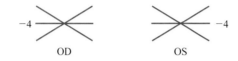

Krimsky：

    REF   Ortho

    LEF   Ortho

A-V 征：欠配合

AC/A = 0

代偿头位：无

Titmus 立体视：欠配合

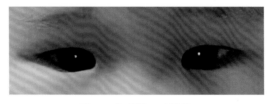

图 4　术后第 1 天眼位

病例特点

该患儿单从其病史和临床表现，须与先天性内斜视、调节性内斜视、双侧展神经麻痹、水平注视麻痹伴脊柱侧弯、Möbius 综合征等疾病进行鉴别，其中，水平注视麻痹伴脊柱侧弯、Möbius 综合征除了眼球运动存在不同程度异常外，还同时伴有脊柱进行性发育异常（水平注视麻痹伴脊柱侧弯患者），以及中枢神经系统发育异常等情况，结合其眼球运动特点、睑裂变化情况及脑池段影像学检查可明确诊断。为改善第一眼位斜视，可行手术治疗，手术量要结合术中被动牵拉试验明确，而非常规的量效关系，此外，手术

对于眼球运动的改善效果帮助不大，双侧内直肌后退手术可以缓解第一眼位内斜视，但由于患儿脑池段双侧展神经缺如，术后双眼仍不能外转。

参考文献

［1］陈丽萍，郝瑞，张伟．双眼协同分开的研究进展．中华眼科杂志，2019，55（1）：63-67.
［2］Wright KW，Spiegel PH. Pediatric ophthalmology and strabismus. 2nd ed. New York：Springer，2003：265.
［3］陈霞，赵堪兴，宋坤英，等．67例Duane眼球后退综合征的临床分析．中华眼科杂志，2005，41（09）：812-816.
［4］李月平，马惠芝，赵堪兴．双侧眼球后退综合征的临床特征和手术治疗回顾分析．中华眼科杂志，2011，12：1107-1110.
［5］刘明美，赵堪兴，张伟，等．内直肌与外直肌同时后徙治疗Duane眼球后退综合征的疗效分析．中华眼科杂志，2012，48（09）：776-780.
［6］张伟．内、外直肌同时后退联合外直肌Y字形劈开手术治疗伴有明显上下射的眼球后退综合征．中华眼科杂志，2020，56（03）：229-230.

（郝瑞）

4.4　Möbius 综合征

Möbius综合征作为先天性脑神经异常支配性疾病中的一种，在临床罕见，其表现通常为内斜视，眼球运动检查可发现双眼外转受限（展神经缺如/麻痹），同时伴随"面具脸"（面神经缺如/麻痹），语言或吞咽功能差（舌下神经缺如/麻痹），可合并肢体发育不良等。其发病多为自发性，若存在中枢靠近脑桥的网状结构发育异常或展神经核发育异常，临床可表现为注视麻痹。

病例

患者，男，7岁。

主诉　家长诉患儿自幼双眼运动不灵活，并伴左眼内斜视。

病史　家长诉患儿自幼双眼运动不灵活、面部表情不丰富以及饮食咀嚼不充分，同时发现左眼内斜视，未诉复视、视物模糊、弱视，为改善外观就诊于我院门诊，怀疑Möbius综合征，建议外院神经科会诊行头颅MRI检查，结果回报："双侧展神经、面神经及舌下神经缺如，双侧面神经丘消失"，眼眶影像学表现为"双侧外直肌萎缩"，符合Möbius综合征。遂收入院矫正眼位。发病以来，不伴有畏光、视力下降，无眼部红肿、疼痛和眼睑大小变化，不伴有发热、头部外伤、恶心呕吐等全身症状。

既往体健，足月剖宫产，否认吸氧史。

否认全身病史、家族遗传病史及药物过敏史。

眼科检查

视力：OD 0.4，OS 0.3

眼前节检查：眼前节检查未见明显异常OU

瞳孔检查：直接、间接对光反应正常，未见相对传入性瞳孔障碍 OU

眼底检查：未见异常，黄斑-视盘未见明显旋转 OU

屈光状态检查：

睫状肌麻痹后检影验光：

OD　　-0.75 DS -0.50×90　　0.8

OS　　-1.00 DS　　　　　　　0.8

专科检查

HT：$ET_{SC'} = 10° \sim 15°$ 可交替注视

交替遮盖：内→正 OU

单眼运动：右眼外转落后-1，左眼外转落后-3

双眼运动：右眼外转落后-1，左眼外转落后-3

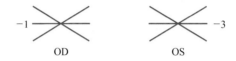

九个诊断眼位：图 1

PACT：

　　　REF　　　　　　$ET_{SC'} = 50$ PD　　　$ET_{SC} = 50$ PD

　　　LEF　　　　　　$ET_{SC'} = 50$ PD　　　$ET_{SC} = 50$ PD

A-V 征：上转 25°：$ET_{SC} = 55$ PD；下转 25°：$ET_{SC} = 50$ PD

AC/A $= 1$

代偿头位：无

Titmus 立体视：无

头颅 MRI：双侧面神经及舌下神经缺如（图 2），双侧面神经丘消失，符合 Möbius 综合征影像学表现

眼眶 MRI（冠状面扫描）：双侧外直肌萎缩（图 3）

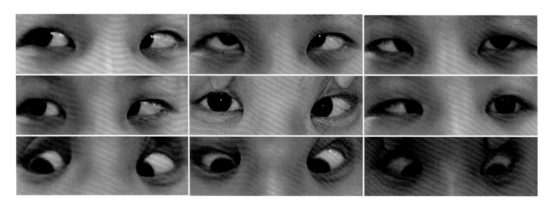

图 1　术前九个诊断眼位图

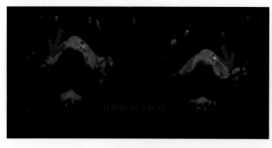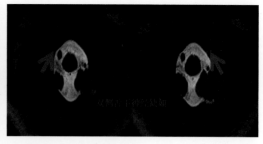

图 2　头颅 MRI 显示双侧面神经及舌下神经缺如

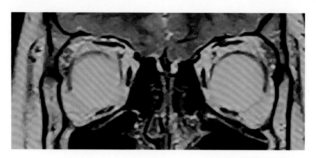

图 3　眼眶 MRI（冠状面扫描）显示双侧外直肌萎缩

诊断　1. Möbius 综合征；2. 屈光不正 OU

手术　术中被动牵拉试验显示：左眼下直肌、内直肌紧张挛缩，内直肌张力较大。考虑到左眼以内斜视为主，行左眼内直肌后退 6 mm，术毕被动牵拉试验显示左眼内直肌无明显限制。

术后第 1 天复查：

专科检查

HT：Ortho

交替遮盖：微内→正 OU

单眼运动：右眼外转落后 −1，左眼外转落后 −2

双眼运动：右眼外转落后 −1，左眼外转落后 −2

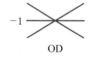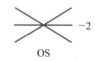

九个诊断眼位：图 4

PACT：

REF	$E_{SC'} = 4\ PD$	$E_{SC} = 6\ PD$
LEF	$E_{SC'} = 4\ PD$	$E_{SC} = 6\ PD$

A-V 征：上转 25°：$E_{SC} = 4\ PD$；下转 25°：$E_{SC} = 4\ PD$

AC/A = 1.7

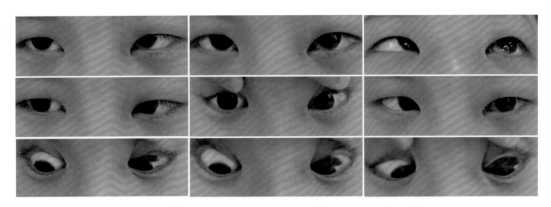

图 4　术后第 1 天九个诊断眼位图

代偿头位：无

Titmus 立体视：无

病例特点

该患者为一例典型的 Möbius 综合征，临床上该病多为先天性，双眼发病，也有报道累及单侧面神经及双侧展神经的病例[1]，无明确的致病基因变异，可能为多基因致病[2]。此类患者脑干神经核团具有特征性的神经病理性表现[3]，根据该病患者脑干神经核团的神经病理学特点，同时结合该病的影像学特点和临床表现，可以明确诊断。临床治疗以改善眼位为主要目的，但术前须进行详细的专科检查和影像学检查等辅助诊断[4]，结合术中的被动牵拉试验，在明确诊断的同时，尽可能改善眼位，手术方法首选内直肌减弱术[5]。

参考文献

［1］Slee JJ，Smart RD，Viloen DL. Deletion of chromosome 13 in Möbius syndrome. J Med Genet，1991，28：413-4.

［2］马茜，贾红艳，常青林，等. Möbius 综合征的临床特征及全外显子组测序研究. 中华眼科杂志，2022，58（6）：441-447.

［3］Towfighi J，Marks K，Palmer E，et al. Möbius syndrome. Neuropathologic observations. Acta Neuropathol，1979，48：11-17.

［4］张伟，郝瑞. 重视影像学检查在斜视诊断和治疗中的应用. 中华眼科杂志，2020，56（3）：166-170.

［5］岑洁，亢晓丽，于军，等. Möbius 综合征长期手术效果观察. 中华眼科杂志，2017，53（12）：897-902.

（郝瑞）

4.5　甲状腺相关眼病

甲状腺相关眼病（thyroid-associated ophthalmopathy，TAO；thyroid eye disease，TED），是与甲状腺疾病密切相关的一种器官特异性自身免疫性疾病。多发生于甲状腺功能异常的患者，部分患者可能以眼部症状明显而首诊于眼科。甲状腺相关眼病患者临床表现多样，包括眼睑征（上睑退缩、上睑迟落）、突眼、泪腺受累等，严重患者可出现暴露性角膜炎、视力下降等症状。部分甲状腺相关眼病患者由于早期眼外肌炎性浸润、晚期纤维化等情况而表现为特征性的肌腹梭形肥大，可行 CT 或 MRI 等影像学检查加以鉴别诊断。甲状腺相关眼病除了眼部治疗，还应进行控制甲状腺功能等全身治疗，需要眼科、内分泌科、普外科、放射治疗科、核医学科及影像科等多学科联合[1]。

不同阶段的甲状腺相关眼病患者眼部表现可能各异。如果伴随眶压增高，眼球突出明显，可考虑行眶减压手术。甲状腺相关眼病最常累及的肌肉为内直肌和下直肌，因而患者多表现为内斜视和下斜视。第一眼位斜视度数较小的患者可能会伴有一定的代偿头位，而眼球运动受限明显的患者也会出现异常头位。但部分患者随着病情的进展，斜视度数可能逐渐增大，待全身情况稳定，甲状腺各项检查正常，眼部情况稳定 6 个月以上的患者，如果伴有明显的复视和（或）眼球运动障碍，可考虑行斜视矫正术改善眼位和复视情况。

甲状腺相关眼病患者如果须行眶减压手术，要待眶减压术后复视和斜视的状态稳定后，再决定斜视手术的时机，而眼睑的手术要在斜视矫正手术后进行。此外，对于甲状腺相关眼病的斜视矫正术，以肌肉后退为主。加强手术由于会增加限制因素，很少施行。手术矫正眼位目标一般为，垂直斜视要考虑少量欠矫，水平内斜视矫正量要考虑视远的分开性融合范围较小，使视远获得融合为宜。

该病的鉴别诊断包括慢性进行性眼外肌麻痹、重症肌无力、先天性眼外肌纤维化、核间麻痹等。通过详细的病史询问、眼部检查、眼球运动检查，以及影像学检查，同时结合内科检查结果，能够明确诊断。

关于甲状腺相关眼病的治疗：

手术时机：决定进行甲状腺相关眼病眼位改善的手术之前，眼球运动至少稳定 6 个月，过早手术会因为疾病还在进展中，导致术后眼位出现变化。如存在结膜充血等眼前节炎症反应，需要内分泌相关治疗，推迟手术。

被动牵拉试验：每一位患者在进行手术之前都应常规行被动牵拉试验，确定是否有限制因素的存在及其严重程度。

手术目标：手术的目标是矫正第一眼位和阅读位置的眼位。手术不能使所有的注视眼位均达到满意的程度。

临床类型：不论是单眼受累还是双眼受累，正前方（第一眼位）下斜视伴上转受限都是最常见的类型。超常量的下直肌后退一般能解决正前方（第一眼位）的垂直斜视。但下直肌大量后退有时会出现下方的阅读眼位过矫，如果双眼有明显的上转受限，双侧下直肌后退术后可能会出现 A 征，有一些患者会在下楼、阅读时出现复视，临床中手术设计时应注意对阅读视野的保护，可以考虑行下直肌鼻侧移位或者上斜肌手术来改善。总体来说，对于甲状腺相关眼病，不推荐常规做肌肉缩短手术。因为大多数甲状腺相关眼病患者眼外肌张力很大，肌肉高度紧张挛缩，即使小量的截除也会加重眼外肌的紧张程度。对于大角度垂直斜视的患者，除患眼行眼外肌的后退术外，可以考虑联合行对侧眼配偶肌的拮抗肌的后退术。部分患者由于受累眼长期处于下斜视眼位，可能会伴随下方球结膜缩短，需同时联合行球结膜后退术来保证术后理想眼位。

水平斜视的矫正：甲状腺相关眼病相关的水平斜视多为内斜视，手术需将受累眼内直肌后退来矫正。如果水平斜视为外斜视，需同时检查其他内分泌性疾病、重症肌无力等，以协助做出判断。

可调整缝线的使用：因为甲状腺相关眼病患者几乎都为成年人，术中联合可调整缝线技术可以有效避免术后过矫，提高手术成功率。

此外，相应眼外肌 A 型肉毒杆菌毒素注射在甲状腺相关眼病的治疗中也有一定的应用[2]，但须结合患者病史、眼球运动、眼部检查以及医生的临床经验，切忌盲目使用。

病例

患者，男，30 岁。

主诉 双眼视物重影 1 年。

病史 患者自觉视物重影 1 年。1 年半前查体时发现甲状腺功能亢进，遂进行内科治疗，3 个月后甲状腺各项指标正常，停药观察 3 个月后，逐渐出现双眼视物重影，遂行甲状腺功能各项检查，未见明显异常，后逐渐出现眼突，7 个月前外院行双眼眶减压术，现为改善眼位，来我院就诊，门诊以"甲状腺相关眼病 OU"入院拟行手术治疗。发病以来，不伴有畏光、视力下降，不伴有发热、头部外伤、恶心呕吐等全身症状。

既往体健，复查甲状腺功能未见异常，否认其他全身病史及药物过敏史。

眼科检查

视力：OD 0.5，OS 0.3

眼前节检查：眼前节检查未见明显异常 OU

瞳孔检查：直接、间接对光反应正常，未见相对传入性瞳孔障碍 OU

眼底检查：未见异常，黄斑-视盘未见明显旋转 OU

屈光状态检查：

诊断验光：

OD　　$-3.75\,DS\,-1.25\,DC\times20$　　　1.0

OS　　　$-4.25\,DS\,-1.00\,DC\times170$　　1.0

专科检查

HT：$ET_{SC'} = 20°$ OD

交替遮盖：内→正 OU

单眼运动：双眼外转及上、下转不同程度受限

双眼运动：双眼外转及上、下转不同程度受限

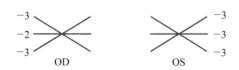

九个诊断眼位：图 1

PACT：

LEF　　　$ET_{SC'} = 50\ PD$　　$RHoT_{SC'} = 8\ PD$　　$ET_{SC} = 50\ PD$　　$RHoT_{SC} = 8\ PD$

AC/A = 2.1

代偿头位：无

Titmus 立体视：无

主导眼：左眼

眼眶 CT（横断面＋冠状面扫描）：双眼四条直肌肌腹呈梭形肥大，眶内侧壁及外侧壁不连续（图 2）

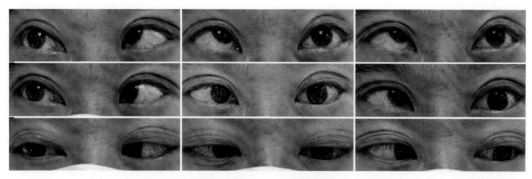

图 1　术前九个诊断眼位图

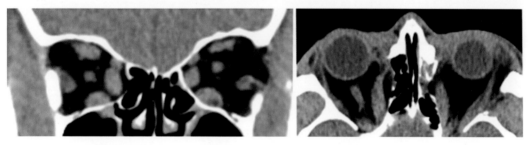

图 2　眼眶 CT［冠状面扫描（左图）及横断面扫描（右图）］显示双眼四条直肌肌腹呈梭形肥大，眶内侧壁及外侧壁不连续

诊断　1. 甲状腺相关眼病 OU；2. 眶减压术后 OU；3. 屈光不正 OU

手术　术中行被动牵拉试验，双眼内直肌高度挛缩，行右眼内直肌后退，退至角膜缘后 17 mm，并悬吊 3 mm，左眼内直肌后退至角膜缘后 12 mm，之后再次行被动牵拉试验，无明显限制因素，患者诉正前方重影明显好转，可双眼单视。

术后第 1 天复查：

第一眼位无明显复视

专科检查

HT：Ortho

交替遮盖：微内→正 OU

单眼运动：双眼水平外转较术前改善，内转轻度落后，上、下转不同程度受限

双眼运动：双眼水平外转较术前改善，内转轻度落后，上、下转不同程度受限

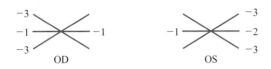

诊断眼位：图 3

PACT：

　　　　LEF　　　　$X_{SC'} = 2\ PD$　$RHoT_{SC'} = 2\ PD$　　　　$X_{SC} = 2\ PD$　$RHoT_{SC} = 2\ PD$

AC/A ＝ 2.6

代偿头位：无

Titmus 立体视：无

主导眼：左眼

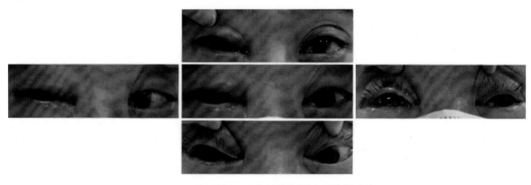

图 3　术后第 1 天诊断眼位图（部分缺失）

病例特点

该例患者眼部病史特点及影像学检查符合典型的甲状腺相关眼病，但其甲状腺功能亢进病史仅 3 个月，说明甲状腺相关眼病患者眼部病变的程度与其甲状腺功能亢进程度无相关性，部分患者甚至可能出现甲状腺功能减退或甲状腺功能无异常。而甲状腺相关眼病患者可合并突眼、斜视以及眼睑的变化，对于同时存在多种眼部病症的患者，首先须解决突眼的情况，该例患者亦因突眼行双眼眶减压术，随着眼突情况的改善，其眼位也会发生变化，如果持续存在复视等眼位问题，可在突眼情况稳定后，考虑行斜视矫正术，改善眼球运动，同时缓解复视。如果患者同时合并上睑退缩、眼睑迟落等眼睑症状，须最后处理眼睑情况。

需要注意的是，与甲状腺相关眼病有关的斜视矫正术一般采用相应肌肉的后退手术，几乎不做缩短手术。肌肉缩短手术并非禁忌，但必须结合患者病史（如多次手术）、影像学检查、术中被动牵拉试验，同时术者的临床经验也非常重要，不建议初学者或此类手术经验较少的术者采用，也不建议作为首选术式。

参考文献

[1] 中华医学会眼科学分会眼整形眼眶病学组，中华医学会内分泌学分会甲状腺学组．中国甲状腺相关眼病诊断和治疗指南（2022年）．中华眼科杂志，2022，58（9）：646-668.

[2] 陈婷，赵堪兴．肉毒杆菌毒素A在甲状腺相关眼病中的应用．中国实用眼科杂志，2004，22（7）：493-496.

（郝瑞）

4.6　先天性眼外肌纤维化

先天性眼外肌纤维化（congenital fibrosis of the extraocular muscles，CFEOM）是先天性脑神经异常支配性疾病（congenital cranial dysinnervation disorders，CCDDs）的一种，由支配眼外肌的神经异常发育引起，主要影响眼球运动[1]。患者表现为严重的眼球运动功能受限，伴或不伴上睑下垂。

目前根据临床表现和遗传差异，CFEOM细分为三种不同类型[2-3]：

CFEOM1是常染色体显性遗传病，由12号染色体上*KIF21A*基因的错义突变引起[4]。该基因产物作用于神经元轴突的微管。典型表现为相对对称的双侧上睑下垂，通常不能抬起到中线以上，眼球运动严重受限，眼球最常固定在内下斜位。由于下直肌高度挛缩和双侧上睑下垂，患者通常倾向于采取下颌上抬的异常头位，一般不伴全身异常。

CFEOM2是一种罕见的常染色体隐性遗传病，由位于染色体11q13上的*PHOX2A*基因突变引起。其特征为双侧Ⅲ、Ⅳ脑神经麻痹，瞳孔改变且反应迟钝，有严重的上睑下垂和外斜视，偶尔伴有视网膜营养不良。

CFEOM3是常染色体显性遗传病，与16q24染色体上*TUBB3*的某个基因缺陷有关[5-6]，在12q12和13q上也发现了其他位点。本型具有广泛的表型变异性，从轻到重，甚至家族聚集性中，每个家庭成员的表现可能非常不同，也可单个发病。上睑下垂和眼球运动受限可为单眼发病或双眼不对称。常与其他神经发育异常和智力发育低下有关。在隐性Tukel综合征中，CFEOM可见手指缺失或蹼状手指的肢体发育异常，且与21号染色体相关[7]。

CFEOM患者上睑下垂和严重的眼球运动限制使得患者通常伴有下颌上抬的异常头位。长期的上睑下垂，以及纤维化的眼外肌对眼球的牵拉压迫，亦可能会导致不同程度的屈光不正及视力发育问题。

斜视矫正手术设计时需要考虑眼外肌位置发育异常的可能，若存在同时对多条直肌进行手术的可能，须考虑眼前节缺血的风险。手术前须进行被动牵拉试验，并根据结果指导手术设计和方案。目前术式包括眼外肌后徙、离断，以及将相应眼外肌固定到眶外侧骨膜和后泪嵴等。因为眼外肌纤维化，几乎没有收缩和舒张功能，因此解除限制因素最多只能使眼位达到接近中线的固定位置，对眼球运动的改善作用并不理想。

病例

患者，男，3岁。

主诉　家长诉患儿自幼抬头仰视，眼球不太会转动。

病史 患儿自幼仰头视物伴睁眼困难（图1），生后4个月曾因不睁眼就诊于当地医院，诊断为"先天性眼外肌纤维化 OU？"。因患儿欠配合，建议上级医院就诊。遂来我院门诊就诊，行眼眶及脑池段 MRI 检查，结果回报：各眼外肌均萎缩纤细（图2），双脑池段 MRI 显示双侧动眼神经发育纤细（图3）。以"先天性眼外肌纤维化 OU"收入院。发病以来，不伴有畏光和视力下降，无眼部红肿、疼痛，不伴有发热、头部外伤、恶心呕吐等全身症状。

既往体健，足月剖宫产，生长发育正常。

否认全身病史、家族遗传病史及药物过敏史。

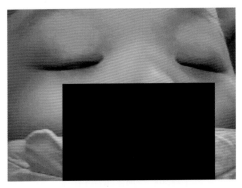

图1 患儿外观像（重度上睑下垂，采用下颌上抬头位视物）

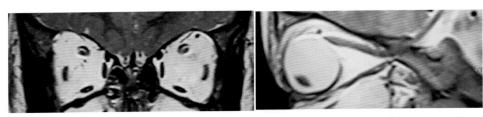

图2 眼眶 MRI（横断面＋冠状面扫描）显示双眼固定于内下方，双眼各眼外肌均萎缩纤细

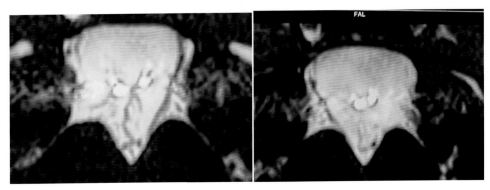

图3 脑池段 MRI 显示双侧动眼神经发育纤细

眼科检查

视力：不配合 OU

眼前节检查：睑裂高度：2 mm，双上睑重度下垂遮盖角膜上 2/3，上睑提肌肌力：

0 mm，双眼下睑内翻，倒睫，余眼前节检查未见明显异常。

眼压：OD 16.9 mmHg，OS 18.9 mmHg

散瞳后眼底检查：未见视神经萎缩，可见黄斑部中心凹反射，视网膜无出血及渗出，由于缺乏配合，无法通过眼底像判断旋转情况

屈光状态检查：

睫状肌麻痹后检影验光：

OD　＋6.50 DS －1.25 DC×180　　矫正视力不理解

OS　＋3.75 DS －1.00 DC×90　　矫正视力不理解

专科检查

HT：$ET_{SC'}$＝ 20° OD　RHoT ＝ 40°　$ET_{SC'}$＝ 20° OS　LHoT ＝ 20°

单眼运动：双眼各方向运动均受限，分别固定于内下斜位

Titmus 立体视：不配合

九个诊断眼位：图 4

Krimsky：（配合不佳）

REF　　　　　　ET_{SC}＝ 45 PD　　　　$RHoT_{SC'}$＝ 60 PD

LEF　　　　　　ET_{SC}＝ 45 PD　　　　$LHoT_{SC}$＝ 50 PD

MRI（眼眶横断面＋冠状面扫描）：各眼外肌均萎缩纤细（图 2）

头颅 MRI：脑池段双侧动眼神经发育纤细（图 3）

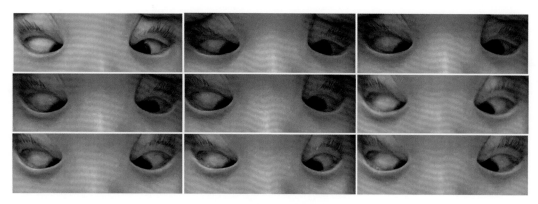

图 4　术前九个诊断眼位图

诊断　1.先天性眼外肌纤维化 OU；2.睑内翻 OU；3.倒睫 OU；4.屈光不正 OU；5.屈光参差 OU

手术　术中被动牵拉试验提示：双眼内直肌及下直肌重度紧张挛缩，张力较大，行双眼内直肌及下直肌充分自由离断后行被动牵拉试验显示仍存在轻度限制，同时行双眼下睑缩肌切断延长术缓解双眼下睑内翻。

术后第 1 天复查：（图 5）

专科检查

HT：Ortho

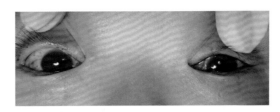

图 5 术后第 1 天眼位

交替遮盖：不动 OU

单眼运动：双眼各方向运动均受限 4 −

双眼运动：双眼各方向运动均受限 4 −

Titmus 立体视：不理解

PACT：

REF $\qquad$ $X_{SC'} = 4\ PD$

LEF $\qquad$ $X_{SC'} = 4\ PD$

病例特点

本病例结合其病史、临床表现、眼球运动检查可基本明确诊断，头颅和眼眶 MRI 结果（动眼神经发育不良，眼外肌萎缩纤细）亦符合 CFEOM 的特征[6-7]。

本病例术中行被动牵拉试验显示双眼内直肌及下直肌紧张挛缩，张力较大，甚至在行双眼内直肌及下直肌充分自由离断后，被动牵拉试验仍显示存在轻度限制。虽术后效果满意，仍需长期随访[8]。由于纤维化的眼外肌缺乏正常肌肉的伸缩性和弹性，手术不可预测性较大，因而此类手术仍具有挑战性且效果有限。此外，本病例睫状肌麻痹后检影验光亦显示其存在屈光不正及弱视的可能，这也是在矫正眼位等后续治疗时需要关注的问题之一。患儿无 Bell 征，存在眼外肌纤维化限制性因素和神经源性因素，但眼睑闭合往往不受影响。同时，需要强调的是，上睑下垂的矫正需要临床经验丰富的专科医生结合患者眼球运动、上睑提肌肌力等综合评估，非常规上睑下垂矫正手术。

参考文献

［1］ Gutowski NJ，Bosley TM，Engle EC. 110th ENMC International Workshop：the congenital cranial dysinnervation disorders（CCDDs）. Naarden，The Netherlands，25-27 October，2002. Neuromuscul Disord，2003，13（7-8）：573-578.

［2］ Engle EC. Genetic basis of congenital strabismus. Arch Ophthalmol，2007，125：189-195.

［3］ Vivian AJ. Congenital fibrosis of the extra-ocular muscles（CFEOM）and the cranial dysinnervation disorders. Eye（Lond）. 2020，34（2）：251-255.

［4］ 赵晨，陆莎莎，李宁东，等 . 先天性广泛眼外肌纤维化综合征一家系的连锁分析和候选基因研究 . 中华眼科杂志，2005，41（7）：594-599.

［5］ Tukel T，Uzumcu A，Gezer A，et al. A new syndrome，congenital extraocular musclefibrosis with ulnar hand anomalies，maps to chromosome 21qter. J Med Genet，2005，42：408-415.

［6］ Demer JL，Clark RA，Tischfield MA，et al. Evidence of an asymmetrical endophenotype in congenital fibrosis of extraocular muscles type 3 resulting from TUBB3 mutations. Invest Ophthalmol Vis Sci，2010，51（9）：4600-4611.

［7］Tukel T，Uzumcu A，Gezer A，et al. A new syndrome，congenital extraocular musclefibrosis with ulnar hand anomalies，maps to chromosome 21qter. J Med Genet，2005，42：408-415.

［8］陈霞，郭新，马惠芝. 先天性眼外肌纤维化临床特征分析. 中华眼科杂志，2011，47（11）：978-982.

（杨士强　薛彩虹）

第二章　外斜视

1　先天性外斜视

先天性外斜视多于生后 1 岁以内发病,目前病因尚未阐明,健康发育儿童中发病率相对较低,在伴有全身疾病(如脑瘫、发育迟缓、癫痫)的儿童中较为多见,因此必须详细了解患儿的生长发育史和母亲孕期疾病史,同时对全身状况进行评估。其临床特点包括:发病早,外斜视度数大且相对恒定。患儿可伴有轻度屈光不正,大部分患儿屈光状态以生理性远视为主。双眼视力相对平衡时外斜视多呈交替性。非交替性的单眼恒定性外斜视须警惕是否存在斜视性弱视或斜视眼是否合并器质性病变,需要与知觉性外斜视进行鉴别。眼球运动多数正常,患儿外斜视角度较大可能伴有异常头位,将外转眼作为注视眼,表现为水平侧方注视时内转眼假性内转落后,与先天性内斜视的假性外转受限类似。部分患儿同时伴有斜肌功能亢进、DVD、A-V 型斜视以及隐性眼球震颤等。

先天性外斜视患儿一般首诊年龄较小,特别是 2 岁以内的患儿,检查欠配合,临床检查视力、斜视度、眼球运动等较为困难,对临床医生是很大的挑战,需要反复多次耐心检查,明确是否合并存在眼球运动异常。此外,对于先天性外斜视鉴别诊断、全身疾病和发育状态的评估不可忽视。由于生后早期发病,双眼视功能尚未正常建立,因而多无正常双眼视功能。先天性外斜视患儿手术时机和手术量的把握也是对临床医生的考验。先天性外斜视一经诊断,应首先排除是否合并全身或眼部其他异常,进行规范的睫状肌麻痹后检影验光,如合并明显的屈光不正,应及时矫正。此外,合并弱视的患儿应先行弱视治疗,通常在双眼视力相对平衡、可以交替注视后再考虑手术治疗。

先天性外斜视由于严重影响儿童双眼视的发育,早期手术有利于双眼视觉功能的改善。但如果斜视角不稳定,可酌情推迟手术。对于合并严重中枢神经系统疾病(脑瘫、严重的发育迟缓)的患儿,须反复检查明确斜视角的大小和稳定性后,再行手术治疗。

水平斜视的手术设计多采用双眼外直肌后徙术、单眼退-缩手术或双眼外直肌后徙联合内直肌缩短术,合并斜肌功能亢进、DVD、A-V 型斜视的患儿在诊断明确的情况下,可联合行相应垂直旋转眼外肌手术或水平肌肉的垂直方向移位手术。

病例

患者,男,1 岁 1 月。

主诉　生后 3 月发现双眼交替向外偏斜。

病史　家长诉患儿于生后 3 月龄无明显诱因出现双眼交替向外偏斜,无缓解,强光下偶畏光,无眼部红肿、疼痛和眼睑大小变化,不伴有发热、头部外伤、恶心呕吐等全身症状。发病以来，斜视度无明显变化，无视远视近时斜视度改变，无明显异常头位。现为进一步诊治来院就诊。

既往体健，足月剖宫产，否认产伤史，否认生后缺氧史，生长发育正常。

否认全身病史、家族遗传病史及药物过敏史。

眼科检查

视力：OD 0.2，OS 0.2（幼儿视力）

眼前节检查：眼前节检查未见明显异常 OU

瞳孔检查：直接、间接对光反应正常，未见相对传入性瞳孔障碍 OU

眼底检查：未见异常，黄斑-视盘未见明显旋转 OU

屈光状态检查：

1% 硫酸阿托品眼用凝胶睫状肌麻痹后检影验光：

OD　　+1.25

OS　　+1.75

专科检查

HT：$XT_{SC'}=30°$，双眼可交替注视（图1）

交替遮盖：外→正 OU

单眼运动：各方向运动到位

双眼运动：各方向运动协调

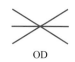
OD

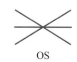
OS

九个诊断眼位：图2

PACT：

REF	$XT_{SC'}=60\,PD$	$XT_{SC}=60\,PD$
LEF	$XT_{SC'}=60\,PD$	$XT_{SC}=60\,PD$

A-V 征：上转25°：$XT_{SC}=60\,PD$；下转25°：$XT_{SC}=55\,PD$

AC/A = 4.3

代偿头位：无

Titmus 立体视：无

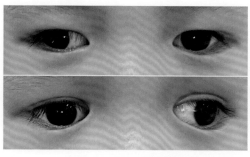

图1　双眼交替注视

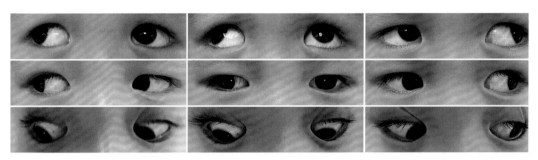

图 2　术前九个诊断眼位图

诊断　先天性外斜视 OU

手术　术中行双眼被动牵拉试验，未见明显异常。左眼外直肌后退 7 mm，左眼内直肌缩短 5 mm

术后第 1 天复查：

HT：Ortho

交替遮盖：微外→正 OU

单眼运动：各方向运动到位

双眼运动：各方向运动协调

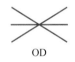

OD

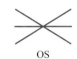

OS

九个诊断眼位：图 3

PACT：

REF	$E_{SC'} = 2\ PD$	$E_{SC} = 2\ PD$
LEF	$E_{SC'} = 2\ PD$	$E_{SC} = 2\ PD$

A-V 征：上转 25°：$E_{SC} = 2\ PD$；下转 25°：$E_{SC} = 2\ PD$

AC/A = 4

代偿头位：无

Titmus 立体视：无

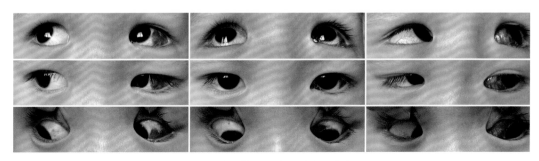

图 3　术后第 1 天九个诊断眼位图

病例特点

该例患儿诊断明确，无全身发育障碍和神经系统障碍，双眼视力平衡，斜视角稳定，因此在充分检查后予以早期手术治疗。根据术前斜视度、眼球运动等检查明确手术的眼别和肌肉，由于患儿年龄小、眼轴短，手术量较成年患者略小，以避免术后过矫。

（李月平　郝瑞）

2 共同性外斜视

共同性外斜视（comitant exotropia）更多发生于年长的儿童或成人，其病因不明。共同性外斜视主要包括间歇性外斜视和恒定性外斜视两类。

2.1 间歇性外斜视

在亚洲人群中外斜视的发病率明显高于内斜视，间歇性外斜视是国内临床上常见的斜视类型之一。可由外隐斜发展为间歇性外斜视，也可以发病即为间歇性外斜视，后期部分患者可进展为恒定性外斜视。间歇性外斜视临床主要表现为眼位间歇性向外偏斜，可出现畏光、强光下喜闭一眼、视物疲劳、视物模糊、复视等情况。值得注意的是间歇性外斜视的自然病程，并非所有的间歇性外斜视都会进展，部分患者多年随访病情无明显进展。von Noorden 曾随访了 51 例 5～10 岁间歇性外斜视患儿，平均随访时间 3.5 年，其中 75% 的患者斜视进展，9% 的患者病情相对稳定，而 16% 的患者斜视情况有一定程度的自发改善[1]。

Duane 和 Burian 的分类体系根据视远和视近的斜视角，将间歇性外斜视分为 4 个类型：基本型、分开过强型、集合不足型和类似分开过强型。

间歇性外斜视的手术治疗目的是保留和恢复双眼视觉。对所有类型外斜视，首先应矫正屈光不正和治疗弱视。对于间歇性外斜视融合控制能力良好，无双眼视功能损伤的年幼儿童可暂不手术，但需进行长期随访，随访期间若出现双眼视功能受损的情况，则需考虑积极手术治疗。对具备良好双眼视的年幼患儿，过早手术，如术后出现较长时间过矫，则面临弱视和立体视损害的风险，但是推迟太久手术可能形成单眼抑制，进而增加术后双眼视和立体视功能恢复不良以及斜视复发的风险。因而间歇性外斜视的手术时机需要结合患儿的专科检查结果、斜视控制评分（Newcastle 控制评分和 Holmes 量表评分）、双眼视和立体视检查结果综合考量，而非以发病年龄作为手术指征。

综上所述，间歇性外斜视是否需要进行手术干预主要基于三种临床指标：斜视度是否逐渐增加，控制能力是否下降，视近和视远立体视是否下降，可以根据 Newcastle 控制评分和（或）Holmes 量表评分结果来判断间歇性外斜视患者斜视度控制和进展情况。部分间歇性外斜视患者常有视疲劳症状，影响日常生活、工作和精神状态；另外，外斜视患者由于眼位异常，可能会影响患者外观、心理、社会关系和生活质量，部分患者会影响其择业。儿童和青少年自幼出现的斜视不予纠正，可能在青春期影响正常的身心发育，变得自卑、抑郁、悲观，从而出现部分心理障碍和社交障碍，因而治疗应综合考虑每个患者的具体情况，个性化评估患者眼部状态是否需要早期手术干预。

手术术式选择和手术设计：手术须根据眼球运动情况，斜视度大小（视远和视近）等专科情况综合考虑，选择单眼或双眼外直肌减弱、单眼一退一缩、双眼三条甚至四条水平直肌手术。

对于基本型间歇性外斜视（视远和视近斜视度差异＜ 15 PD），中等角度的外斜视（25 ～ 50 PD）可以选择单眼外直肌后退联合内直肌部分截除术或双眼外直肌后退术，一些长期的临床观察研究发现两种手术方式成功率无明显差异[2]。而对于大斜视度的外斜视，为防止出现术后外转受限，一般不建议设计超常量外直肌后退术（＞ 8 mm）。对术前存在水平侧方非共同性的外斜视，应适当减少外直肌后退量，同时手术设计应参考水平侧方斜视度。此外，还应结合患者年龄、屈光状态等因素综合考量和设计手术。

分开过强型间歇性外斜视，由于视远斜视度大于视近斜视度，此类患者视近时通常具有较好的融合和控制力，因此认为行双眼对称性手术，术后远期效果也较稳定。存在高 AC/A 的分开过强型患者可考虑采用双光镜减少视近的调节，或行外直肌后退联合内直肌 Faden 手术来防止术后视近时过矫。

集合不足型间歇性外斜视，视近斜视度明显大于视远（＞ 15 PD）。此类患者可以通过融合功能训练来增强控制能力，改善视疲劳症状。但是如果双眼视功能开始受损或训练无效，应行手术治疗。手术前应停止融合功能训练至少 3 个月，以免影响斜视度的测量和出现术后眼位过矫的可能。手术可根据视远、视近的斜视度和斜视类型来设计，同时要结合侧方斜视度（注意侧方非共同性的存在[3]）以及屈光不正、AC/A 等检查结果[4]综合评估。外斜视矫正术后远期随访常常表现出一定程度的眼位向外漂移[5]，术后早期轻度过矫的患者往往会获得远期更好的治疗效果。但是应在术前与家长进行充分沟通，术后短期内患儿可能会出现轻度内斜视和（或）复视，如果远期持续存在继发性内斜视，有可能需要再次手术[6-7]。有研究提示术后近期过矫＞ 17 PD 时，远期形成继发性内斜视的可能大大增加[8]。

综上所述，间歇性外斜视术后的远期效果与斜视患者的年龄、病程、双眼视功能、手术时机、术前斜视度测量、斜视类型，以及手术方式、手术目标角度、术后过矫及欠矫的处理等多种因素有关，明确干预时机，了解间歇性外斜视治疗中应注意的热点问题，对于提高手术治愈率具有重要意义[9-11]。

间歇性外斜视的主要治疗方法为手术治疗，除此之外还存在其他一些非手术治疗方法。治疗方式的选择要根据患者年龄、配合程度，以及有效性和可能存在的风险等情况综合评估，客观评价，而非一概而论。

棱镜治疗：对于绝大部分间歇性外斜视效果不佳，可能对部分集合不足的老视患者有效；对于年龄较小的患儿，为了避免术后过矫发生双眼视损害和弱视的风险，可以作为延缓手术的手段而短期应用，但是由于棱镜引起物象变形，患者的依从性也是一个难题。目前临床上应用较少。

负度数眼镜：通过诱发调节性集合达到代偿外斜视的目的，但是对于发育期儿童存在增加调节性眼疲劳、视觉质量下降等风险。

视觉训练：通过增加患者集合能力，使集合近点恢复正常，扩大融合性集合范围，增加眼位控制力。但大部分学者发现其疗效有限，一般仅建议对集合不足的患者行融合性集合功能训练，且须密切随访。

药物治疗：有临床实践报道肉毒杆菌毒素眼外肌注射可适用于外斜视起始、后续、和辅助治疗，维持效果仅有 3～4 个月，常需多次注射，目前临床极少应用。

对于双眼视力正常或可以交替注视，斜视度较大且控制力差（结合 Newcastle 控制评分和 Holmes 量表评分）的间歇性外斜视患者，应及时手术。目前临床上间歇性外斜视治疗以手术为主。

病例

患者，女，29 岁。

主诉 自幼双眼外斜，偶能控制，自觉近年来逐渐加重。

病史 患者自述自幼外斜视，呈间歇性，幼年时控制较好，疲劳或用眼过度时出现，近年来，自觉外斜视状态逐渐明显，且控制力下降。强光下畏光、喜闭左眼。无视力下降和眼球转动异常，无眼部红肿、疼痛和眼睑大小变化，不伴有发热、头部外伤、恶心呕吐等全身症状。发病以来，斜视度无明显变化，无视远视近时斜视度改变，无明显异常头位。现为进一步诊治来院就诊。

既往体健，否认外伤及手术史。

否认全身病史、家族遗传病史及药物过敏史。

眼科检查

视力：戴镜视力 OD 0.9，OS 0.9

眼前节检查：眼前节检查未见明显异常 OU

瞳孔检查：直接、间接对光反应正常，未见相对传入性瞳孔障碍 OU

眼底检查：未见异常，黄斑-视盘未见明显旋转 OU

屈光状态检查：

诊断验光：

OD　−4.25 DS −2.50 DC×90　　0.9

OS　 −6.50 DS　　　　　　　　1.0

专科检查

HT：X（T）$_{SC'}$ = 40°，双眼可交替注视，能控制正位

交替遮盖：外→正 OU

单眼运动：各方向运动到位

双眼运动：双眼下直肌功能落后（−）

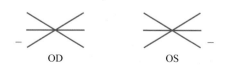

九个诊断眼位：图 1

PACT：

REF　　$X(T)_{SC'}$ = 95 PD　　$RH_{SC'}$ = 4 PD　　$X(T)_{SC}$ = 85 PD　　RH_{SC} = 4 PD

LEF　　$X(T)_{SC'}$ = 95 PD　　$RH_{SC'}$ = 6 PD　　$X(T)_{SC}$ = 85 PD　　RH_{SC} = 6 PD

A-V 征：上转 25°：$X(T)_{SC}$ = 85 PD；下转 25°：$X(T)_{SC}$ = 90 PD

AC/A = 2.3

代偿头位：无

Titmus 立体视检查：控制正位时：3000 秒弧；斜位时：无

Bagolini 线状镜：（SC′= SC）

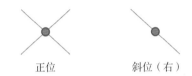

正位　　　　　　斜位（右）

主导眼：右眼

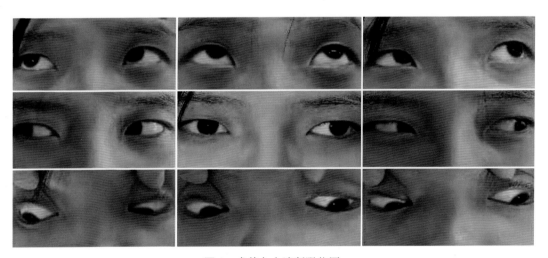

图 1　术前九个诊断眼位图

诊断　1.间歇性外斜视（基本型）OU；2.屈光不正 OU

手术　右眼外直肌后徙 7 mm，下移 1/2 肌腹宽度，内直肌缩短 5 mm，下移 1/2 肌腹宽度，左眼外直肌后徙 7 mm。

术后第 1 天复查：

专科检查

患者自觉视远复视，视近无复视

HT：Ortho

交替遮盖：不动 OU

单眼运动：各方向运动到位

双眼运动：各方向运动协调

OD　　　　　　　　　OS

九个诊断眼位：图 2

PACT：

REF	$E_{SC'} = 2\,PD$	$E_{SC} = 8\,PD$
LEF	$E_{SC'} = 2\,PD$	$E_{SC} = 8\,PD$

A-V 征：上转 25°：$E_{SC} = 6\,PD$；下转 25°：$E_{SC} = 8\,PD$

AC/A = 3

代偿头位：无

Titmus 立体视：3000 秒弧

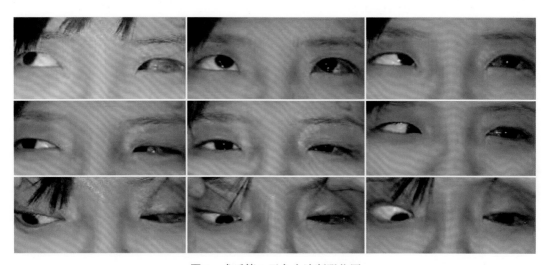

图 2　术后第 1 天九个诊断眼位图

术后 1.5 个月复查：

专科检查

HT：Ortho

交替遮盖：不动 OU

单眼运动：各方向运动到位

双眼运动：各方向运动协调

OD　　　　　　　　　OS

PACT：

REF	$X_{SC'} = 2\ PD$	$E_{SC} = 4\ PD$
LEF	$X_{SC'} = 2\ PD$	$E_{SC} = 4\ PD$

A-V 征：上转 25°：Ortho；下转 25°：$X_{SC} = 2\ PD$

AC/A = 3

代偿头位：无

Titmus 立体视：800 秒弧

病例特点

本例患者根据病史、症状、眼部专科检查结果等可明确诊断为间歇性外斜视。虽然患者眼位偏斜时伴有单眼抑制，但控制正位时能够保持正常视网膜对应。此外由于该例患者病史较长，因而仅有较粗的立体视，亦由此可知间歇性外斜视发生时的眼位偏斜一般不会引起斜视性弱视的发生。外斜视患者中近视性屈光不正多见，但目前尚无结论认为外斜视与屈光不正之间存在相互影响的关系。

此患者年幼时就存在可以控制的间歇性外斜视，随着年龄增加，间歇性外斜视控制能力逐渐下降，检查中发现视远和视近斜视度差异小于 15 PD，因此为间歇性外斜视中的基本型。由于斜视度较大，采用双眼眼外直肌后退联合单眼内直肌缩短手术，患者术后第 1 天存在轻度过矫和复视症状，自述术后 2 周时复视症状消失，术后 1.5 个月复查时眼位正位。术前采用棱镜中和较大度数的水平斜视后，部分患者检查中可见合并存在小度数的垂直斜视，原因可能是合并存在垂直方向作用肌肉的轻度功能异常和（或）分离性垂直斜视。此例患者术前原在位小度数垂直斜视可能与双眼不对称的下直肌功能轻度落后有关，但临床检查未发现明显的 A-V 征。在手术设计时，可考虑采用水平肌肉手术同时联合垂直方向移位，术后可很好地改善合并存在的小角度垂直斜视。

参考文献

［1］von Noorden. Binocular vison and ocular motility. 6th ed. St. Louis：Mosby，2002：359.

［2］Choi J，Chang JW，Kim SJ，et al. The long-term survival analysis of bilateral lateral rectus recession versus unilateral recession-resection for intermittent exotropia. Am J Ophthalmol，2012，153：343-351.

［3］李月平，张伟，赵堪兴. 间歇性外斜视的侧方非共同性临床特征与手术矫正效果回顾分析. 中华眼视光学与视觉科学杂志，2018，20（5）：274-278.

［4］谢芳，张伟，郭新，等. 间歇性外斜视合并屈光不正患者集合与调节比率分析. 中华眼科杂志，2014，50（7）：489-493.

［5］Donahue SP，Chandler DL，Holmes JM，et al. A randomized trial comparing Bilateral lateral rectus recession versus unilateral recess and Resect for Basic-Type intermittent exotropia. Ophthalmology，2019，126（2）：305-317.

［6］Ding J，Chen L，Li Y，et al. Predicting risk factors for consecutive esotropia failed with conservative therapy. Semin Ophthalmol，2021，36（1-2）：14-18.

［7］Xie F，Zhao K，Zhang W. Comparison of surgical outcomes between bilateral recession and unilateral recession-resection in moderate-angle intermittent exotropia. J AAPOS，2019，23（2）：79.e1-79.e2.

[8] Kim HS，Suh YW，Kim SH，et al. Consecutive esotropia in intermittent exotropia patients with immediate postoperative overcorrection more than 17 prism diopters. Korean J Ophthalmol，2007，2l（3）：155-158.

[8] 韦严，亢晓丽，赵堪兴.间歇性外斜视的研究进展.中华眼科杂志，2011，47（11）：1043-1048.

[9] 王利华，赵堪兴.间歇性外斜视治疗中的热点问题.中华眼科杂志，2015，51（6）：465-469.

[10] 李月平，张伟.关注间歇性外斜视治疗的焦点问题.中华眼视光学与视觉科学杂志，2018，20（5）：257-260.

[11] 刘虎，竺慧.正确认识儿童间歇性外斜视的非手术处理.中华眼科杂志，2022，58（3）：165-168.

（李月平　谢芳）

2.2　恒定性外斜视

恒定性外斜视可由间歇性外斜视发展而来，也可为单独发病，恒定性外斜视患者一般无复视主诉，双眼可交替注视，偏斜眼单眼抑制，因而患者通常无双眼视和立体视功能。

> **病例**

患者，女，26岁。

主诉　自幼外斜视，未予诊治，现为进一步治疗来我院。

病史　患者5岁左右发现外斜视，注意力集中时可以控制，呈间歇性，幼年时控制较好，疲劳或用眼过度时出现，近年来，自觉控制力下降，斜视状态逐渐明显，近3年不能控制。无畏光、视力下降和眼球转动异常，无眼部红肿、疼痛和眼睑大小变化，不伴有发热、头部外伤、恶心呕吐等全身症状。发病以来，斜视度无明显变化，无视远视近时斜视度改变，无明显异常头位。现为进一步诊治来院就诊。

既往体健，否认外伤及手术史。

否认全身病史、家族遗传病史及药物过敏史。

眼科检查

视力：OD 1.0，OS 1.0

眼前节检查：眼前节检查未见明显异常 OU

瞳孔检查：直接、间接对光反应正常，未见相对传入性瞳孔障碍 OU

眼底检查：未见异常，黄斑-视盘未见明显旋转 OU

屈光状态检查：

诊断验光：

OD　+0.25 DS　1.0

OS　+0.50 DS　1.0

专科检查

HT：$XT_{SC'}$ = 35°，可交替注视

交替遮盖：外→正 OU

单眼运动：各方向运动到位

双眼运动：各方向运动协调

九个诊断眼位：图 1

PACT：

REF	$XT_{SC'} = 90$ PD	$XT_{SC} = 90$ PD
LEF	$XT_{SC'} = 90$ PD	$XT_{SC} = 90$ PD

A-V 征：上转 25°：$XT_{SC} = 90$ PD；下转 25°：$XT_{SC} = 85$ PD

AC/A = 3.7

代偿头位：无

Titmus 立体视：无

主导眼：右眼

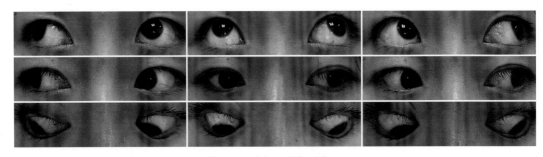

图 1 术前九个诊断眼位图

诊断 恒定性外斜视 OU

手术 术中被动牵拉试验未见异常。双眼外直肌后徙 8 mm，左眼内直肌缩短 4 mm。

术后第 1 天复查：

专科检查

HT：Ortho

交替遮盖：微内→正 OU

单眼运动：各方向运动到位

双眼运动：各方向运动协调

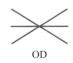
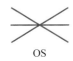

九个诊断眼位：图 2

PACT：

REF	$E_{SC'} = 4$ PD	$E_{SC} = 6$ PD
LEF	$E_{SC'} = 4$ PD	$E_{SC} = 6$ PD

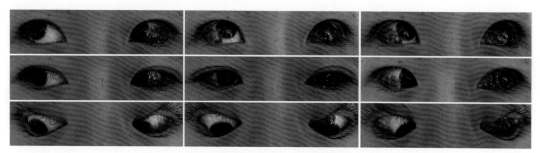

图 2　术后第 1 天九个诊断眼位图

A-V 征：上转 25°：E_{SC} = 2 PD；下转 25°：E_{SC} = 4 PD

AC/A = 3.1

代偿头位：无

Titmus 立体视：无

主导眼：右眼

病例特点

　　恒定性外斜视是指融合功能不能控制，眼位始终呈外斜视的状态。部分间歇性外斜视可进展为恒定性外斜视，本病例患者即自幼为间歇性外斜视，随着年龄增长及发育，不能控制正位，从而表现为恒定性外斜视。恒定性外斜视幼年或成年发病，斜视度数通常较大而稳定，多数视力或矫正视力正常。当双眼视力相近时，患者表现为交替性外斜视；集合功能差或完全丧失；双眼视功能受损。生后早期单眼抑制者可能发生斜视性弱视，手术前需先行弱视治疗。双眼视建立后出现外斜视的患者，发病早期可能伴有复视的主诉，长期眼位偏斜则发展为单眼抑制。

　　在临床检查中，可以发现部分恒定性斜视患者在第一眼位可伴有小角度的垂直斜视（＜ 5 PD），而眼球运动的检查可能未发现明显异常，我们通过 MRI 观察发现，此类患者水平直肌上、下两部分肌肉体积的比值存在差异[1]，但研究例数有限，因而还需进一步探索其原因，同时对于第一眼位存在小度数垂直斜视，不伴有明显眼球运动异常的共同性外斜视患者，是否需要改善垂直斜视要根据患者双眼视功能、斜视度大小，以及医生的临床经验综合考虑。由此可见，看似简单的共同性外斜视，临床处理因患者而异，仍然需要深入探讨其病因和治疗。

参考文献

［1］郝瑞，张伟，赵堪兴．合并小角度垂直斜视的共同性外斜视眼外直肌 MRI 的研究．中华眼科杂志，2021，57（3）：223-227.

（郝瑞　谢芳）

3　继发性外斜视

继发性外斜视包括连续性外斜视和知觉性外斜视。连续性外斜视可由内斜视自发变为外斜视或内斜视手术后出现过矫。前者多伴有偏斜眼的视力低下，外斜视度数较大，可以手术矫正斜视改善外观。内斜视矫正手术后长期过矫引起连续性外斜视，其因素较多，如术前存在水平侧方非共同性、A-V型斜视未予以考量矫正、手术设计量较大、术后短期内肌肉缝线滑脱、肌肉形成延长性瘢痕、屈光状态的影响等，但并非所有连续性外斜视的发生都存在明确的病因。内斜视矫正术后早期发生连续性外斜视并且伴有手术眼内转运动明显受限的，多考虑为术后缝线松弛或脱落导致肌肉滑脱所致，需要按照"急诊"处理原则，尽早予以眼外肌复位。

内斜视矫正术后早期，部分患者可存在眼位轻度过矫，若眼球运动未见明显障碍，可暂时保守治疗，定期随访观察。若过矫度数较大，可行遮盖治疗或者光学矫正等方法。若内斜视矫正术后连续性外斜视持续存在超过6月未见明显缓解，可考虑行手术治疗，具体手术治疗方案需要依据视远视近斜视度的大小、单眼运动及双眼运动的检查、术中被动牵拉试验结果，以及术中探查情况、瘢痕情况等多种因素决定。

3.1　连续性外斜视

病例

患者，女，36岁。

主诉　右眼内斜视矫正术后出现外斜视6年。

病史　患者于3岁时因外伤致"右眼角膜裂伤、外伤性白内障"，于当地行"角膜伤口缝合、白内障摘除手术OD"，术后予框架镜治疗并嘱遮盖治疗，但未坚持戴镜和遮盖治疗。4岁时出现内斜视，12岁当地行右眼内斜视矫正术，术后自觉眼位满意。6年前自觉右眼出现外斜视，要求改善外观，遂来我院就诊。患者自发病以来，无眼部红肿、疼痛和眼睑大小变化，不伴有发热、头部外伤、恶心呕吐等全身症状。发病以来，斜视度无明显变化，无视远视近时斜视度改变，无明显异常头位。

既往体健，否认全身病史、家族遗传病史及药物过敏史。

眼科检查

视力：OD 0.01，OS 0.8

眼前节检查：

OD：结膜无充血，鼻侧与颞侧球结膜近穹隆处可见瘢痕；角膜中央区线状白斑，虹膜无前粘、无明显基质萎缩；瞳孔不规则；前房深；晶状体缺如；前部玻璃体轻度混浊

OS：眼前节检查未见明显异常

瞳孔检查：

OD：直接对光反应迟钝，相对传入性瞳孔障碍

OS：直接、间接对光反应正常，未见相对传入性瞳孔障碍

眼底检查：（图1）

OD：视乳头小、色红、界清，黄斑部中心凹反射欠清，视网膜无出血及渗出

OS：未见异常，黄斑-视盘未见明显旋转

屈光状态检查：

诊断验光：

OD　$+9.00\,DS+3.50\,DC\times180$　　0.4

OS　$-0.50\,DS+1.50\,DC\times150$　　1.0

专科检查

HT：LEF：$XT_{SC'}=20°$

交替遮盖：外→正OU（右眼注视差）

单眼运动：各方向运动到位

双眼运动：双眼下直肌落后-2、双眼上斜肌功能亢进+2

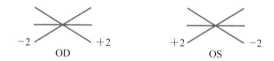

九个诊断眼位：图2

Krimsky：

　　　　LEF　　　　　　$XT_{SC'}=45\,PD$

A-V征（Krimsky）：上转25°：$XT_{SC}=30\,PD$；下转25°：$XT_{SC}=50\,PD$

代偿头位：无

Titmus立体视：无

主导眼：左眼

诊断　1.继发性外斜视OU；2.外斜A征OU；3.角膜白斑OD；4.无晶体眼OD；5.屈光不正OU；6.弱视OD

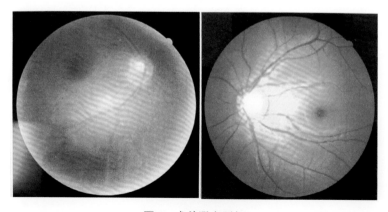

图1　术前眼底照相

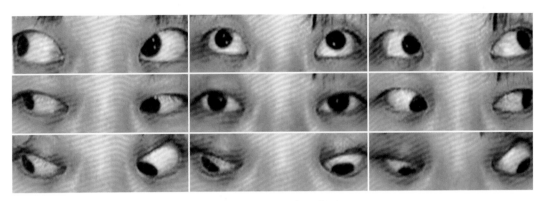

图 2　术前九个诊断眼位图

手术　术中探查见右眼内直肌位于角膜缘后 10.5 mm，右眼外直肌位于角膜缘后 9 mm。右眼内直肌复位于角膜缘后 5.5 mm，同时上移 2/3 肌腹宽度，右眼外直肌后退于角膜缘后 13 mm，同时下移 2/3 肌腹宽度。

术后第 1 天复查：

专科检查

HT：Ortho

单眼运动：各方向运动到位

双眼运动：各方向运动协调

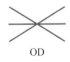
OD

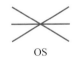
OS

九个诊断眼位：图 3

Krimsky：

　　　LEF　　　　　　$E_{SC'} = 8$ PD

A-V 征（Krimsky）：上转 25°：$E_{SC} = 8$ PD；下转 25°：$E_{SC} = 5$ PD

代偿头位：无

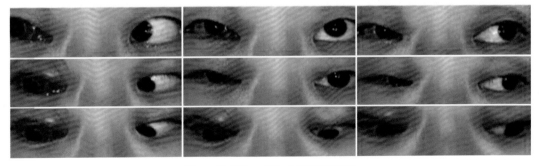

图 3　术后第 1 天九个诊断眼位图

Titmus 立体视：无

主导眼：左眼

术后 1.5 个月复查：

专科检查

HT：Ortho

交替遮盖：基本不动 OU

单眼运动：各方向运动到位

双眼运动：各方向运动协调

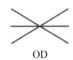
OD

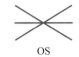
OS

Krimsky：

　　　　　LEF　　　　　　　Ortho

A-V 征（Krimsky）：上转 25°：Ortho；下转 25°：$X_{SC} = 5$ PD

代偿头位：无

Titmus 立体视：无

主导眼：左眼

病例特点

　　患者 3 岁时右眼外伤致外伤性白内障，后行右眼白内障摘除手术，但未植入人工晶状体，术后予以框架眼镜矫正无晶状体眼的较大度数远视性屈光不正。此时患儿单眼视力、双眼视功能均处于发育期，严重的屈光参差状态不仅造成双眼物像差别较大，难以形成双眼知觉性融合，而且引起屈光参差性弱视。患者未坚持戴镜和遮盖治疗，于 4 岁时出现内斜视，未予诊治。至患者 12 岁时于当地医院行右眼内斜视矫正术，当时具体屈光状态、视力、斜视度、手术量不详。

　　患者目前已经成年，再行人工晶状体植入或者屈光矫正对视力改善无太大帮助。因此患者要求进一步治疗以矫正当前眼位偏斜，从而改善外观。术中探查右眼内直肌位于角膜缘后 10.5 mm，右眼外直肌位于角膜缘后 9 mm，推测既往手术为右眼内直肌减弱联合外直肌加强，同时术中行缝线调整。因此手术将右眼内直肌复位于正常肌肉附着点，即角膜缘后 5.5 mm，右眼外直肌后退并且置可调整缝线，于术中调整眼位。此外，该患者术前检查有 A 征，但是眼底像未见有明显内旋性改变，且以改变外观为主要目的，因此以水平直肌垂直移位手术方式来矫正 A 征，即右眼内直肌上移 2/3 肌腹宽度，右眼外直肌下移 2/3 肌腹宽度，术后效果满意。

（李月平　谢芳）

3.2 知觉性外斜视

据统计，有单眼视力损伤的患者中 5.0% ～ 9.0% 的患者会出现眼位异常[1]。眼部外伤、屈光间质疾病或眼部先天发育异常导致视力严重障碍或丧失，使双眼融合遭到部分或完全破坏后，可能会引起知觉性内斜视或外斜视，视力障碍发生在生后早期（＜6个月）的患者主要发生知觉性内斜视，而大龄儿童及成人则主要发生知觉性外斜视[2]。von Noorden 认为，出生后至 5 岁期间发生的知觉性内斜视和知觉性外斜视发病率比例相当，而 5 岁以后，知觉性外斜视的发病率相对较高。最常导致视力严重障碍或丧失的病因为先天性和外伤性白内障，其次为屈光参差[3]。也有报道导致知觉性斜视的最常见原因是屈光参差性弱视[4]。知觉性斜视常合并垂直斜视存在，主要为分离性垂直斜视和斜肌功能亢进。Kutluk 等报道，知觉性斜视中分离性垂直斜视检出率为 12.5%[5]。

斜视的持续存在可导致一系列社会心理问题，外斜视眼位异常的外观会影响患者外观评价与社会关系，并减少就业机会；儿童或青少年若从小出现斜视而不予纠正，可能在青春期影响正常的身心发育，变得自卑、抑郁、悲观，影响患者的日常生活。知觉性斜视患者首先应治疗原发疾病，以力争保存视力、维护双眼视功能，对于视力不能提高的患者，应综合考虑每个患者的具体情况，个性化评估患者眼部状态是否需要早期手术干预。

知觉性斜视患者若为大角度的眼位偏斜，且患者不能接受在双眼行斜视矫正手术，而常规手术量往往不能满足完全矫正斜视度的需求，则通常选择行斜视眼水平肌肉的超常量手术。若第一眼位合并存在小度数的垂直斜视，可选择水平肌肉的垂直移位手术矫正，如果第一眼位存在明显的垂直斜视度，且伴随明显斜肌功能异常或分离性垂直斜视，应根据眼球运动情况选择行相应肌肉的手术来矫正或改善眼位。

病例 1

患者，女，36 岁。

主诉 右眼视力差伴外斜视近 30 年。

病史 患者 3 岁时右眼由于外伤行白内障摘除＋人工晶状体植入术，术后 3 年左右逐渐出现外斜视，未予治疗，现为进一步治疗斜视、改善外观来我院就诊。无畏光，无眼球转动异常，无眼部红肿、疼痛和眼睑大小变化，不伴有发热、头部外伤、恶心呕吐等全身症状。发病以来，斜视度无明显变化，无视远视近时斜视度改变，无明显异常头位。

既往体健，否认全身病史、家族遗传病史及药物过敏史。

眼科检查

视力：戴镜视力 OD CF/30 cm，OS 0.8

眼前节检查：

OD：结膜无充血，瞳孔欠圆，向颞下方移位，光反应迟钝，人工晶状体位正（图 1）

OS：眼前节检查未见明显异常

瞳孔检查：

OD：直接对光反应迟钝，相对传入性瞳孔障碍

OS：直接、间接对光反应正常，未见相对传入性瞳孔障碍

眼底检查：未见异常，黄斑-视盘未见明显旋转 OU

屈光状态检查：

诊断验光：

OD　$-0.50\,DS+3.00\,DC\times35$　　　0.05

OS　$-5.25\,DS$　　　　　　　　1.0

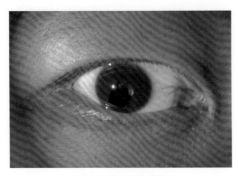

图 1　右眼外观像

专科检查

HT：$XT_{SC'} = 45°$ OD

交替遮盖：外→正 OU

单眼运动：各方向运动到位

双眼运动：各方向运动协调

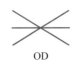　　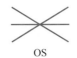

OD　　　　　　　　　　　OS

九个诊断眼位：图 2

Krimsky：

　　　　LEF　　　　　$XT_{SC'} = 80\,PD$

A-V 征（Krimsky）：上转 25°：$XT_{SC} = 80\,PD$；下转 25°：$XT_{SC} = 80\,PD$

代偿头位：无

Titmus 立体视：无

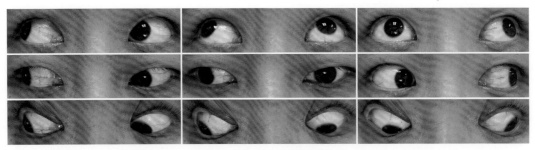

图 2　术前九个诊断眼位图

主导眼：左眼

诊断 1.知觉性外斜视 OD；2.屈光不正 OU；3.人工晶状体眼 OD；4.瞳孔移位 OD

手术 右眼外直肌后退 9 mm，右眼内直肌缩短 5 mm

术后第 1 天复查：

专科检查

HT：Ortho

交替遮盖：不动 OU

单眼运动：右眼外转欠 1 ～ 2 mm

双眼运动：右眼外转－1

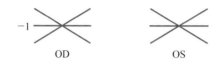

九个诊断眼位：图 3

Krimsky：

　　　　　LEF　　　　　Ortho

A-V 征（Krimsky）：上转 25°：Ortho；下转 25°：Ortho

代偿头位：无

Titmus 立体视：无

主导眼：左眼

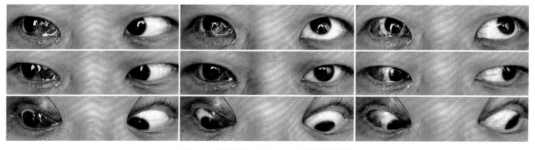

图 3 术后第 1 天九个诊断眼位图

病例特点

　　该患者病史明确，自幼右眼外伤后视力丧失，逐渐出现外斜视，符合知觉性外斜视诊断。虽然斜视度较大，但患者主观拒绝在对侧眼行手术治疗，因而选择视力低下眼非常规量手术，从而改善外观。

病例 2

　　患者，女，5 岁。

主诉 发现右眼视力差伴外斜视 4 年余。

病史 家长诉发现患儿右眼外斜视 4 年，查体时发现右眼视力下降 3 年，未予诊治。2 年前就诊于当地医院，诊断为"牵牛花综合征"OD，未予治疗，现为进一步治疗斜视来我院就诊。无畏光，无眼球转动异常，无眼部红肿、疼痛和眼睑大小变化，不伴有发热、头部外伤、恶心呕吐等全身症状。发病以来，斜视度无明显变化，无视远视近时斜视度改变，无明显异常头位。

既往体健，否认全身疾病和遗传疾病史，否认外伤史和其他特殊病史。

否认药物过敏史。

眼科检查

视力：OD 0.01，OS 0.5

眼前节检查：未见明显异常 OU

瞳孔检查：

OD：直接对光反应迟钝，相对传入性瞳孔障碍

OS：直接、间接对光反应正常，未见相对传入性瞳孔障碍

眼底检查：

OD：散瞳后眼底检查：视乳头面积明显扩大，达 4～5 PD（此处 PD 是指正常视乳头直径），呈粉红色，中央有漏斗状凹陷，凹陷底部被棉花绒样物质充填。有 10 余支粗细不等的血管自充填物边缘穿出，径直走向周边部，动、静脉难以分清。视乳头周围有一宽阔的黄白色或灰黑色环状隆起，其中有色素斑块，外周更有与之呈同心圆的脉络膜视网膜萎缩区。黄斑被累及，无法通过眼底像判断旋转情况（图 1）

OS：未见异常，黄斑-视盘未见明显旋转 OU

屈光状态检查：

睫状肌麻痹后检影验光：

OD　−2.50 DS＋1.50 DC×5　　0.01

OS　＋1.75 DC　　　　　　　 0.5

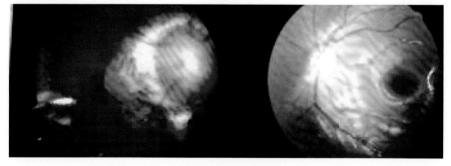

图 1　患者眼底照相

专科检查

HT：$XT_{SC'}$ = 40° OD（图 2）；右眼不能注视，可见隐性眼球震颤

交替遮盖：外→正 OU

单眼运动：各方向运动到位

双眼运动：各方向运动协调

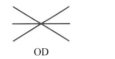　　　　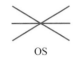

OD　　　　　　　　　　OS

Krimsky：

　　　　LEF　　　　　　　　$XT_{SC'} = 80\ PD$

A-V 征（Krimsky）：上转 25°：$XT_{SC} = 80\ PD$；下转 25°：$XT_{SC} = 80\ PD$

代偿头位：无

Titmus 立体视：无

主导眼：左眼

诊断　1. 知觉性外斜视 OD；2. 屈光不正 OD；3. 牵牛花综合征 OD

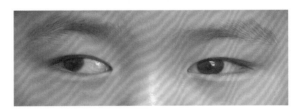

图 2　患者外观像（右眼外斜位）

病例特点

　　本例患者由于右眼先天性眼底病变（牵牛花综合征），视力发育不良，引起右眼知觉性外斜视。牵牛花综合征目前病因不明，遗传性特征不明确，可能与视杯视盘发育异常或基因变异有关。牵牛花综合征患者可合并颅底缺损，需要进一步行影像学检查排查。对于有器质性眼部疾病的患者，仍需进行光学矫正，伴有明显屈光不正的患者则应早期戴镜矫正，观察能否一定程度上提高患儿的视力，同时随访观察眼底疾病的进展情况，决定是否需要进一步处理。由于斜视的持续存在可导致一系列社会心理问题，应在矫正屈光不正和提高部分视力且斜视度相对稳定后，择期行斜视矫正手术。

参考文献

［1］Oliveira BF，Bigolin S，Souza MB，et al. Sensorial strabismus：a study of 191 cases. Arq Bras Oftalmol，2006，69（1）：71-4. Portuguese.

［2］高玮，赵堪兴 . 知觉性内/外斜视与视力障碍发病年龄关系的研究 . 眼科研究，2003，21（4）：419-421.

［3］尹玲，陈霞 . 知觉性斜视 948 例的病因和常见合并症及手术方法分析 . 中华眼科杂志，2018，54（4）：283-287.

［4］Merino P，Mateos C，Gómez De Liaño P，et al. Horizontal sensory strabismus：characteristics and treatment results. Arch Soc Esp Oftalmol，2011，86（11）：358-362.

［5］Kutluk S，Avilla CW，von Noorden GK. The prevalence of dissociated vertical deviation in patients with sensory heterotropia. Am J Ophthalmol，1995，119（6）：744-747.

（李月平　郝瑞）

4　非共同性外斜视

4.1　动眼神经麻痹

　　动眼神经（第三脑神经）上支支配上直肌和上睑提肌，下支支配内直肌、下直肌、和下斜肌，同时也为瞳孔括约肌和睫状肌提供副交感神经纤维支配。动眼神经麻痹患者的典型表现为上睑下垂，眼球向内、向上及向下运动受限，主要表现为外斜视，后天发病的患者可伴有复视的症状，如果损伤累及副交感神经，可同时合并有瞳孔散大、调节和集合反射消失、单眼视近时视物模糊等。动眼神经麻痹可以是部分性或完全性麻痹，其发病可以是先天性或获得性的、孤立的或伴随更广泛的神经系统受累征象，因此患者临床特点、相关症状及体征不尽相同。

　　由于动眼神经及其核团复杂的解剖特点，从动眼神经核到眶内第三脑神经末梢的任何部位都有可能发生病变，其病因多种多样且复杂，糖尿病、动脉瘤、肿瘤、疼痛性眼肌麻痹、垂体病变、海绵窦病变、中枢神经系统感染和非动脉瘤性蛛网膜下腔出血、鞍区脊索瘤、牙源性脓肿、红细胞增多症、蝶骨炎、神经布鲁菌病、脚间窝脂肪瘤、转移性胰腺癌、白血病和淋巴瘤等均可引起动眼神经病变[1-5]。临床上需要了解详细的病史及必要的辅助检查。

　　早期诊断是治疗的关键，获得性动眼神经麻痹在进行病因治疗后建议不要急于行斜视矫正手术矫正眼位，一般6个月内（有的病例会在1年内，甚至更长时间），麻痹的动眼神经可能会部分甚至完全恢复。手术矫正眼位一般要在发病后观察随访，眼位稳定至少6个月为佳。但要注意的是，先天性动眼神经麻痹手术的延迟可能会导致不可逆的视力发育障碍。手术包括斜视矫正手术和上睑下垂矫正术，后者治疗时为了避免术后暴露性角膜炎的出现，要注意是否存在Bell征且应于斜视矫正术后4～6个月进行[5]。

　　手术选择取决于所涉及肌肉的数量、范围和严重程度，以及是否存在异常再生征象和术中被动牵拉试验情况，由于动眼神经支配数条眼外肌，手术仅能矫正外观，对眼球运动并无显著帮助。长时间的斜视常伴随患眼外直肌的挛缩，术前被动牵拉试验尤为重要。斜视时间较长、角度较大且合并不同程度外直肌挛缩的患者，单纯常规的外直肌后徙术可能并不能完全解决斜视，常需要超常量后徙。术式选择包括超常量后徙/联合切除术、同侧上斜肌腱转位术、外直肌切断联合眶骨膜固定术、眶骨膜全眼球锚定术、外直肌Y形劈开分别转位至内直肌等，但没有一种手术方式在所有病例中都能提供足够令人满意的结果。部分动眼神经麻痹患者可选择麻痹眼外直肌后徙联合内直肌缩短术。Pilar Merino等对29例动眼神经完全麻痹且没有明显垂直斜视的患者行外直肌Y形劈开分别转位至内直肌，发现虽然术式操作困难，却是非常有用的选择，但也可能伴随一过性视网膜浆液性脱离的并发症[6]。Kushner 报道，麻痹眼上直肌转位于内直肌附着点联合外直肌转位于下直肌附着点并行同侧上斜肌断腱术有效[7]。动眼神经麻痹所致上睑下垂及上直肌上转受限者，可在患眼进行 Knapp 手术（将内、外直肌向上移位到上直肌附着点旁）联合对侧上直肌后徙术[8]。孤立性内直肌麻痹的患者可行内直肌的骨膜锚定或垂直直肌转位术，伴或不伴外直肌切断[9]。孤立性下斜肌麻痹罕见，通过减弱同侧上斜肌的手术（肌腱延长或肌腱切断术）或结合对侧上直肌后徙来处理[10]。

病例 1

患者，女，24 岁。

主诉 生后即发现左眼不能完全睁开，同时伴有左眼转动不灵活。

病史 患者家长诉生后即发现患者左眼不能完全睁开，同时左眼转动不灵活，曾就诊于当地医院，行头颅 MRI 检查未见明显异常，未予诊治。现为进一步治疗来我院。无畏光，无眼球转动异常，无眼部红肿、疼痛和眼睑大小变化，不伴有发热、头部外伤、恶心呕吐等全身症状。发病以来，斜视度无明显变化，无视远视近时斜视度改变，无明显异常头位。

既往体健，否认全身病史及药物过敏史，否认外伤及颅脑损伤病史，否认遗传疾病史。

足月顺产，否认产伤史。

外院头颅及眼眶 MRI 均未见明显异常。

眼科检查

视力：OD 0.7，OS 0.5

外眼：左眼上睑下垂，遮盖瞳孔上 2/3，上睑提肌肌力 2 mm

眼前节检查：

OD：眼前节检查未见明显异常

OS：瞳孔直径 5 mm，瞳孔直接、间接对光反应均迟钝，余未见明显异常

眼底检查：未见异常，黄斑–视盘未见明显旋转 OU

屈光状态检查：

诊断验光：

OD　　−1.25 DS　　　　　　　1.0

OS　　＋0.50 DS＋1.50 DC×175　　0.7

专科检查

HT：$XT_{SC'} = 25° OS$

交替遮盖：外→正 OU

单眼运动：右眼各方向运动到位；左眼不能上、下转，内转刚到中线

双眼运动：左眼不能上、下转，内转刚到中线

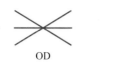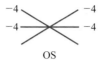

九个诊断眼位：图 1

PACT：

REF	$XT_{SC'} = 70\ PD$	$XT_{SC} = 70\ PD$
LEF	$XT_{SC'} = 100\ PD$	$XT_{SC} = 100\ PD$

代偿头位：无

Titmus 立体视：无

主导眼：右眼

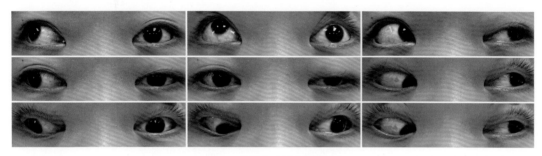

图 1 术前九个诊断眼位图

诊断 1. 动眼神经麻痹 OS；2. 屈光不正 OU；3. 弱视 OS

手术 术中被动牵拉试验结果显示左眼外直肌存在一定程度的挛缩限制，行左眼外直肌后退 9 mm，再次行被动牵拉试验，无明显限制因素，内直肌缩短 5 mm，术毕眼位正

术后第 1 天复查：

专科检查

HT：Ortho（REF）

交替遮盖：外→正 OU

单眼运动：右眼各方向运动到位；左眼不能上、下转，内转过中线 10°～15°

双眼运动：左眼不能上、下转，内直肌落后 −2

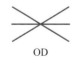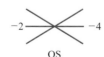

九个诊断眼位：图 2

PACT：

REF	$X_{SC'} = 5\ PD$	$X_{SC} = 5\ PD$
LEF	$XT_{SC'} = 20\ PD$	$XT_{SC} = 20\ PD$

代偿头位：无

Titmus 立体视：无

主导眼：右眼

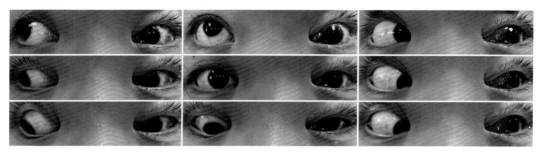

图 2　术后第 1 天九个诊断眼位图

病例特点

动眼神经麻痹的手术治疗需要根据临床表现、眼球运动检查、受累肌肉的运动功能等情况综合评估，本例患者左眼存在一定的内转功能，左眼内转时可到中线，且术中被动牵拉试验显示左眼外直肌挛缩，存在一定程度的限制因素，因此选择常规的退缩手术解决。虽然手术方式为常规术式，但量效关系并非常规关系，而是要根据术前斜视度的大小、眼球运动情况及被动牵拉试验的结果等综合评估确定，首先要解除存在的限制因素，其次再增加内转作用，同时要兼顾第一眼位正位的情况。因内直肌功能差，缩短加强手术量常常大于共同性外斜视。大龄儿童或成人可以采用调整缝线技术，增加术后正位率。该类患者建议术后早期眼位轻度过矫，以利于远期正位。

病例 2

患者，女，60 岁。

主诉　开颅术后左眼外斜视伴视物重影 1 年余。

病史　入院前 1 年余因"蛛网膜下腔出血"于外院行开颅手术，术后即出现左眼外斜视伴眼球活动受限及双眼视物重影情况，无眼红、眼痛、流泪，无眼球突出，对症治疗半年余，未见明显好转，遂来我院。发病以来，斜视度无明显变化，无视远视近时斜视度改变，无明显异常头位。

既往有高血压史（规律服药），控制平稳。否认其他全身病史，否认外伤史和其他特殊病史。否认药物过敏史。

眼科检查

视力：OD 0.6，OS 0.6

外眼：左眼上睑下垂遮盖瞳孔上 1/2（图 1），上睑提肌肌力 3 mm

眼前节检查：

OD：晶状体轻度混浊，余未见明显异常

OS：瞳孔直径 6 mm，瞳孔直接、间接对光反应均迟钝，晶状体轻度混浊，余未见

明显异常

散瞳后眼底检查：玻璃体变性，未见视神经萎缩，可见黄斑部中心凹反射，视网膜无出血及渗出 OU（图 2）

电脑眼压：OD 16.3 mmHg　OS 15.4 mmHg

屈光状态：

诊断验光：

OD　＋0.50 DS　　　　　　　　1.0

OS　＋1.00 DS＋1.00 DC×170　1.0

专科检查

HT：$XT_{SC'}$ > 45° OS

交替遮盖：外→正 OU

单眼运动：右眼各方向运动到位；左眼不能上、下转，内转不过中线

双眼运动：左眼不能上、下转，内转不过中线

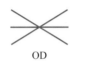 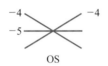

九个诊断眼位：图 3

PACT：

REF　　$XT_{SC'}$ = 90 PD　　$LHT_{SC'}$ = 10 PD　　XT_{SC} = 90 PD　　LHT_{SC} = 8 PD

代偿头位：无

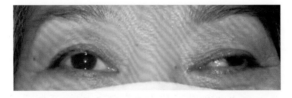

图 1　患者外观像（左眼外斜位伴上睑下垂，遮盖 1/2 角膜）

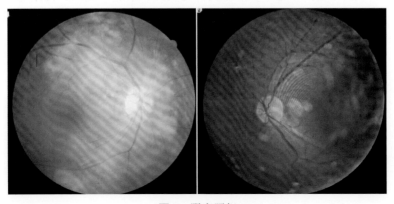

图 2　眼底照相

97

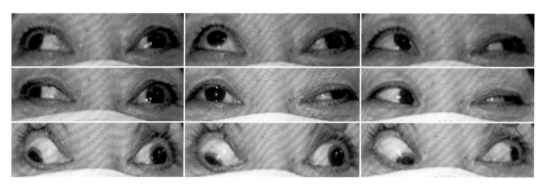

图 3　术前九个诊断眼位图

Titmus 立体视：无

主导眼：右眼

诊断　1. 动眼神经麻痹 OS；2. 玻璃体变性 OU；3. 屈光不正 OU；4. 老年性白内障 OU

手术　术中被动牵拉试验显示：左眼未见明显限制，遂行左眼外直肌劈开鼻侧移位＋内直肌缩短 5 mm

术后第 1 天复查：

电脑眼压：OD 15.8 mmHg　　OS 12.4 mmHg

专科检查

HT：Ortho（REF）

交替遮盖：外→正 OU

单眼运动：右眼各方向运动到位；左眼内转较术前改善，外转落后−2，不能上、下转

双眼运动：左眼内转较术前改善，外转落后−2，不能上、下转

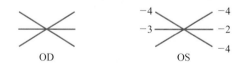

九个诊断眼位：图 4

PACT：

　　　　　REF　　　　$E_{SC'} = 6\ PD$　　　$LH_{SC'} = 6\ PD$　　　$E_{SC} = 6\ PD$　　　$LH_{SC} = 6\ PD$

代偿头位：无

Titmus 立体视：200 秒弧

主导眼：右眼

术后第 1 天辅助检查：左眼眼底照相、B 超、OCT 回报未见明显异常（图 5、图 6、图 7）

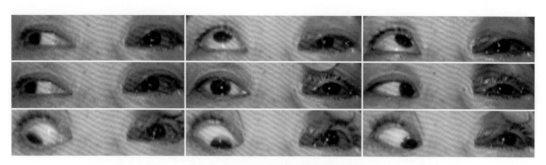

图 4　术后第 1 天九个诊断眼位图

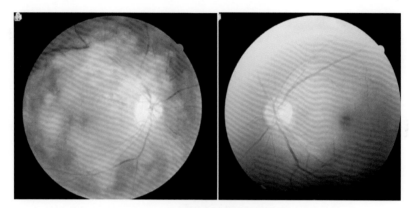

图 5　术后第 1 天眼底照相

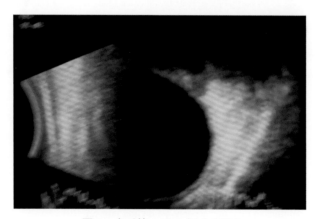

图 6　术后第 1 天 B 超（左眼）

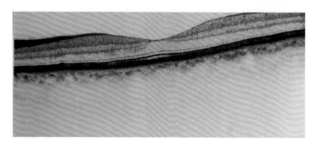

图 7　术后第 1 天 OCT（左眼）

病例特点

本病例考虑扩张的血肿占位性病变导致动眼神经受压、移位所致。此病因所致的动眼神经损伤通常需要较长时间的恢复过程。异常神经再生迷行也可能发生在动眼神经麻痹后的病情恢复中。获得性动眼神经麻痹患者需要进行病变的定位，特定的解剖部位涉及其病变临床体征。动眼神经核病变最常见的原因是血管损伤，通常是基底动脉小穿孔、血管血栓闭塞或大血管栓塞或血栓闭塞的结果（"基底动脉尖综合征"），血管畸形引起的颅内出血以及转移性肿瘤和脓肿也可导致本病。

本病的处理取决于相关的症状和体征、动眼神经支配的眼外肌受累程度和眼球运动情况以及斜视度，进行详细全面的检查后制订出合理的治疗方案。小度数斜视合并复视的患者可在屈光矫正基础上配戴三棱镜观察。肉毒杆菌毒素眼外肌注射在急性展神经麻痹中的作用已得到证实，但在长期麻痹继发的挛缩肌肉中注射肉毒杆菌毒素的作用是有争议的。肉毒杆菌毒素注射有助于缩短急性创伤性动眼神经麻痹的症状持续时间[11]，当患者由于各种原因不适合进行神经外科干预或斜视手术时，也可能有效，但较少应用。

本病例是一例获得性完全性动眼神经麻痹，选用外直肌 Y 形劈开分别转位至内直肌，同时联合内直肌缩短手术，术后无眼部其他并发症，取得较好的效果。外直肌的全肌肉转位由 Taylor 首先提出[12]，Kaufmann 进行了外直肌 Y 形劈开后转位的改良[13-14]，Gokyigit 等在前者基础上进一步进行改良[15]。虽然此术式显著改善了完全性动眼神经麻痹的预后，但仍需要注意单纯行外直肌劈开转位存在不同程度欠矫，可能需要联合内直肌加强手术。此外，该手术有视神经压迫损害、慢性脉络膜渗出等并发症，可能导致麻痹眼术后视力下降[15-16]，部分患者可出现术后睑裂变化、眼球后退等情况。另外，这种手术方式不适用于外直肌挛缩、既往有手术史的患者。

总之，虽然近年来眼科同行在术式选择上进行了新的尝试，但是效果及预后也各不相同，动眼神经麻痹的处理具有挑战性。手术方式的选择取决于斜视度大小、眼外肌运动功能等检查，目前创新性手术的应用对术者操作要求较高，更须谨慎选择病例、把握指征、避免不可逆性术后损害[17]。

参考文献

［1］ Pecen PE，Ramey NA，Richard MJ，et al. Metastatic pancreatic carcinoma to the orbital apex presenting as a superior divisional third cranial nerve palsy. Clin Ophthalmol，2012，6：1941-1943.

［2］ Bhatti MT，Eisenschenk S，Roper SN，et al. Superior divisional third cranial nerve paresis：clinical and anatomical observations of 2 unique cases. Arch Neurol，2006，63：771-776.

［3］ Gray LG，Galetta SL，Hershey B，et al. Inferior division third nerve paresis from an orbital dural arteriovenous malformation. J Neuroophthalmol，1999，19：46-48.

［4］ Kao HJ，Chang YY，Lan MY，et al. Diabetic inferior division palsy of the oculomotor nerve. Acta Neurol Taiwan，2005，14：79-83.

［5］ Sadagopan KA，Wasserman BN. Managing the patient with oculomotor nerve palsy. Curr Opin Ophthalmol，2013，24（5），438-447.

［6］ Merino P，Gutierrez C，de Liaño PG，et al. Long term outcomes of strabismus surgery for third nerve palsy. J Optom，2019，12（3）：186-191.

［7］ Kushner BJ. Surgical treatment of paralysis of the inferior division of the oculomotor nerve. Arch

Ophthalmol，1999，117：485-489.

［8］Flanders M，Hasan J，Al-Mujaini A. Partial third cranial nerve palsy：clinical characteristics and surgical management. Can J Ophthalmol，2012，47：321-325.

［9］Hull S，Verity DH，Adams GGW. Periosteal muscle anchoring for large angle incomitant squint. Orbit，2012，31：1-6.

［10］Khawam E，Menassa J，Jaber A，et al. Diagnosis and treatment of isolated inferior oblique muscle palsy：a report of seven cases. Binocul Vis Strabismus Q，1998，13：45-52.

［11］Talebnejad MR，Sharifi M，Nowroozzadeh，MH，et al. The role of botulinum toxin in management of acute traumatic third-nerve palsy. J AAPOS，2008，12：510-513.

［12］Taylor JN. Transplantation of lateral rectus muscle to medial side of globe in third nerve palsy. Aust N Z J Ophthalmol，1993，21：282.

［13］Kaufmann H. Lateralis splitting in total oculomotor paralysis with trochlear nerve paralysis. Fortschr Ophthalmol，1991，88：314-316.

［14］Kaufmann H. Surgical Procedures in the treatment of 3rd nerve palsy. Z prakt Augenheilkd，2011，32：329-334.

［15］Gokyigit B，Akar S，Satana B，et al. Medial transposition of split lateral rectus muscle for complete oculomotor nerve palsy. J AAPOS，2013，17：402-410.

［16］Gräf M. Bridle operation for incomplete oculomotor nerve paralysis（superior rectus and lateral rectus nasal inferior transposition）. Ophthalmologe，2021，118（11）：1113-1118.

［17］张伟. 理性对待并合理开展斜视新术式. 中华眼科杂志，2022，58（5）：161-164.

（李月平　谢芳）

4.2　Duane 眼球后退综合征

　　Duane 眼球后退综合征是先天性脑神经异常支配性疾病（congenital cranial dysinnervation disorders，CCDD）中最常见的一种，占斜视发病的 1%～5%[1]。该疾病是由于展神经核先天发育不良或缺如，外直肌错位神经支配导致的眼球运动异常。极端情况下，如果接近 100% 的内直肌神经纤维错位支配到外直肌，那么内转明显受限，外转良好，第一眼位为外斜视。试图内转时，受累眼不是内转而是外转。也就是说，当健眼外转时，受累眼也表现为外转，这种情况在临床上称为"协同分开"，也称为 Duane 眼球后退综合征Ⅳ型，因为它与 Huber 分型的三型均不同。临床上还存在与传统 Duane 眼球后退综合征临床表现相反的反向眼球后退。我们在上一章中分享了表现为内斜视的 Duane 眼球后退综合征，本章节重点讨论临床表现为外斜视的 Duane 眼球后退综合征。

　　针对 Duane 眼球后退综合征的临床特征，治疗方案是多样的。首先应矫正屈光不正（框架镜或接触镜）；如果有弱视，应采用遮盖或压抑健眼治疗；配三棱镜帮助改善轻微代偿头位；如果代偿头位明显，第一眼位斜视，或者眼球内陷，有明显上、下射现象，可采用手术治疗。Duane 眼球后退综合征的手术方式多样。手术方式的选择需要结合 Duane 眼球后退综合征的类型、第一眼位的斜视角、眼外肌挛缩程度、代偿头位以及眼球内陷和上、下射的程度来决定。

病例

　　患者，男，5 岁。

　　主诉　自幼右眼眼球运动不灵活伴歪头视物。

病史 患儿家长诉自幼发现右眼眼球运动不灵活，内转时向上斜，且眼球内、外转差，同时伴有视物歪头，现为求进一步诊治来我院就诊。发病以来，不伴有畏光和视力下降，无眼部红肿、疼痛，不伴有发热、头部外伤、恶心呕吐等全身症状。

既往体健，足月剖宫产，生长发育正常。

否认全身病史、家族遗传病史，青霉素过敏。

眼科检查

视力：OD 0.7，OS 0.7

眼前节检查：眼前节检查未见明显异常 OU

瞳孔检查：直接、间接对光反应正常，未见相对传入性瞳孔障碍 OU

眼底检查：外旋 OD；未见异常，黄斑-视盘未见明显旋转 OS（图1）

屈光状态检查：

睫状肌麻痹后检影验光：

OD　　+0.25 DS　　0.9

OS　　+0.50 DS　　0.9

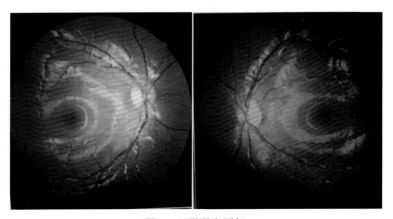

图1 双眼眼底照相

专科检查

眼球突出度：眶距 76 mm，右眼原在位 10 mm，内转时 9 mm，左眼 13 mm

睑裂宽度：右眼内转位 5 mm，原在位 7 mm，外转位 8 mm；左眼原在位、内转位及外转位均为 8 mm

HT：LEF：$XT_{SC'} = 10°$，$RHT = 8°$

交替遮盖：外→正 OU

单眼运动：右眼内转轻度受限，内转时伴上射，并伴睑裂变小、眼球后退、上射和下射现象，外转受限，外转可过中线 10°并伴睑裂开大

双眼运动：右眼内转轻度受限，内转时伴上射，并伴睑裂变小、眼球后退、上射和下射现象，外转受限，外转可过中线 10°并伴睑裂开大，右眼下斜肌功能亢进 +2

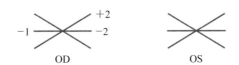

九个诊断眼位：图 2

PACT：

      REF $XT_{SC'} = 30\ PD$ $RHT_{SC'} = 15\ PD$ $XT_{SC} = 25\ PD$ $RHT_{SC} = 12\ PD$

      LEF $XT_{SC'} = 18\ PD$ $RHT_{SC'} = 10\ PD$ $XT_{SC} = 16\ PD$ $RHT_{SC} = 8\ PD$

A-V 征：LEF：上转 25°：$ET_{SC} = 25\ PD$；下转 25°：$ET_{SC} = 20\ PD$

$AC/A = 5.1$

代偿头位：面左转，视线向右（图 3）

Titmus 立体视：头正位：无；代偿头位：400 秒弧

主导眼：左眼

影像学检查：头颅 MRI 提示右侧展神经脑池段缺如（图 4）

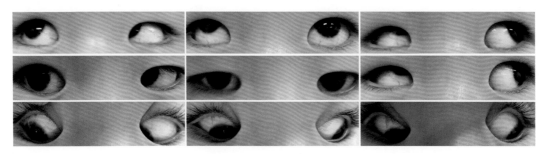

图 2　术前九个诊断眼位图

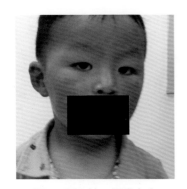

图 3　面左转，视线向右

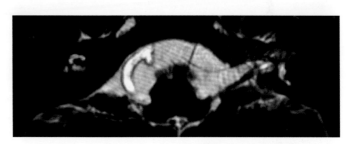

图 4　患儿头颅 MRI 提示右侧展神经脑池段缺如

诊断　Duane 眼球后退综合征 Ⅲ 型 OD

手术　术中行右眼被动牵拉试验，右眼内直肌、外直肌均受限且外直肌受限明显，行右眼外直肌后徙 9 mm，伴"Y"形劈开，内直肌后徙 5 mm，右眼下斜肌后徙 10 mm，术后被动牵拉试验无明显限制。

术后第 1 天复查：

专科检查

眼球突出度：眶距 76 mm，眼球突出度右眼改善，原在位 11 mm，内转位 11 mm，左眼同术前

睑裂宽度：右眼原在位 7 mm，内转位 6 mm，外转位 7 mm；左眼原在位、内转位及外转位均为 8 mm

HT：Ortho（LEF）

交替遮盖：内→正 OU

单眼运动：右眼内转时落后 -1，外转受限欠 2 mm，企图内转时上射及眼球后退均改善

双眼运动：右眼内转时落后 -1，外转受限欠 2 mm，企图内转时上射及眼球后退均改善

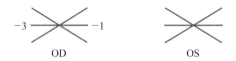

九个诊断眼位：图 5

PACT：

   LEF $E_{SC'}$ = 4 PD E_{SC} = 2 PD

A-V 征（LEF）：上转 25°：X_{SC} = 2 PD；下转 25°：E_{SC} = 2 PD

AC/A = 4

代偿头位：无（图 6）

Titmus 立体视：800 秒弧

主导眼：左眼

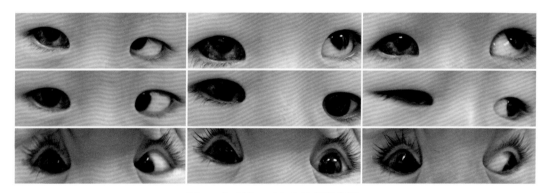

图 5 术后第 1 天九个诊断眼位图

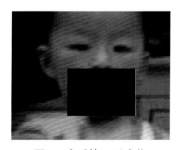

图 6 术后第 1 天头位

术后 8 个月复查：

眼科检查

视力：OD 0.8，OS 0.8

睫状肌麻痹验光：

OD　+0.25 DS　0.9

OS　+0.25 DS　0.9

专科检查

眼球突出度：眶距 76 mm，眼球突出度右眼改善，原在位 11 mm，内转位 11 mm，左眼同术前

睑裂宽度：右眼原在位 7 mm，内转位 6 mm，外转位 7 mm；左眼原在位、内转位及外转位均为 8 mm

HT：Ortho（LEF）

交替遮盖：内→正 OU

单眼运动：右眼内转时落后 −1，外转受限欠 2 mm，企图内转时上射及眼球后退均改善

双眼运动：右眼内转时落后 −1，外转受限欠 2 mm，企图内转时上射及眼球后退均改善

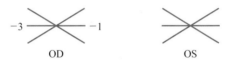

九个诊断眼位：图 7

PACT：

　　　　　LEF　　　　　　　$X_{SC'} = 4$ PD　　　　$X_{SC} = 2$ PD

A-V 征（LEF）：上转 25°：$X_{SC} = 6$ PD；下转 25°：$E_{SC} = 2$ PD

AC/A = 4.7

代偿头位：无（图 8）

Titmus 立体视：200 秒弧

主导眼：左眼

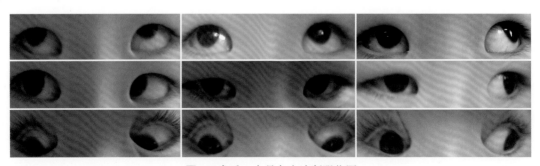

图 7　术后 8 个月九个诊断眼位图

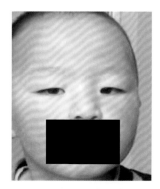

图8 术后8个月头位

病例特点

本例患者术前检查中发现第一眼位存在外斜视，右眼内转及外转均受限，外转受限明显，术中被动牵拉试验显示右眼外直肌较内直肌更加紧张挛缩，因而行右眼内直肌和外直肌联合不等量后退手术及外直肌"Y"形劈开减少内转时的上射情况，同时增加外直肌对于眼球运动稳定性的"锚定"作用，缓解上、下射[1-2]，且内、外直肌同时后退能够在一定程度上改善眼球后退的情况，此外，术前检查发现右眼下斜肌功能亢进，眼底照相外旋，因而选择右眼下斜肌减弱手术。

Duane 眼球后退综合征患者水平直肌后徙手术均不能增加受累眼内转或（和）外转的力量。一些学者开始尝试其他帮助增强外转的手术。近年来，更多的尝试集中在上、下直肌的转位手术，将上、下直肌移位至外直肌两侧，以帮助外转。但是垂直肌肉的移位手术由于改变了上、下直肌的附着点位置，有产生新的垂直斜视的可能，我们也应当认识到移位手术可能带来的并发症和复杂性，所以需要个体化选择恰当手术方式。

参考文献

［1］刘明美，赵堪兴，张伟，等.内直肌与外直肌同时后徙治疗 Duane 眼球后退综合征的疗效分析.中华眼科杂志，2012，48（09）：776-780.
［2］张伟.内、外直肌同时后退联合外直肌 Y 字形劈开手术治疗伴有明显上下射的眼球后退综合征.中华眼科杂志，2020，56（03）：229-230.

（杨士强　郝瑞）

第三章　A-V 型斜视

A-V 型斜视是指水平斜视在垂直方向上出现的斜视度的差别，类似于字母 A 或 V 的形状，临床上，根据垂直方向上水平斜视度的差别，还有 X 征、Y 征、λ 征等一些相对少见的分型。简单地讲，就是水平斜视在垂直方向上具有非共同性。目前临床对于 A-V 型斜视的定义为：A 型斜视为双眼向上方 25°注视与向下方 25°注视的水平斜视度相差至少 10 PD。V 型斜视为双眼向上方 25°注视与向下方 25°注视的水平斜视度相差至少 15 PD[1]。

A-V 现象最早是由 Urrets-Zavalia 提出[2-3]。其发病原因目前包括多种学说：

（1）斜肌学说[4]，即 A 型斜视通常是由于上斜肌运动功能相对亢进引起，而上斜肌运动功能相对亢进可表现为双侧对称或不对称性。V 型斜视通常是由下斜肌运动功能相对亢进引起，亦可表现为双侧对称或不对称亢进。

（2）水平直肌学说[5-6]，V 型外斜视是由于双眼向上方注视时，外直肌功能相对过强，引起双眼分开功能增加，而 V 型内斜视是由于双眼向下方注视时，内直肌功能相对亢进，导致双眼集合增加。同理，A 型外斜视是由内直肌功能减弱，双眼向下方注视时集合不足引起；而 A 型内斜视是由外直肌功能减弱，双眼向上方注视时分开功能不足引起。

（3）垂直直肌学说[7]，V 型斜视是由上直肌运动功能相对减弱引起，而 A 型斜视是由于下直肌运动功能相对减弱引起。

4）眼外直肌 pulley 位置异常（解剖异常、眶颅异常、筋膜异常、眼外肌附着点异常）引起[8-10]。先天性颅缝早闭或颅骨发育不全的患者常合并有 V 型斜视，眶颅发育异常因素引起的 V 型斜视及假性下斜肌功能亢进，主要原因是眶内眼外肌走行发生改变，常规斜肌减弱手术对 V 型斜视解决效果不理想，该类患者一般先行额面部及眼眶等手术，再行斜视手术。

（5）辐辏和融合功能异常[11]，向下注视时，双眼融合无力产生 A 型斜视，而辐辏过强则产生 V 型斜视。

本章提供的几个病例针对 V 型外斜视、A 型外斜视、V 型内斜视及 A 型外斜视的不同特点讨论不同的诊断和不同的手术治疗方案，以期为读者临床治疗 A-V 型斜视提供参考。

1　V 型外斜视

病例 1

患者，女，5 岁。

主诉　发现左眼外斜视 2 年。

病史 家长诉发现患儿左眼外斜视 2 年余，呈间歇性，未予诊治，近 1 年逐渐加重，不能控制正位，遂来我院就诊。发病以来喜下颌上抬视物，无畏光，无眼部红肿、疼痛和眼睑大小变化，不伴有发热、头部外伤、恶心呕吐等全身症状，斜视度无明显变化，无视远视近时斜视度改变。

既往体健，足月顺产，否认全身疾病和遗传疾病史，否认外伤史和其他特殊病史。否认药物过敏史。

眼科检查

视力：OD 0.6，OS 0.7

眼前节检查：眼前节检查未见明显异常 OU

瞳孔检查：直接、间接对光反应正常，未见相对传入性瞳孔障碍 OU

眼底检查：未见异常 OU

屈光状态检查：

睫状肌麻痹后检影验光：

OD　　+0.50 DC×90　　　　　　　0.8

OS　　+0.50 DS+0.50 DC×70　　0.8

专科检查

HT：$XT_{SC'}$=-10°～-15°，双眼可交替注视，偶可控制正位

交替遮盖：外→正 OU

单眼运动：各方向运动到位

双眼运动：双眼下斜肌功能亢进（+2）

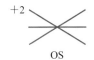

九个诊断眼位：图 1

PACT：

REF	$X(T)_{SC'}$= 20 PD	$X(T)_{SC}$= 18 PD
LEF	$X(T)_{SC'}$= 20 PD	$X(T)_{SC}$= 18 PD

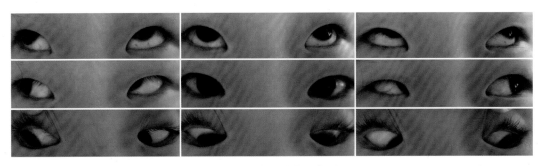

图 1 术前九个诊断眼位图

A-V 征：上转 25°：$XT_{SC} = 35\,PD$；下转 25°：$X(T)_{SC} = 10\,PD$

$AC/A = 5.1$

代偿头位：轻度下颌上抬

Titmus 立体视：代偿头位：200 秒弧；头正位：3000 秒弧

眼底照相：黄斑-视盘可见外旋 OU（图 2）

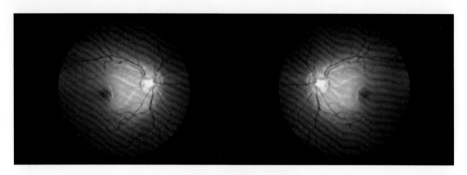

图 2　术前眼底照相

诊断　V 征外斜视 OU

手术　双眼下斜肌后退 10 mm，左眼外直肌后退 6 mm。

术后第 1 天复查：

专科检查

HT：Ortho

交替遮盖：微外→正 OU

单眼运动：各方向运动到位

双眼运动：各方向运动协调

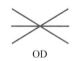

OD

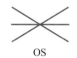

OS

九个诊断眼位：图 3

PACT：

REF	$X_{SC'} = 2\,PD$	$E_{SC} = 2\,PD$
LEF	$X_{SC'} = 2\,PD$	$E_{SC} = 2\,PD$

A-V 征：上转 25°：$X_{SC} = 2\,PD$；下转 25°：$EX_{SC} = 0\,PD$

$AC/A = 4$

代偿头位：无

Titmus 立体视：200 秒弧

眼底照相：未见明显旋转 OU（图 4）

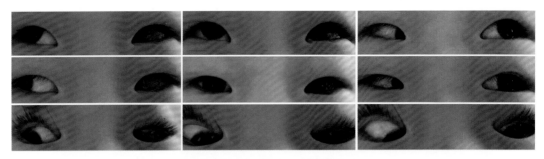

图 3 术后第 1 天九个诊断眼位图

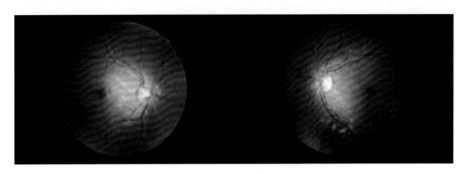

图 4 术后第 1 天眼底照相

病例特点

　　本病例病史明确，屈光状态、眼前节及眼底等检查均未见明显异常，双眼眼球运动检查发现双眼下斜肌运动功能相对亢进，向上转和向下转 25° 外斜角度相差 25 PD，双眼向下注视，斜视角度小，且能控制正位，因而存在下颌内收的代偿头位。在解决水平斜视的同时需要解决 V 型斜视，根据原在位视远及视近斜视度数，我们选择左眼外直肌后徙 6 mm 及双眼下斜肌后徙减弱术。术后患者原在位正位、V 型斜视好转，代偿头位消失。

　　对于手术方式的选择，若 V 型斜视合并下斜肌功能亢进，首选下斜肌减弱术。若不伴有下斜肌功能亢进，根据眼球运动检查及第一眼位斜视度数，可以行水平肌肉垂直移位术、垂直肌肉水平移位术等。

病例 2

　　患者，男，7 岁。

　　主诉　家长发现双眼向上注视时眼位偏斜 2 年余。

　　病史　2 年前，无明显诱因家长发现患儿向上注视时眼位偏斜，向前注视时，偶尔偏斜，偶伴下颌上抬视物，未予诊治，现为进一步诊疗来我院门诊就诊。发病以来无畏光，无眼部红肿、疼痛和眼睑大小变化，不伴有发热、头部外伤、恶心呕吐等全身症状，斜视度无明显变化，无视远视近时斜视度改变，喜下颌上抬视物。

　　既往体健，足月剖宫产，否认全身疾病和遗传疾病史，否认外伤史和其他特殊病史。否认药物过敏史。

眼科检查

视力：OD 0.7，OS 0.5

眼前节检查：眼前节检查未见明显异常 OU

瞳孔检查：直接、间接对光反应正常，未见相对传入性瞳孔障碍 OU

眼底检查：未见异常，黄斑-视盘未见明显旋转 OU

屈光状态检查：

睫状肌麻痹后检影验光：

OD　－0.75 DS　1.0

OS　－1.50 DS　1.0

专科检查

HT：$XT_{SC'}=-8°\sim-10°$，双眼可交替注视，可控制正位

交替遮盖：外→正 OU

单眼运动：各方向运动到位

双眼运动：各方向运动协调

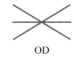　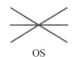

OD　　　　　　　　　　OS

九个诊断眼位：图 1

PACT：

REF　　$X(T)_{SC'}=12\,PD$　$RHT_{SC'}=5\,PD$　$X(T)_{SC}=10\,PD$　$RHT_{SC}=5\,PD$

LEF　　$X(T)_{SC'}=12\,PD$　$RHT_{SC'}=3\,PD$　$X(T)_{SC}=10\,PD$　$RHT_{SC}=3\,PD$

A-V 征：上转 25°：$XT_{SC}=30\,PD$；下转 25°：$X_{SC}=2\,PD$

$AC/A=3.7$

代偿头位：轻度下颌上抬

Titmus 立体视：代偿头位：80 秒弧；头正位：200 秒弧

双眼向上注视：3000 秒弧

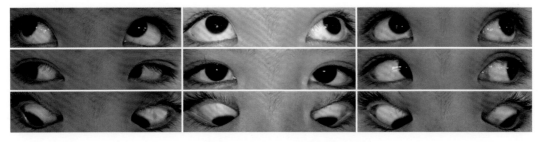

图 1　术前九个诊断眼位图

诊断　1. V 型外斜视 OU；2. 屈光不正 OU

手术　双眼上直肌鼻侧移位 2/3 肌腹宽度。

术后第 1 天复查：

专科检查

HT：Ortho

交替遮盖：微外→正 OU

单眼运动：各方向运动到位

双眼运动：各方向运动协调

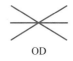
OD

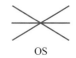
OS

九个诊断眼位：图 2

PACT：

REF	$X_{SC'} = 2\,PD$	$E_{SC} = 2\,PD$
LEF	$X_{SC'} = 2\,PD$	$E_{SC} = 2\,PD$

A-V 征：上转 25°：$X_{SC} = 6\,PD$；下转 25°：$E_{SC} = 2\,PD$

AC/A = 3.7

代偿头位：无

Titmus 立体视：头正位时 100 秒弧

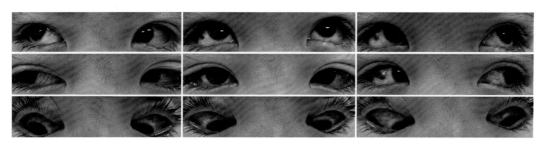

图 2　术后第 1 天九个诊断眼位图

病例特点

该患者第一眼位水平斜视度不大，虽然能控制，但控制能力较差，伴有轻度下颌上抬的代偿头位，双眼向上注视时存在明显的水平斜视，且双眼视功能较差，同时眼位外观受到一定影响，但眼球运动检查未发现明显的眼外肌功能亢进或减弱的情况，为改善其向上注视的眼位分离，同时保证第一眼位和下方阅读眼位的斜视度受影响程度最小，选择了双眼上直肌鼻侧移位的术式，术后效果满意，且患者没有明显的旋转斜视主诉。

2　V 型内斜视

患者，男，7 岁。

主诉　双眼交替内斜视 3 年。

病史　3 年前无明显诱因患儿出现内斜视，双眼可交替，后就诊于当地医院，行头颅及眼眶 MRI 检查，未见明显异常，建议观察。平时视物时喜下颌内收，现为进一步改善斜视和下颌内收视物，来我院就诊。发病以来无畏光，无眼部红肿、疼痛和眼睑大小变化，不伴有发热、头部外伤、恶心呕吐等全身症状，斜视度无明显变化，无视远视近时斜视度改变。

既往体健，足月剖宫产，否认全身疾病和遗传疾病史，否认外伤史和其他特殊病史。否认药物过敏史。

眼科检查

视力：OD 0.9，OS 0.9

眼前节检查：眼前节检查未见明显异常 OU

瞳孔检查：直接、间接对光反应正常，未见相对传入性瞳孔障碍 OU

眼底检查：未见异常 OU

屈光状态检查：

睫状肌麻痹后检影验光：

OD　　+1.50 DS　　1.0

OS　　+1.75 DS　　1.0

专科检查

HT：ET′=+15°（SC＝CC，图 1），双眼可交替注视

交替遮盖：内→正 OU

单眼运动：各方向运动到位

双眼运动：双眼下斜肌功能亢进（+2），上斜肌功能落后（-1）

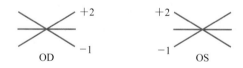

九个诊断眼位：图 2

PACT（SC＝CC）：

　　　REF　　　　　ET′＝40 PD　　　ET＝40 PD

　　　LEF　　　　　ET′＝40 PD　　　ET＝40 PD

A-V 现象（SC＝CC）：上转 25°：E（T）＝10 PD；下转 25°：ET＝45 PD

AC/A＝3.3

代偿头位：下颌内收

Titmus 立体视：代偿头位：400 秒弧；头正位：无

眼底照相：黄斑-视盘可见外旋 OU（图 3）

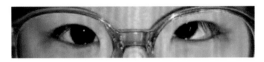

图 1   戴镜第一眼位情况

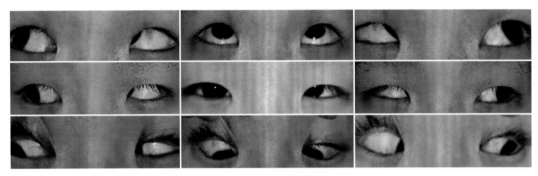

图 2   术前九个诊断眼位图

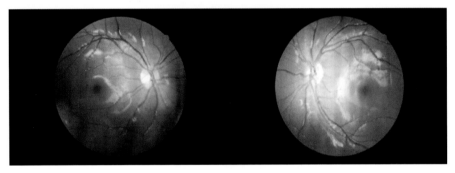

图 3   术前眼底照相

诊断   1. V 型内斜视 OU；2. 屈光不正 OU

手术   双眼内直肌后徙 5 mm，双眼下斜肌部分切除。

术后 1.5 个月复查：

专科检查

HT：Ortho

交替遮盖：微内→正 OU

单眼运动：各方向运动到位

双眼运动：各方向运动协调

OD

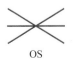

OS

九个诊断眼位：图4

PACT：

REF　　　　　$E_{SC'}$ ＝ 4 PD　　　　E_{SC} ＝ 4 PD

LEF　　　　　$E_{SC'}$ ＝ 4 PD　　　　E_{SC} ＝ 4 PD

A-V现象（SC＝CC）：上转25°：E_{SC} ＝ 4 PD；下转25°：E_{SC} ＝ 6 PD

AC/A ＝ 3.3

代偿头位：无

Titmus立体视：200秒弧

眼底照相：黄斑-视盘未见明显外旋OU（图5）

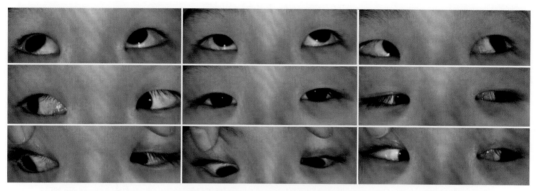

图4　术后1.5个月九个诊断眼位图

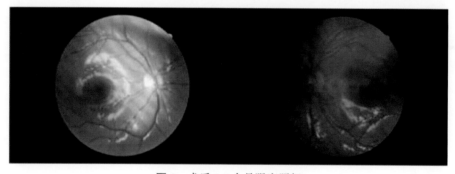

图5　术后1.5个月眼底照相

病例特点

　　V型内斜视患者，若上方斜视度较小，且能够有双眼视的情况下，通常伴有下颌内收的代偿头位，手术的目的主要是矫正原在位和阅读眼位的斜视度、改善代偿头位等[12]。V型内斜视治疗原则同V型外斜视，首先检查眼球运动情况，评估眼外肌的运动功能，明确是否存在下斜肌功能亢进。如存在下斜肌功能亢进，首选下斜肌减弱术。双侧下斜肌减弱术能矫正V征15～25 PD[13]。下斜肌减弱术主要包括下斜肌切断术、部分切除术、后徙术、转位术、去神经术等。在先天性内斜视中，患者常伴有下斜肌功能亢进、分离性垂直斜视、眼球震颤、V型内斜视等，对伴有分离性垂直斜视的下斜肌功能亢进的V

型斜视病例，下斜肌转位术在解决 V 型斜视的同时，也能较好地改善分离性垂直斜视。

A-V 型斜视检查时要嘱患者注视 5 m 远处视标，以三棱镜加交替遮盖所测三棱镜度数为依据。同视机检查属于特定环境的检查，受辐辏因素的影响，内斜视测得结果往往偏大，外斜视测得结果往往偏小。建议用三棱镜进行视远斜视度的检查，用三棱镜检查时，应注意向上方和向下方注视时的角度为 25°。

本例患者第一眼位存在内斜视，眼球运动检查发现双眼下斜肌功能亢进，患者有下颌内收的代偿头位，而下方是阅读眼位，所以解决 V 型斜视是必要的，本例患者选择了行双眼内直肌后徙联合双眼下斜肌减弱术解决 V 型内斜视。

3 A 型外斜视

病例 1

患者，女，21 岁。

主诉 自幼外斜视，现要求改善外观。

病史 患者自诉自幼即发现外斜视，未予诊治，现自觉影响社交及工作，要求改善，遂来我院。无畏光，无眼球转动异常，无眼部红肿、疼痛和眼睑大小变化，不伴有发热、头部外伤、恶心呕吐等全身症状。发病以来，自觉斜视度无明显变化，无视远视近时斜视度改变，无明显异常头位。

既往体健，否认全身病史及药物过敏史，否认家族遗传眼病史。

眼科检查

视力：OD 0.6，OS 0.8

眼前节检查：眼前节检查未见明显异常 OU

瞳孔检查：直接、间接对光反应正常，未见相对传入性瞳孔障碍 OU

眼底检查：未见异常，黄斑-视盘未见明显旋转 OU

屈光状态检查：

诊断验光：

OD   −1.75 DS   1.0

OS   −1.00 DS＋0.50 DC×20   1.0

专科检查

HT：REF：$XT_{SC'}$ ＝ 30° $LHT_{SC'}$ ＝ 10° LEF：$XT_{SC'}$ ＝ 30° $RHT_{SC'}$ ＝ 10°

交替遮盖：外上→正 OU

单眼运动：各方向眼球基本到位

双眼运动：双眼上斜肌功能亢进（＋4）

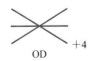
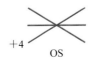

九个诊断眼位：图 1

PACT：

REF	$X_{SC'} = 50\,PD$	$LHT_{SC'} = 15\,PD$	$X_{SC} = 50\,PD$	$LHT_{SC} = 15\,PD$
LEF	$X_{SC'} = 50\,PD$	$RHT_{SC'} = 15\,PD$	$X_{SC} = 50\,PD$	$RHT_{SC} = 15\,PD$

A-V 征：上转 25°：$E_{SC} = 45\,PD$；下转 25°：$XT_{SC} = 70\,PD$

AC/A = 4.33

代偿头位：无

Titmus 立体视：无

眼底照相：双眼明显内旋（图 2）

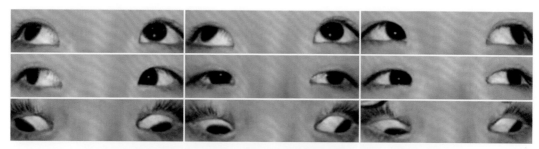

图 1 术前九个诊断眼位图

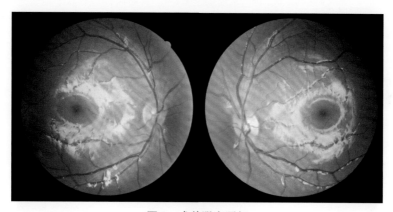

图 2 术前眼底照相

诊断 1. A 型外斜视 OU；2. 屈光不正 OU

手术 术中行被动牵拉试验发现，双眼上斜肌张力较高，遂行双眼上斜肌后徙 10 mm，双眼外直肌后徙 8 mm。

术后第 1 天复查：

HT：Ortho

交替遮盖：微外上→OU

单眼运动：各方向眼球到位

双眼运动：各方向运动协调

九个诊断眼位：图 3

PACT：

REF	$X_{SC'} = 4\ PD$	$LHT_{SC'} = 2\ PD$	$X_{SC} = 4\ PD$	$LHT_{SC} = 2\ PD$
LEF	$X_{SC'} = 4\ PD$	$RHT_{SC'} = 3\ PD$	$X_{SC} = 4\ PD$	$RHT_{SC} = 3\ PD$

A-V 征：上转 25°：$X_{SC} = 2\ PD$；下转 25°：$X_{SC} = 2\ PD$

AC/A = 4.2

代偿头位：无

Titmus 立体视：无

眼底照相：双眼内旋较术前改善（图 4）

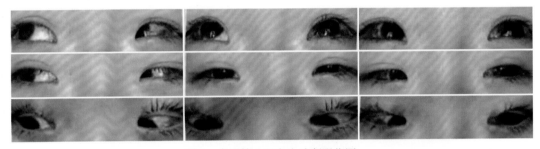

图 3　术后第 1 天九个诊断眼位图

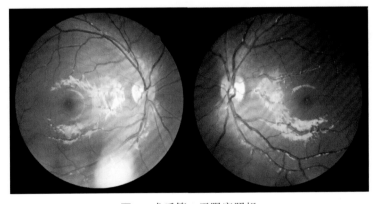

图 4　术后第 1 天眼底照相

术后 1.5 个月复查：

HT：Ortho

交替遮盖：微外上→OU

单眼运动：各方向眼球到位

双眼运动：各方向运动协调

OD　　　　　　　　　　　OS

九个诊断眼位：图 5

PACT：

REF	$X_{SC'} = 6\ PD$	$LHT_{SC'} = 2\ PD$	$X_{SC} = 4\ PD$	$LHT_{SC} = 2\ PD$
LEF	$X_{SC'} = 6\ PD$	$RHT_{SC'} = 3\ PD$	$X_{SC} = 4\ PD$	$RHT_{SC} = 3\ PD$

A-V 征：上转 25°：$X_{SC} = 6\ PD$；下转 25°：$X_{SC} = 2\ PD$

AC/A $= 4.3$

代偿头位：无

Titmus 立体视：无

眼底照相：双眼未见明显旋转（图 6）

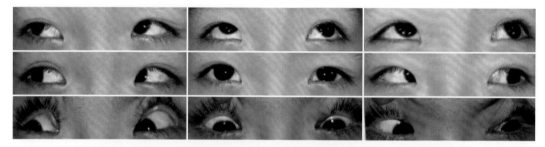

图 5　术后 1.5 个月九个诊断眼位图

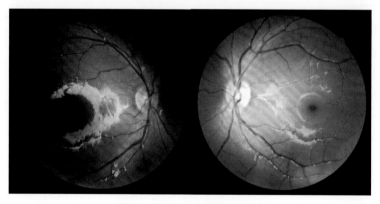

图 6　术后 1.5 个月眼底照相

病例特点

　　A-V 型斜视患者，在检查中让患者注视 5 m 远处视标，须检查双眼上转和下转 25°时水平三棱镜斜视度之差。A 型斜视的病因主要包括上斜肌运动功能异常、直肌附着点异常、直肌功能异常等。A 型外斜视的手术方法：对于无上斜肌功能亢进的患者，可选择水平直肌后徙或缩短联合肌肉垂直方向移位术（外直肌下移或内直肌上移）、水平直肌后徙或缩短联合肌止端倾斜术、下直肌缩短联合鼻侧移位等。当 A 型斜视伴有上斜肌功能明显亢进、眼底照相发现明显内旋时，可行上斜肌减弱术。上斜肌减弱术包括上斜肌断腱术、肌腱部分切除术、肌腱延长术等。对无双眼视功能且伴有明显上斜肌功能亢进的患者，可根据眼球运动情况选择上斜肌断腱术[14]。对有正常视网膜对应，甚至有一定立体视的患者，若主观检查和客观检查均能证实有内旋转斜视的存在，可选择保留部分上斜肌功能的上斜肌手术，而当有双眼视功能，却未发现内旋转斜视时，则禁行上斜肌断腱术[12]。由于上斜肌手术为非定量手术，术后有可能导致上斜肌麻痹、术后外旋，故不要轻易选择此种术式。

本病例中，患者第一眼位以水平斜视为主，上转 25°和下转 25°注视时水平斜视度差异较大，存在明显的 A 型，同时术前九个诊断眼位中可发现双眼上斜肌运动功能明显亢进，且无立体视，故行双眼上斜肌减弱术。术中行上斜肌牵拉试验，结果显示双眼上斜肌方向牵拉试验阳性，可见上斜肌肌张力较强，遂行双眼上斜肌后徙 10 mm。同时存在外斜视，故行双眼外直肌后徙，术后 A 型斜视明显改善，同时也解决了第一眼位水平斜视度数。

病例 2

患者，女，6 岁。

主诉 发现外斜视 4 年余，逐渐加重。

病史 家长诉患儿 1 岁多即发现其斜视，偶尔能控制，后逐渐明显，现不能控制正位，不伴有畏光、视力下降和眼球转动异常，无眼部红肿、疼痛和眼睑大小变化，不伴有发热、头部外伤、恶心呕吐等全身症状。发病以来，斜视度无明显变化，无明显异常头位。现为进一步诊治来院就诊。

既往体健，足月顺产，否认产伤史，否认生后缺氧史，生长发育正常。

否认全身病史、家族遗传病史及药物过敏史。

眼科检查

视力：OD 0.9，OS 0.9

眼前节检查：未见明显异常 OU

瞳孔检查：直接、间接对光反应正常，未见相对传入性瞳孔障碍 OU

眼底检查：未见异常，黄斑-视盘未见明显旋转 OU（图 1）

屈光状态检查：

睫状肌麻痹后检影验光：

OD　＋0.75 DS　　1.0

OS　＋1.00 DS　　1.0

专科检查

HT：$XT_{SC'}$＝ 10°～ 15°，可交替注视

交替遮盖：外→正 OU

单眼运动：各方向眼球到位

双眼运动：自如

OD　　　　　　　　　　OS

九个诊断眼位：图 2

PACT：

REF	$XT_{SC'} = 30\ PD$	$XT_{SC} = 25\ PD$
LEF	$XT_{SC'} = 30\ PD$	$XT_{SC} = 25\ PD$

A-V 征：上转 25°：$XT_{SC} = 16\ PD$；下转 25°：$XT_{SC} = 35\ PD$

AC/A = 4.2

代偿头位：无

Titmus 立体视：无

主导眼：左眼

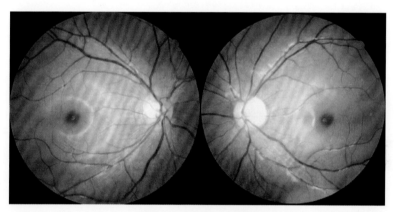

图 1　术前眼底照相

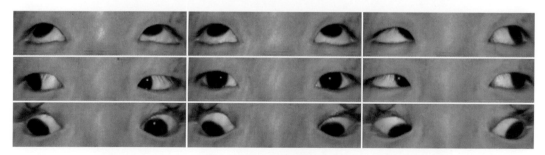

图 2　术前九个诊断眼位图

诊断　A 型外斜视 OU

手术　右眼外直肌后退 5 mm 并下移 1/2 肌腹宽度，右眼内直肌缩短 4 mm 并上移 1/2 肌腹宽度。

术后第 1 天复查：

专科检查

HT：Ortho

交替遮盖：微外→正 OU

单眼运动：各方向眼球到位

双眼运动：自如

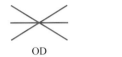
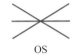

九个诊断眼位：图 3

PACT：

REF	$X_{SC'} = 5$ PD	$X_{SC} = 2$ PD
LEF	$X_{SC'} = 5$ PD	$X_{SC} = 2$ PD

A-V 征：上转 25°：$X_{SC} = 2$ PD；下转 25°：$X_{SC} = 4$ PD

AC/A = 3.7

代偿头位：无

Titmus 立体视：无

主导眼：左眼

眼底照相：未见明显旋转斜视（图 4）

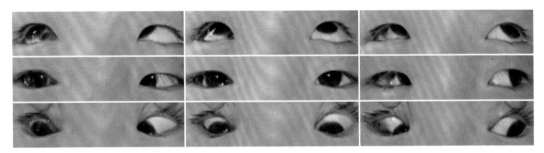

图 3 术后第 1 天九个诊断眼位图

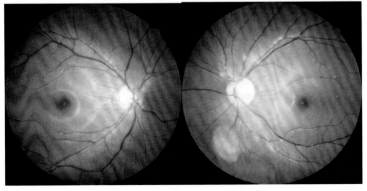

图 4 术后第 1 天眼底照相

病例特点

该例患儿自幼发病，根据病史，斜视状态由间歇性逐渐发展为恒定性，并影响了双眼视功能，同时眼球运动检查发现向上注视 25°时的水平斜视度与向下注视 25°时的水平斜视度差别可诊断为 A 型外斜视，而该患儿眼球运动无明显功能亢进或减弱，且水平斜视度较小，因而选择非主导眼右眼的退-截手术，并行水平肌肉的垂直移位，以改善 A 型斜视。

4　A 型内斜视

病例

患者，男，4 岁。

主诉　家长诉发现患儿内斜视 3 年左右。

病史　家长诉患儿生后 1 岁左右发现其内斜视，曾就诊于当地医院，建议手术，未予治疗，现为进一步治疗来我院。发病以来不伴有畏光、视力下降和眼球转动异常，无眼部红肿、疼痛和眼睑大小变化，不伴有发热、头部外伤、恶心呕吐等全身症状。发病以来，斜视度无明显变化，无明显异常头位。

既往体健，足月顺产，否认产伤史，否认生后缺氧史，生长发育正常。

否认全身病史、家族遗传病史及药物过敏史。

眼科检查

视力：OD 0.5，OS 0.5

眼前节检查：眼前节检查未见明显异常 OU

瞳孔检查：直接、间接对光反应正常，未见相对传入性瞳孔障碍 OU

眼底检查：未见异常 OU

屈光状态检查：

睫状肌麻痹后检影验光：

OD　　+1.50 DS　　0.7

OS　　+1.50 DS　　0.7

专科检查

HT：$ET_{SC'}$ = 15°，可交替注视

交替遮盖：内→正 OU

单眼运动：各方向眼球基本到位

双眼运动：双眼上斜肌功能亢进+4

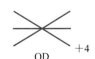
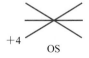

九个诊断眼位：图 1

PACT：

REF　　　　　$ET_{SC'} = 40\,PD$　　　　$ET_{SC} = 40\,PD$

LEF　　　　　$ET_{SC'} = 40\,PD$　　　　$ET_{SC} = 40\,PD$

A-V 征：上转 25°：$ET_{SC} = 50\,PD$；下转 25°：$ET_{SC} = 25\,PD$

AC/A = 4.1

代偿头位：无

Titmus 立体视：无

眼底照相：双眼内旋（图 2）

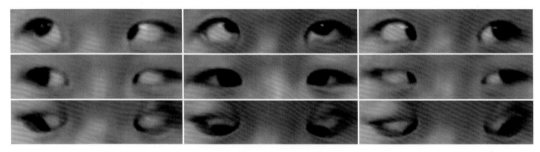

图 1　术前九个诊断眼位图

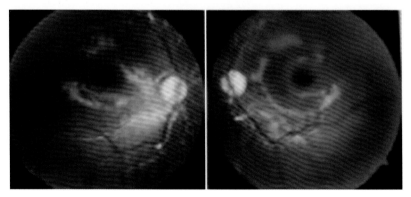

图 2　术前眼底照相

诊断　A 型内斜视 OU

手术　术中被动牵拉试验显示：双眼上斜肌紧张，张力较大，行双眼上斜肌延长 10 mm，双眼内直肌后徙 5 mm。

术后第 1 天复查：

专科检查

HT：Ortho

交替遮盖：基本不动 OU

单眼运动：各方向眼球基本到位

双眼运动：自如

OD   OS

九个诊断眼位：图 3

PACT：

REF	$X_{SC'} = 2\,PD$	$EX_{SC} = 0\,PD$
LEF	$X_{SC'} = 2\,PD$	$EX_{SC} = 0\,PD$

A-V 征：上转 25°：$X_{SC} = 2\,PD$；下转 25°：$E_{SC} = 2\,PD$

$AC/A = 3.3$

代偿头位：无

Titmus 立体视：无

眼底照相：双眼内旋明显改善（图 4）

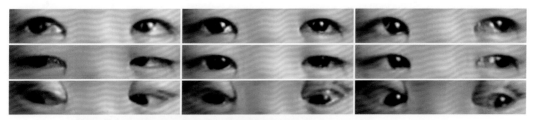

图 3 术后第 1 天九个诊断眼位图

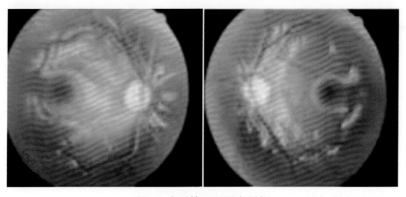

图 4 术后第 1 天眼底照相

病例特点

A 型内斜视的发病年龄较早，有文献报道，1 岁之内发病占 45%，3 岁以内发病占 85%[15]。A 型内斜视多与上斜肌功能亢进有关，而上斜肌手术操作复杂且非定量手术，所以手术设计很重要。如前所述，对无双眼视功能的患者，上斜肌断腱术无禁忌[14]。对有正常视网膜对应，甚至有一定程度立体视的患者，主观检查和客观检查均能证实有内旋转斜视者，可选择上斜肌手术，而当有双眼视功能，却未发现内旋转斜视时，则禁行上斜肌断腱术[12]，可考虑选择保留部分上斜肌功能的减弱术，如后徙术、悬吊术、肌腱延长术等[16-19]。如果患者上斜肌功能亢进明显，临床表现为 A 型斜视，但眼底照相检查无内旋，则勿行上斜肌全肌腱减弱术，可以考虑行上斜肌后部肌腱切除术。对于小度数 A 型斜视患者，通过水平直肌的上、下移位（内直肌向上方移位或者外直肌向下方移位，根据第一眼位斜视度数决定内、外直肌的后徙或缩短量）来解决 A 征。对于上斜肌功能不亢进的 A 型斜视患者，如同时存在垂直斜视，需要做垂直直肌手术时，可以考虑行垂直直肌水平移位解决 A 型斜视。

　　本例患者双眼运动检查发现上斜肌功能运动亢进（＋4），无立体视，眼底照相也可以看出双眼存在明显内旋转斜视，因而选择了双眼上斜肌减弱联合双眼内直肌减弱术，术后内斜视、A 型及眼底内旋状态均得到了明显改善。

参考文献

［1］ Knapp P. Vertically incomitant horizontal strabismus，the so called A &V syndromes. Trans Am Ophthalmol Soc，1959，57：666-669.

［2］ Urrets-Zavalia A. Abducción en la elevación. Arch oftalmol B Aires，1948，22：1.

［3］ Urrets-Zavalia A. Parálisis bilateral congénita del Musculo oblicuo inferior. Arch Oftalmol B Aires，1948，23：172.

［4］ Magee AJ. Minimal values for the A and V syndromes. Am J Ophthalmol，1960，50：753.

［5］ Urist MJ. Horizontal squint with secondary vertical deviations. AMA Arch Ophthalmol，1951，46：245-267.

［6］ Urist M. The etiology of the so-called "A" & "V" syndromes. Am J Ophthalmol，1958，46：835-844.

［7］ Brown H. Vertical deviations. Trans Am Acad Ophthalmol Otolaryngol，1953，57：157-162.

［8］ Hao R，Suh SY，Le A，et al. Rectus Extraocular Muscle Size and Pulley Location in Concomitant and Pattern Exotropia. Ophthalmology，2016，123（9）：2004-2012.

［9］ Clark RA，Miller JM，Rosenbaum AL，et al. Heterotopic muscle pulleys or oblique muscle dysfunction？J AAPOS，1998，2：17-25.

［10］ Demer JL. The orbital pulley system：a revolution in concepts of orbital anatomy. Ann N Y Acad Sci，2002，956：17-32.

［11］ Miller MM，Guyton DL. Loss of fusion and the development of A or V patterns. J Pediatr Ophthalmol Strabismus，1994，31：220-224.

［12］ 赵堪兴. 斜视矫正术设计的思考. 中华眼科杂志，2002，38（8）：507-509.

［13］ Elhusseiny AM，Gore C，Ali A Sadiq M，et al. Self-grading effect of inferior oblique myectomy and recession. J AAPOS，2020，24（4）：218.e1-218.e6.

［14］ Parks MM. Bilateral superior oblique tenotomy for A-pattern strabismus in patients with fusion. Binoc Vis，1988，3：39.

［15］ von Noorden GK，Campos EC. Binocular Vision and Ocular Motility：Theory and Management of Strabismus. 6th ed. St Louis：Mosby，2002：388.

［16］ 刘明美，赵敬聪，张伟. 上斜肌后徙术对眼球旋转状态的影响. 中华眼科杂志，2014，50（7）：500-503.

［17］ Yueping Li，Huizhi Ma，Kanxing Zhao. Effects of Bilateral Superior Oblique "Hang-Back" Recession in Treatment of A-pattern Strabismus with Superior Oblique Overaction. Strabismus，2016，24（1）：1-6.

［18］ 李月平，赵堪兴，马惠芝. 上斜肌悬吊术治疗上斜肌亢进 A 型斜视的临床效果观察. 中华眼科杂志，2016，52（8）：579-583.

［19］ 高小琴，冯雪亮，吴艳，等. 双眼上斜肌腱缝线延长术治疗 A 型斜视的远期临床疗效. 中华眼科杂志，2020，56（11）：853-858.

（陈霞　陈丽萍）

第四章　垂直旋转斜视

1　上斜肌麻痹

上斜肌麻痹（superior oblique muscle plasy）是临床上最常见的引起垂直旋转斜视的原因，为眼性斜颈的代表性疾病。临床常表现为原在位的垂直旋转斜视，随着病程的延长，眼球运动可能会出现相应继发性变化，或可出现麻痹泛化趋向共同性，从而出现各种不同的临床表现类型。由于上斜肌麻痹的临床表现多样化，有多种分类和分型，治疗方案不可单一而行。上斜肌麻痹按照发病时间可分为先天性和后天性。其中先天性上斜肌麻痹最为常见。典型病例表现为原在位存在一定角度的垂直斜视，同时伴随有麻痹眼上斜肌运动功能不足，还可能合并患眼下斜肌功能亢进，或者麻痹眼上直肌挛缩等眼球运动特点。为保留双眼视功能，患者可根据受累肌肉的特点，出现特征性代偿头位。

先天性上斜肌麻痹病例中双侧性占 8% ～ 30%[1-5]，而部分双侧病例可表现为非对称性，因此在诊断单眼上斜肌麻痹时，一定要注意排除对侧眼是否存在隐匿性上斜肌麻痹因素。后天性上斜肌麻痹可由外伤引起，患者常有头部外伤或闭合性颅脑损伤史以及伤后昏迷的病史等。此外，可导致后天性上斜肌麻痹的病因有颅内肿瘤及脑血管病变（10%）、糖尿病及缺血性疾病（20%），以及其他不明原因（20%）[6]。后天性上斜肌麻痹的临床表现以视物重影和外旋转复视为主，有明确的上斜肌运动功能不足，闭合性颅脑外伤多导致双侧滑车神经麻痹[7]。

上斜肌麻痹有不同的分型方式，Knapp[8]、Scott 和 Kraft[9]、von Noorden[10]、Helveston[11] 等都提出了自己的分型方式，目前临床应用比较多的是 Knapp 分型法。

上斜肌麻痹的 Knapp 分型依据最大偏斜角出现的注视位分为：

1 型：最大偏斜角位于麻痹肌的直接拮抗肌作用方向，即麻痹眼下斜肌功能亢进。

2 型：最大偏斜角位于麻痹肌作用的方向，即表现为上斜肌运动功能落后。

3 型：最大偏斜角位于麻痹眼对侧整个视野，即同时存在麻痹眼上斜肌运动功能落后和下斜肌功能亢进。

4 型：最大偏斜角位于麻痹眼对侧全部视野和同侧下方视野，即麻痹眼的上斜肌运动功能落后，继发拮抗肌（下斜肌）功能亢进，可能伴有继发性同侧上直肌挛缩。

5 型：最大偏斜角位于整个下方视野（既往也称为双下转肌麻痹），即麻痹眼的上斜肌运动功能落后，同时伴有同侧上直肌挛缩。

6 型：为双侧型。

7 型：也称为犬牙综合征（Canine tooth 综合征），外伤性上斜肌麻痹并伴有内转时上转运动受限（后天性假性 Brown 综合征），常由上斜肌滑车部位外伤后引起。

病例 1

患者，女，6 岁。

主诉　家长发现患儿歪头视物 4 年余，偶外斜，加重 1 年。

病史　家长发现患儿 1 岁左右出现歪头视物，头向左肩倾斜，近 1 年来发现歪头加重，同时偶出现右眼向外上偏斜，为进一步诊治来我院。发病以来无明显畏光、视力下降，无眼部红肿、疼痛和眼睑大小变化，不伴有发热、头部外伤、恶心呕吐等全身症状。

既往体健，足月顺产，否认产伤史，否认生后缺氧史，生长发育正常。

否认全身病史、家族遗传病史及药物过敏史。

眼科检查

视力：OD 0.8，OS 0.7

眼前节检查：未见明显异常 OU

瞳孔检查：直接、间接对光反应正常，未见相对传入性瞳孔障碍 OU

眼底检查：未见异常 OU

屈光状态检查：

睫状肌麻痹后检影验光：

OD　$+1.00\,DS+0.25\,DC\times75$　　1.0

OS　$+0.75\,DS+0.75\,DC\times80$　　1.0

专科检查

HT：$X(T)_{SC'}=10°$　$RHT_{SC'}=10°$

交替遮盖：外上→正 OD，外下→正 OS

单眼运动：各方向运动到位

双眼运动：右眼上斜肌落后（-2），下斜肌功能亢进（$+3$）

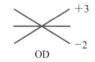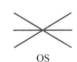

OD　　　　　　　　OS

九个诊断眼位：图 1

PACT：

REF　$XT_{SC'}=18\,PD$　$RHT_{SC'}=16\,PD$　$XT_{SC}=18\,PD$　$RHT_{SC}=16\,PD$

LEF　$XT_{SC'}=18\,PD$　$RHT_{SC'}=10\,PD$　$XT_{SC}=18\,PD$　$RHT_{SC}=10\,PD$

A-V 征（LEF）：上转 25°：$XT_{SC}=18\,PD$　$RHT_{SC}=16\,PD$；下转 25°：$XT_{SC}=14\,PD$　$RHT_{SC}=12\,PD$

AC/A $=4$

代偿头位：头向左肩倾

面部发育：不对称（左侧面部较右侧小）

Bielschowsky 歪头试验：右眼（$+$），左眼（$-$）

单眼遮盖：头位明显改善

Titmus 立体视：代偿头位：40 秒弧；头正位：3000 秒弧

三棱镜耐受试验（图2）：右眼前分别配戴 8 PD BD、15 PD BD 三棱镜，戴 15 PD BD 三棱镜时头位明显改善

眼底照相：外旋 OD（图3）

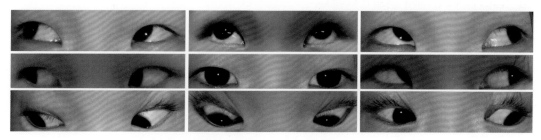

图 1　术前九个诊断眼位图

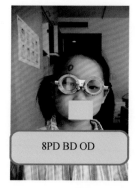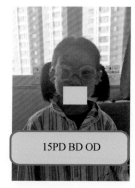

8PD BD OD　　　　　　15PD BD OD

图 2　术前三棱镜耐受试验

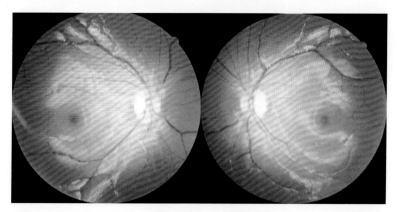

图 3　术前眼底照相

诊断　1. 先天性上斜肌麻痹 OD；2. 外斜视 OU

手术　术中被动牵拉试验显示：右眼上斜肌松弛。行右眼下斜肌部分切除，右眼外直肌后退 5 mm

术后第 1 天复查：

专科检查

HT：Ortho

交替遮盖：微外→正 OU

单眼运动：各方向运动到位

双眼运动：右眼上斜肌落后（-1）

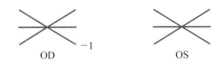

九个诊断眼位：图 4

PACT：

REF	$X_{SC'} = 6\,PD$	$RH_{SC'} = 3\,PD$	$X_{SC} = 4\,PD$	$RH_{SC} = 3\,PD$
LEF	$X_{SC'} = 6\,PD$	$RH_{SC'} = 3\,PD$	$X_{SC} = 4\,PD$	$RH_{SC} = 3\,PD$

A-V 征（LEF）：上转 25°：$X_{SC} = 6\,PD$　$RH_{SC} = 5\,PD$；下转 25°：$X_{SC} = 2\,PD$　$RH_{SC} = 3\,PD$

$AC/A = 4$

代偿头位：无（图 5）

Bielschowsky 歪头试验：右眼（+），左眼（-）

Titmus 立体视：50 秒弧

眼底照相：黄斑-视盘未见明显旋转 OU（图 6）

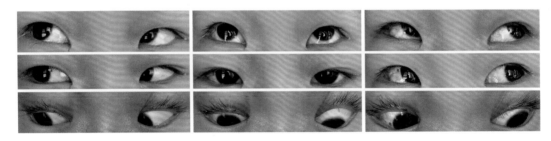

图 4　术后第 1 天九个诊断眼位图

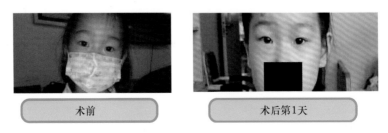

图 5　术前术后代偿头位对比

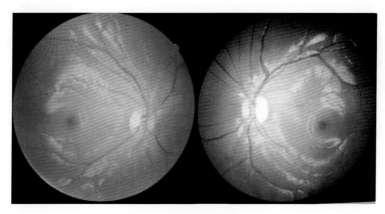

图6　术后第1天眼底照相

病例特点

该例患儿上斜肌麻痹发病年龄较早，病程较长。行三棱镜耐受试验，予15 PD BD 三棱镜，头位改善明显。详查眼球运动，右眼下斜肌运动功能明显亢进，故选择下斜肌减弱术。下斜肌减弱术包括下斜肌切断术、下斜肌部分切除术、下斜肌后徙术、下斜肌分级前转位术等。可根据下斜肌功能亢进的程度以及眼球运动情况选择不同的下斜肌减弱术式。下斜肌切断术和部分切除术属下斜肌减弱的传统术式，手术操作简便，而下斜肌后徙术根据下斜肌功能亢进的程度和垂直斜视度分级减弱下斜肌功能[12]。下斜肌减弱术所能矫正的垂直斜视度与下斜肌功能亢进的程度相关，减弱轻度功能亢进的下斜肌能矫正约4～8 PD垂直斜视度，而减弱重度功能亢进的下斜肌可解决10 PD～15 PD垂直斜视。因此，15 PD以下的垂直斜视可先行下斜肌减弱手术，术后随访1.5～3个月后观察头位和眼位的改善情况，决定是否二次手术。对于15 PD以上的垂直斜视，可同期或二期联合其他眼外肌的手术。

病例2

患者，男，27岁。

主诉　车祸后双眼视物重影1年半。

病史　患者1年半前车祸后昏迷，被诊断为"蛛网膜下腔出血"，醒后即出现双眼视物重影，自诉开始时重影情况有所改善，但半年后基本不再变化，1年来，自觉双眼视物重影症状无明显缓解，且喜欢歪头视物，诉头正时视物重影，且主要为垂直方向，现为进一步改善双眼视物重影来我院就诊。无明显畏光、视力下降，无眼部红肿、疼痛和眼睑大小变化，头部外伤后曾有恶心等病史，不伴有发热等症状。发病1年来以来，自觉斜视度无明显变化，无视远视近时斜视度改变，向左歪头视物时双眼视物重影好转。

既往体健，无家族史及药物过敏史，有闭合性颅脑外伤史。

否认药物过敏史。

眼科检查

视力：OD 0.8，OS 0.4

眼前节检查：未见明显异常 OU

瞳孔检查：直接、间接对光反应正常，未见相对传入性瞳孔障碍 OU

眼底检查：未见异常 OU

屈光状态检查：

诊断验光：

OD　　−1.00 DS＋0.25 DC×75　　1.0

OS　　−2.25 DS　　　　　　　　1.0

专科检查

HT：$RHT_{SC'}$ < 5°

交替遮盖：外上→正 OD，外下→正 OS

单眼运动：各方向运动到位

双眼运动：右眼上斜肌落后（−2）

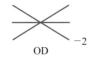 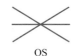

九个诊断眼位：图 1

PACT：

REF	$X_{SC'}$ = 6 PD	$RHT_{SC'}$ = 8 PD	X_{SC} = 6 PD	RHT_{SC} = 8 PD
LEF	$X_{SC'}$ = 8 PD	$RHT_{SC'}$ = 5 PD	X_{SC} = 6 PD	RHT_{SC} = 5 PD

A-V 征（LEF）：上转 25°：X_{SC} = 8 PD　RHT_{SC} = 6 PD；下转 25°：X_{SC} = 2 PD RHT_{SC} = 5 PD

AC/A = 3.7

代偿头位：头向左肩倾（图 2）

面部发育：对称

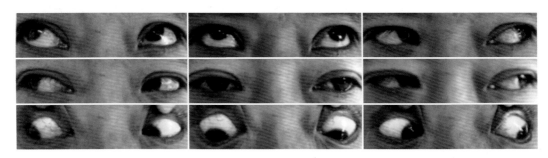

图 1　术前九个诊断眼位图

Bielschowsky 歪头试验：右眼（＋），左眼（－）

单眼遮盖：头位明显改善

Titmus 立体视：代偿头位：40 秒弧；头正位：无

主导眼：左眼

三棱镜耐受试验：右眼配戴 5 PD BD 后重影明显改善，头位正

眼底照相：右眼外旋（图 3）

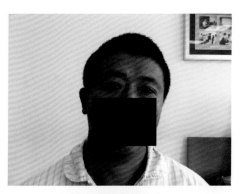

图 2　术前代偿头位图

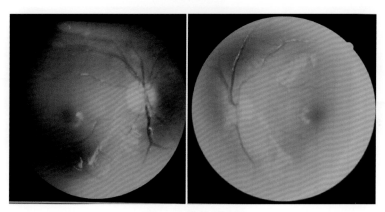

图 3　术前眼底照相

诊断　1. 上斜肌麻痹 OD；2. 屈光不正 OU

治疗　术中行被动牵拉试验，与对侧眼相比，右眼上斜肌轻度松弛，遂行右眼上斜肌折叠 4×2 mm，再次行被动牵拉试验，松弛情况改善。

术后第 1 天复查：

专科检查

HT：Ortho

交替遮盖：微外→正 OU

单眼运动：各方向运动到位

双眼运动：各方向运动协调

OD   OS

九个诊断眼位：图 4

PACT：

REF	$X_{SC'} = 6\,PD$	$X_{SC} = 4\,PD$
LEF	$X_{SC'} = 6\,PD$	$X_{SC} = 4\,PD$

A-V 征（LEF）：上转 25°：$X_{SC} = 6\,PD$；下转 25°：$X_{SC} = 2\,PD$

AC/A = 4

代偿头位：无（图 5）

面部发育：对称

Bielschowsky 歪头试验：右眼（ − ），左眼（ − ）

Titmus 立体视：80 秒弧

主导眼：左眼

眼底照相：未见明显旋转 OU（图 6）

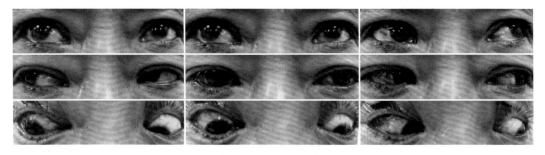

图 4   术后第 1 天九个诊断眼位图

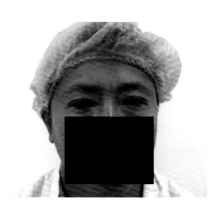

图 5   术后第 1 天头位图

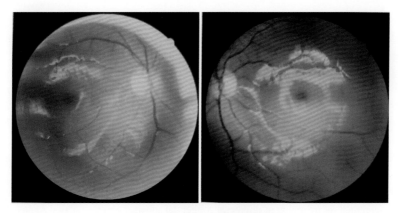

图6 术后第1天眼底照相

病例特点

上斜肌的解剖走行及其与眼球位置的关系决定了上斜肌麻痹患者在临床上可以表现为以垂直斜视为主，也可以合并旋转斜视，我们前期的研究发现，上斜肌麻痹患者MRI均表现为上斜肌肌腹萎缩，但形态的变化不同，从而可能出现不同的临床症状[13]，手术方式的选择要根据患者的病史、临床检查及眼球运动等结果综合评估决定。

该例患者头颅外伤史与昏迷史明确，主诉垂直复视，出现头向低位眼倾斜的代偿头位。眼球运动检查发现右眼上斜肌运动功能落后，其他眼位未见明显的功能异常，术前检查发现右眼配戴5 PD BD三棱镜时头位明显改善，因而选择上斜肌加强手术。对于后天性上斜肌麻痹，为了改善临床症状，术式的选择要根据临床表现、眼球运动的检查等情况综合评估，决定手术方案[14-15]。上斜肌折叠手术方式也有所不同[16-18]，但术前术后均必须行上斜肌牵拉试验证实其松弛程度以及手术改善后的情况，后天性上斜肌麻痹患者上斜肌肌腱多为正常张力，因此需慎行，以防出现医源性Brown综合征。本例患者术中反复行被动牵拉试验，且与对侧眼进行比较，明确存在上斜肌松弛情况，行上斜肌折叠后，再次行被动牵拉试验，明确上斜肌松弛情况的改善程度，并与对侧眼比较，防止医源性Brown综合征的产生。

参考文献

[1] MollanSP，EdwardsJH，PriceA，et al. Aetiology and outcomes of adult superior oblique palsies：a modern series. Eye（Lond），2009，23（3）：640-644.

[2] Kraft SP，Scott WE. Masked bilateral superior oblique palsy：clinical features and diagnosis. J Pediatr Ophthalmol Strabismus. 1986，23（6）：264-272.

[3] Esmail F，Flanders M. Masked bilateral superior oblique palsy. Can J Ophthalmol，2003，38（6）：476-481.

[4] Hermann JS. Masked bilateral superior oblique paresis. J Pediatr Ophthalmol Strabismus，1981，18（2）：43-48.

[5] Ellis FJ，Stein LA，Guyton DL. Masked bilateral superior oblique muscle paresis：a simple overcorrection phenomenon？ Ophthalmology，1998，105（3）：544-551.

[6] MerinoPS，RojasPL，Gómez De Liaño PS，et al. Bilateral superior oblique palsy：etiology and

therapeutic options. Eur J Ophthalmol，2014，24（2）：147-152.

［7］Bagheri A，Fallahi MR，Abrishami M，et al. Clinical features and outcomes of treatment for fourth nerve palsy. J Ophthalmic Vis Res，2010，5（1）：27-31.

［8］Knapp P. Classification and treatment of superior oblique palsy. Am Orthopt J，1974，24：18-22.

［9］Scott WE，Kraft SP. Classification and surgical treatment of superior oblique palsies：I. Unilateral superior oblique palsies. Trans New Orleans Acad Ophthalmol，1986，34：15-38.

［10］von Noorden GK，Murray E，Wong SY. Superior oblique paralysis. A review of 270 cases. Arch Ophthalmol，1986，104（12）：1771-1776.

［11］Helveston EM. The influence of superior oblique anatomy on function and treatment. The 1998 Bielschowsky Lecture. Binocul Vis Strabismus Q，1999，14（1）：16-26.

［12］Kaeser PF，Klainguti G，Kolling GH. Inferior oblique muscle recession with and without superior oblique tendon tuck for treatment of unilateral congenital superior oblique palsy. J Aapos，2012，16（1）：26-31.

［13］郝瑞，张伟，赵堪兴. 上斜肌麻痹性斜视的上斜肌磁共振成像形态变化分析. 中华眼科杂志，2019，55（1）：20-24.

［14］赫雨时，张允和，赵堪兴，等. 上斜肌麻痹的诊断及治疗（附100例病例分析）. 中华眼科杂志，1981，17（1）：29-31.

［15］亢晓丽，韦严. 关注上斜肌麻痹的临床分型及治疗的个性化设计. 中华眼科杂志，2017，53（12）：929-934.

［16］Yueping Li，KX Zhao. Superior Oblique Tucking for Treatment of Superior Oblique Palsy. J Pediatr Ophthalmol Strabismus，2014，51（4）：249-254.

［17］刘明美，张伟. 上斜肌折叠术对眼球旋转状态的影响. 中华眼科杂志，2015，51（6）：428-432.

［18］郝瑞，陈丽萍，刘阳，等. 前部上斜肌肌腱折叠术矫正成年人外旋转斜视的疗效观察. 中华眼科杂志，2021，57（9）：685-688.

（郭新　郭雅图）

2　外旋转斜视（后天性双侧滑车神经麻痹）

眼球围绕视轴发生异常旋转产生的斜视称为旋转斜视。旋转斜视通常是由起内旋作用的肌肉（上斜肌、上直肌）和起外旋作用的肌肉（下斜肌、下直肌）之间的力量失衡引起。部分旋转斜视是由中枢神经系统病变，如前庭系统、网状系统以及大脑损伤造成。后天颅脑闭合性损伤可引起双眼上斜肌麻痹和严重的旋转斜视。

由于上斜肌是由滑车神经支配，而滑车神经细小脆弱，毗邻关系复杂，在颅内段，滑车神经为走行最长最细的脑神经，双侧滑车神经在中脑相距仅数毫米且神经在前髓帆处附着脆弱，滑车神经还跨越小脑幕切迹游离缘。因此，在颅脑损伤时，神经的直接损伤或神经核挫伤、前髓帆处脆弱附着的滑车神经小根的撕脱、中脑下部的直接压迫、幕上下之间颅内压不平衡或脑疝等都可压迫滑车神经。闭合性颅脑损伤后颅底及眶壁骨折也可导致滑车神经受损。大多数外伤性滑车神经麻痹表现为双侧，但双侧的程度可不对称。Wright等指出，即使非常轻微的无意识丧失的颅脑损伤也可造成滑车神经麻痹。

旋转斜视可引起旋转性复视、视物歪斜或模糊、晕眩、代偿头位等症状。急性发病的后天性双侧滑车神经麻痹患者主诉有明显的旋转性复视症状。在临床诊疗过程中，大部分眼科医师在患者没有旋转斜视主诉时不常规检查旋转斜视度数，或患者对旋转斜视的症状表述不清楚，因此容易造成旋转斜视的漏诊和误诊。故应加强对该病的认识，以提高正确诊断，防止漏诊和误诊的发生。

后天性滑车神经麻痹引起的旋转斜视临床表现为：第一眼位大多数表现为不同程度的垂直旋转斜视，眼球运动检查大多表现为患眼上斜肌运动功能不足或下斜肌功能亢进，有代偿头位者可表现为下颌内收，Bielschowsky 试验阳性，同视机、双马氏杆等检查可发现主观旋转，眼底照片见视盘与黄斑的夹角的客观旋转。将头位直立后，患者出现旋转性复视，自觉视物倾斜交叉，尤以前下方视物混乱严重，可造成行走困难，对患者生活影响较大。配戴三棱镜等非手术方法不能解决旋转问题，常需手术治疗。常用的手术方式有：上斜肌折叠术或前部折叠术，上斜肌矢状移位术（Harada-Ito 手术），垂直肌肉移位术，下斜肌减弱术。

病例 1

患者，男，51 岁。

主诉　车祸昏迷苏醒后视物倾斜模糊 1 年。

病史　患者 1 年前发生车祸，昏迷，苏醒后发现双眼视物倾斜，遮盖单眼视物清晰，1 年来，自觉无明显缓解，且喜欢低头视物，遂来我院就诊。无眼部红肿、疼痛和眼睑大小变化，车祸后曾有头痛、恶心等症状。发病以来，自觉斜视度无明显变化，无视远视近时斜视度改变，低头视物时双眼视物重影好转。

既往车祸昏迷史，当地医院诊断为轻微脑震荡。

否认其他全身病史、家族史及药物过敏史。

眼科检查

视力：OD 0.8，OS 0.9

眼前节检查：未见明显异常 OU

瞳孔检查：直接、间接对光反应正常，未见相对传入性瞳孔障碍 OU

眼底检查：未见异常 OU

屈光状态检查：

诊断验光：

OD　　＋0.50 DS －0.75 DC×73　　1.0

OS　　＋0.75 DS＋0.50 DC×90　　1.0

颅脑及眼眶 MRI 检查结果未见明显异常

专科检查

HT：Ortho

交替遮盖：微内→正 OU

单眼运动：各方向运动到位

双眼运动：双眼上斜肌落后（−1）

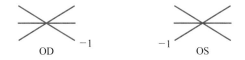

OD　−1　　　　−1　OS

九个诊断眼位：图 1

PACT：

	$E_{SC'}$ = 8 PD	$RH_{SC'}$ = 4 PD	E_{SC} = 8 PD	RH_{SC} = 4 PD
REF	$E_{SC'}$ = 8 PD	$RH_{SC'}$ = 4 PD	E_{SC} = 8 PD	RH_{SC} = 4 PD
LEF	$E_{SC'}$ = 8 PD	$RH_{SC'}$ = 6 PD	E_{SC} = 8 PD	RH_{SC} = 5 PD

A-V 征（LEF）：上转 25°：E_{SC} = 4 PD；下转 25°：E_{SC} = 8 PD

双马氏杆和马氏杆加三棱镜检查结果综合如下：

	REF			LEF		
上转 15°		RH = 2 PD	EX = 2°		RH = 2 PD	EX = 2°
正前方	E = 4 PD	RH = 2 PD	EX = 10°	E = 2 PD	RH = 5 PD	EX = 12°
下转 15°	E = 6 PD	RH = 6 PD	EX = 12°	E = 6 PD	RH = 6 PD	EX = 12°

AC/A = 4.6

同视机检查：

−1° R/L2° EX1°	−2° R/L2° EX2°	−2° R/L1° EX2°
	+2° R/L4° EX10°	
+4° R/L5° EX16°	+4° R/L5° EX10°	+4° R/L6° EX12°

代偿头位：下颌内收（图 2）

Bielschowsky 歪头试验：右眼（＋），左眼（±）

Titmus 立体视：代偿头位：400 秒弧

主导眼：左眼

眼底照相：外旋 OU（图 3）

诊断　1. 旋转斜视 OU；2. 滑车神经麻痹 OU

手术　右眼传统 Harada-Ito 手术。

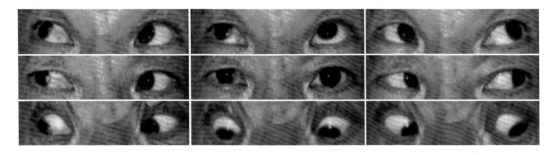

图 1　术前九个诊断眼位图

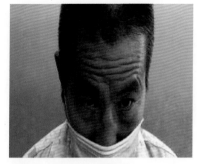

图 2　代偿头位图

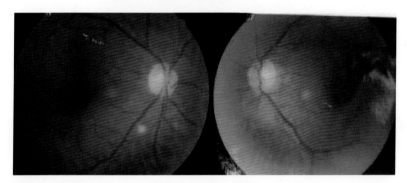

图 3　术前眼底照相

术后第 1 天复查：

专科检查

HT：Ortho

交替遮盖：微内→正 OU

单眼运动：各方向运动到位

双眼运动：各方向运动基本协调

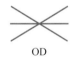　　　　　　　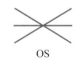

OD　　　　　　　　　　　OS

九个诊断眼位：图 4

PACT：

REF	$E_{SC'} = 4\ PD$	$RH_{SC'} = 2\ PD$	$E_{SC} = 4\ PD$	$RH_{SC} = 2\ PD$
LEF	$E_{SC'} = 6\ PD$	$RH_{SC'} = 3\ PD$	$E_{SC} = 4\ PD$	$RH_{SC} = 3\ PD$

A-V 征（LEF）：上转 25°：$E_{SC} = 4\ PD$；下转 25°：$E_{SC} = 4\ PD$

双马氏杆和马氏杆加三棱镜检查结果综合如下：

	REF	LEF
上转 15°	IN5°	IN5°
正前方	IN5°	IN5°
下转 15°	IN5°	IN5°

AC/A ＝ 4.1

同视机检查：

+4° R/L1° IN3°	−2° IN1°	+4° L/R1° IN3°
	+2° IN2°	
R/L5° IN3°	+4° R/L2° IN3°	+4° R/L1° IN16°

代偿头位：无（图5）

Bielschowsky 歪头试验：右眼（−），左眼（−）

Titmus 立体视：400 秒弧

主导眼：左眼

眼底照相：未见明显旋转 OU（图6）

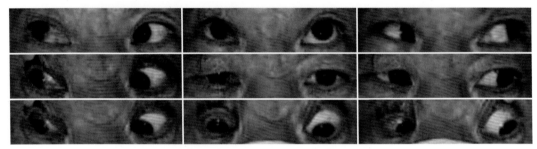

图4 术后第1天九个诊断眼位图

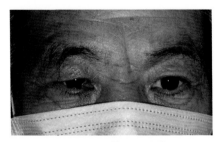

图5 术后第1天头位

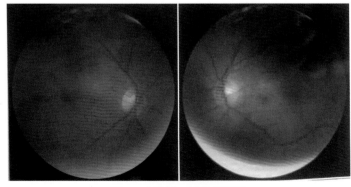

图6 术后第1天眼底照相

病例 2

患者，男，42岁。

主诉 车祸合并颅脑外伤后视物倾斜6年。

病史 患者6年前发生车祸，昏迷，苏醒后发现双眼视物倾斜，遮盖单眼视物清晰，6年来，自觉无明显缓解，且喜欢低头视物，遂来我院就诊。无明显畏光、视力下降，无眼部红肿、疼痛和眼睑大小变化，车祸外伤后曾有头痛、恶心等症状。发病以来，自觉斜视度无明显变化，无视远视近时斜视度改变，低头视物时双眼视物重影好转。

既往车祸昏迷史，1年前复查头部MRI提示未见明显异常，否认其他全身病史、家族史及药物过敏史。

眼科检查

视力：OD 1.0，OS 1.0

眼前节检查：未见明显异常 OU

瞳孔检查：直接、间接对光反应正常，未见相对传入性瞳孔障碍 OU

眼底检查：未见异常 OU

屈光状态检查：

诊断验光：

OD 平光 1.0

OS 平光 1.0

外院行颅脑及眼眶MRI检查，结果提示未见明显异常

专科检查

HT：Ortho

交替遮盖：微内→正 OU

单眼运动：各方向运动到位

双眼运动：双眼上斜肌落后（−1）

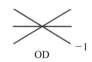 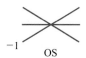

九个诊断眼位：图1

双马氏杆和马氏杆加三棱镜检查结果综合如下：

	REF	LEF
上转15°	LH = 2 PD　EX = 5°	RH = 3 PD　EX = 5°
正前方	EX = 14°	EX = 14°
下转15°	EX = 20°	EX = 20°

同视机检查：

+4° L/R3° EX1°	+4° L/R3° EX2°	+4° L/R1° EX2°
	+2° LR3° EX10°	
+4° L/R4° EX15°	+4° L/R3° EX15°	+4° L/R3° EX15°

REF

−1° R/L2° EX1°	−2° R/L2° EX2°	−2° R/L1° EX2°
	+2° R/L4° EX10°	
+4° R/L4° EX19°	+4° R/L3° EX19°	+4° R/L4° EX18°

LEF

交替遮盖：内→正 OU

代偿头位：下颌内收（图2）

Bielschowsky 歪头试验：右眼（＋），左眼（＋）

Titmus 立体视：代偿头位：800 秒弧；头正位：无

主导眼：左眼

眼底照相：外旋 OU（图3）

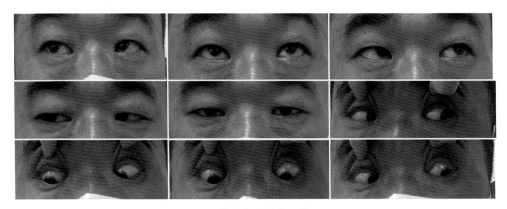

图1 术前九个诊断眼位图

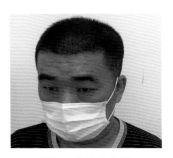

图2 代偿头位图

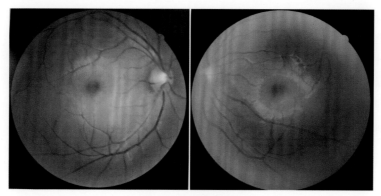

图 3 术前眼底照相

诊断 滑车神经麻痹 OU

手术 双眼上斜肌前 1/3 肌腱前徙固定于外直肌附着点后 8 mm、上 2 mm 处。

术后第 1 天复查:

专科检查

HT:Ortho

交替遮盖:微内→正 OU

单眼运动:各方向运动到位

双眼运动:各方向运动基本协调

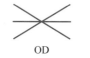

OD

OS

双马氏杆和马氏杆加三棱镜检查结果综合如下:

	REF	LEF
上转 15°	E = 2 PD IN = 8°	E = 2 PD IN = 7°
正前方	E = 4 PD IN = 7°	E = 2 PD IN = 7°
下转 15°	E = 2 PD IN = 6°	E = 2 PD IN = 6°

同视机检查(REF):

+4° L/R1° IN7°	+5° IN7°	+4° L/R1° IN7°
	+2° IN6°	
+2° IN6°	+4° IN6°	+4° IN6°

代偿头位:无

Bielschowsky 歪头试验:右眼(-),左眼(-)

Titmus 立体视:400 秒弧

主导眼:左眼

眼底照相:未见明显旋转 OU

术后半年复查：

专科检查

HT：Ortho

交替遮盖：微内→正 OU

单眼运动：各方向运动到位

双眼运动：各方向运动基本协调

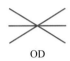　　　　　　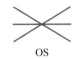

OD　　　　　　　　　　　　　OS

九个诊断眼位：图 4

双马氏杆和马氏杆加三棱镜检查结果综合如下：

	REF	LEF
上转 15°	E = 4 PD	E = 2 PD
正前方	E = 4 PD	E = 4 PD
下转 15°	E = 5 PD	E = 5 PD

同视机检查（REF）：

+2° L/R1° EX1°	+1° EX1°	+2° L/R2° EX1°
	+3° L/R3°	
+1° L/R2°	+2° L/R2°	+2° L/R3°

代偿头位：无（图 5）

Bielschowsky 歪头试验：右眼（－），左眼（－）

Titmus 立体视：40 秒弧

主导眼：左眼

眼底照相：未见明显旋转 OU（图 6）

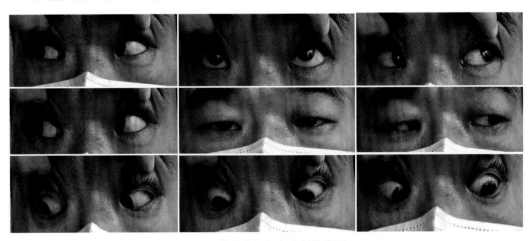

图 4　术后半年九个诊断眼位图

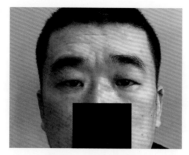

图 5　术后半年头位

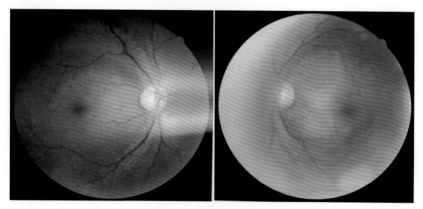

图 6　术后半年眼底照相

病例特点

　　本节两例患者在病史、症状、体征上均极为相似，但亦有各自特点，第一位患者第一眼位存在小度数垂直斜视，旋转斜视角度为外旋 10°，因此，我们选择单眼 Harada-Ito 手术，即钩取折叠上斜肌前部 1/4 ～ 1/3 肌腱，沿上斜肌走行方向，固定于外直肌附着点后 8 mm、上 2 mm 处，类似于上斜肌前部折叠术，以期解决旋转斜视。第二位患者正前方外旋约为 15°，而下方外旋大于 15°，考虑双眼外旋性斜视，采取双侧 Harada-Ito 术后，效果均较满意，但由于该术式为加强术，远期存在一定回退，故术后短期内过矫，同时须定期随访。后天性外旋转斜视患者由于斜视发生前存在正常的双眼视和立体视功能，斜视发生后为了获得正常的双眼视，患者可能存在下颌内收的代偿头位，故手术在改善斜视的同时，亦能够改善患者的代偿头位，使其第一眼位和下方阅读位的双眼视功能得到一定程度的改善和提高[1]。

参考文献

[1] 张伟，赵堪兴，郭新，等 . 后天性外旋转斜视手术前后的立体视觉观察 . 中华眼科杂志，2005，41（7）：484-487.

（郭新　郭雅图）

3 原发性下斜肌功能亢进

原发性下斜肌功能亢进（primary inferior oblique muscle overaction）病因尚未阐明，有研究认为原发性斜肌功能亢进可能与直肌解剖位置异常存在一定的相关性[1-2]。原发性下斜肌功能亢进最常与水平斜视合并存在，如先天性内斜视或间歇性外斜视，也可单独发病。多为双眼发病，临床表现可为非对称性，对于功能亢进较轻侧，临床检查时可能难以发现[3]。如发现存在下斜肌功能亢进，鉴别是原发性还是继发性（如继发于上斜肌麻痹）下斜肌功能亢进很重要，两者可以通过眼球运动检查、歪头试验等判断和评估。

原发性下斜肌功能亢进主要表现为内转眼过度上转，若为双侧发病，患者可表现为向上注视时，双眼分开明显，这是因为向上注视时，下斜肌为外转肌，从而在临床上可表现为 Y 型或 V 型斜视。原发性下斜肌功能亢进是否需要手术干预及如何干预，要根据其亢进程度、有无 V 型斜视及其大小、原在位有无垂直斜视、眼底旋转情况等综合考量[4-5]。眼球内转时上转，除了下斜肌功能亢进外，还可见于分离性垂直斜视，而二者也可合并存在，因而全面详细的临床检查对于诊断以及治疗具有重要意义。

病例

患者，女，24 岁。

主诉 自幼外斜视，未予诊治，现为进一步治疗来我院。

病史 20 年前无明显诱因发现明显外斜视，开始时注意力集中时可以控制，近 3 ～ 4 年不能控制，遂来我院就诊。无复视，无明显畏光、视力下降，无眼部红肿、疼痛和眼睑大小变化，不伴有发热等全身症状。发病以来，自觉斜视度无明显变化，无视远视近时斜视度改变。

既往体健，否认外伤史，否认全身病史、家族史及药物过敏史。

眼科检查

视力：OD 0.5，OS 0.4

眼前节检查：未见明显异常 OU

瞳孔检查：直接、间接对光反应正常，未见相对传入性瞳孔障碍 OU

眼底检查：未见异常，黄斑-视盘未见明显旋转 OU

屈光状态检查：

诊断验光：

OD　−2.25 DS＋0.50 DC×100　　1.0

OS　−2.50 DS＋0.75 DC×75　　　1.0

专科检查

HT：$XT_{SC'}$ ＝ 35° 可交替注视

交替遮盖：外→正 OU

单眼运动：各方向眼球基本到位

双眼运动：右眼下斜肌功能亢进（＋2）

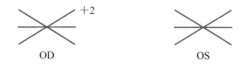

九个诊断眼位：图1

PACT：

REF　　　$XT_{SC'} = 90$ PD　　$RHT_{SC'} = 12$ PD　　$XT_{SC} = 90$ PD　　$RHT_{SC} = 12$ PD

LEF　　　$XT_{SC'} = 90$ PD　　$RHT_{SC'} = 10$ PD　　$XT_{SC} = 90$ PD　　$RHT_{SC} = 10$ PD

A-V 征：上转 25°：$XT_{SC} = 100$ PD；下转 25°：$XT_{SC} = 90$ PD

AC/A = 3.1

代偿头位：无

Titmus 立体视：无

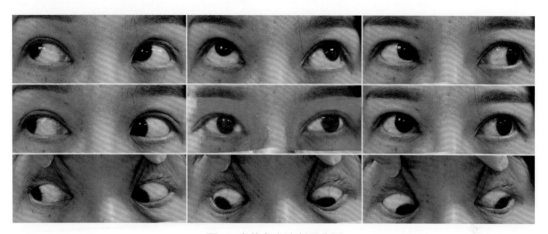

图1　术前九个诊断眼位图

诊断　1.恒定性外斜视 OU；2.原发性下斜肌功能亢进 OD

手术　术中被动牵拉试验未见异常。双眼外直肌后徙 7 mm，左眼内直肌缩短 4 mm，右眼下斜肌后退 10 mm。

术后第 1 天复查：

专科检查

HT：Ortho

交替遮盖：微内→正 OU

单眼运动：各方向眼球基本到位

双眼运动：协调

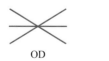

九个诊断眼位：图 2

PACT：

REF	$E_{SC'} = 4\,PD$	$E_{SC} = 6\,PD$
LEF	$E_{SC'} = 4\,PD$	$E_{SC} = 6\,PD$

A-V 征：上转 25°：$X_{SC} = 4\,PD$；下转 25°：$E_{SC} = 4\,PD$

AC/A = 3.3

代偿头位：无

Titmus 立体视：无

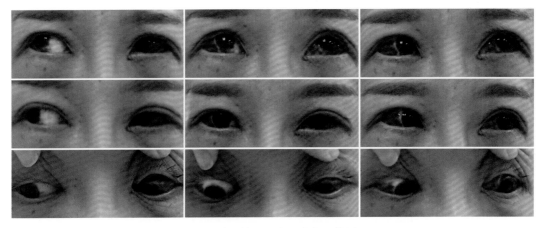

图 2 术后第 1 天九个诊断眼位图

病例特点

水平斜视合并下斜肌功能亢进的患者是否需要同期处理下斜肌功能亢进，不能单纯依靠眼球运动来判断，还要根据患者第一眼位是否合并垂直斜视及垂直斜视度的大小、是否合并 V 型斜视或 Y 型斜视，以及下斜肌功能亢进的程度等综合评估。一般而言，如果第一眼位合并明显的垂直斜视和（或）下斜肌功能亢进的程度 2＋及以上，需要手术处理。需要注意的是，双侧非对称性下斜肌功能亢进，即使一侧亢进程度很轻，也需要双侧同时处理，避免术后下斜肌功能亢进程度轻的一侧出现临床症状。此外，如果临床检查发现存在明显的 V 型斜视或 Y 型斜视，即使下斜肌轻度亢进，也可以选择手术改善，同时能够缓解 V 型斜视或 Y 型斜视。需要警惕的是，原发性下斜肌功能亢进不恰当的、过于积极的手术可导致远期上斜肌功能亢进，并继发 A 型斜视。

该例患者术前眼球运动检查发现第一眼位存在垂直斜视，且伴有一侧下斜肌功能亢进，因而在水平斜视手术的同时，选择了下斜肌减弱手术。对于联合下斜肌减弱手术的水平斜视矫正术，水平直肌的手术量根据术前检查的斜视度进行设计，不受是否行下斜肌手术影响。

参考文献

［1］Chen H，Burdon MA，Shun GA，et al. Dissociated eye movements in craniosynostosis：a hypothesis revived. Br J Ophthalmol，1993，77：563-568.

［2］Demer JL. Orbital connective tissue in binocular alignment and strabismus. In：Lennerstrand G（ed）Advances in strabismus research：basic and clinical aspects. London：Portland Press，2000：17-31.

［3］Parks MM. The overacting inferior oblique muscle. Am J Ophthalmol，1974，77：787.

［4］Guyton DL. Clinical assessment of ocular torsion. Am Orthopt J，1983，33：7.

［5］Wright KW. Current approaches to inferior oblique muscle surgery//Hoyt CS. Focal points 1986：clinical modules for ophthalmologists. San Francisco：American Academy of Ophthalmology，1986：1.

（郝瑞）

4 单眼上转不足

单眼上转不足（monocular elevation deficiency）也称为双上转肌麻痹，是先天性单眼上转功能不同程度落后的眼球运动障碍性疾病，可同时合并内上转和外上转运动受限。双上转肌麻痹的命名并不准确，有研究发现，诊断为双上转肌麻痹的病例中，70%的患者单眼上转功能不同程度落后是由下直肌的限制因素引起，而并不是由上直肌和下斜肌的麻痹引起[1-2]。也就是说，大部分病例的上转受限是由下直肌的挛缩限制因素引起，而并非真正的双上转肌麻痹。

单眼上转不足临床上表现为受累眼出现下斜视，部分患者可能合并下颌上抬的代偿头位以获得一定的双眼视功能。此外，下斜视眼还可伴有上睑下垂的表现。对于合并有上睑下垂的单眼上转不足，须明确是真性上睑下垂还是假性上睑下垂。25%的患者可能存在真性上睑下垂，但几乎所有的患者都存在不同程度的假性上睑下垂[3]。25%的单眼上转不足合并先天性上睑下垂患者存在 Marcus Gunn 综合征[4]，提示该病可能存在与动眼神经相关的先天性异常神经支配。

病例

患者，女，4岁。

主诉 自幼右眼不能上转伴上睑下垂。

病史 家长诉生后即发现患儿右眼不能上转，合并上睑下垂，视物喜抬下颌，未予诊治。现为进一步诊治来我院就诊。不伴有畏光、视力下降，无眼部红肿、疼痛和眼睑大小变化。发病以来，斜视度无明显变化，无明显异常头位。

既往体健，否认全身病史、颅脑病史及外伤史，否认药物过敏史。

足月剖宫产，否认产伤史。

眼科检查

视力：OD 0.4，OS 0.4

外眼检查：左眼注视，右眼存在上睑下垂（图1）；右眼注视，未见明显上睑下垂

（图2）

　　眼前节检查：未见明显异常 OU

　　瞳孔检查：直接、间接对光反应正常，未见相对传入性瞳孔障碍 OU

　　眼底检查：未见异常，黄斑-视盘未见明显旋转 OU

　　屈光状态检查：

　　1% 硫酸阿托品眼用凝胶睫状肌麻痹后检影验光：

　　OD　　＋1.50 DS　　0.7

　　OS　　＋1.00 DS　　0.7

专科检查

HT：REF：$LHT_{SC'}＝30°$，LEF：$LHT_{SC'}＝10°\sim15°$

交替遮盖：内下→正 OD，内上→正 OS

单眼运动：右眼上转、内上转及外上转均落后（－4）

双眼运动：右眼上转、内上转及外上转均落后（－4）

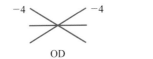
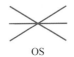

OD　　　　　　　　　OS

九个诊断眼位：图3

PACT：

REF	$ET_{SC'}＝15\ PD$	$RHoT_{SC'}＝50\ PD$	$ET_{SC}＝15\ PD$	$RHoT_{SC}＝50\ PD$
LEF	$ET_{SC'}＝12\ PD$	$RHoT_{SC'}＝30\ PD$	$ET_{SC}＝12\ PD$	$RHoT_{SC}＝30\ PD$

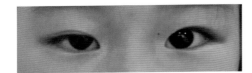

图1　左眼注视外观

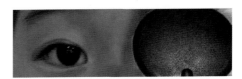

图2　右眼注视外观

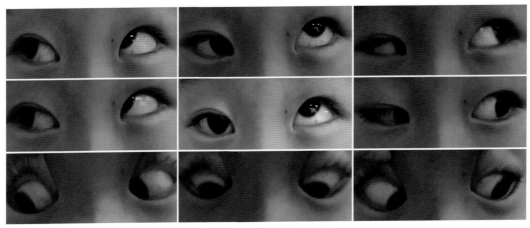

图3　术前九个诊断眼位图

代偿头位：下颌上抬

Titmus 立体视：下颌上抬：800 秒弧；头正位：无

眼眶 CT：未见明显异常

诊断　单眼上转不足 OD

手术　术中被动牵拉试验发现右眼下直肌高度挛缩，右眼下直肌后徙 5 mm 后，再次行被动牵拉试验，无明显限制因素。

术后第 1 天复查：

专科检查

HT：LEF：RHoT$_{SC'}$ ＜ 5°（图 4），余检查不合作

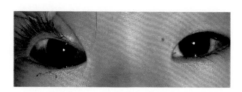

图 4　术后第 1 天外观

术后第 1 年复查：

专科检查

HT：LEF：Ortho，REF：RHoT$_{SC'}$ ＜ 5°

交替遮盖：下→正微动 OD，上→正微动 OS

单眼运动：右眼上转过中线 10°

双眼运动：右眼上转，内上转及外上转均落后（−2）

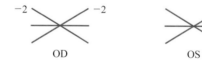

九个诊断眼位：图 5

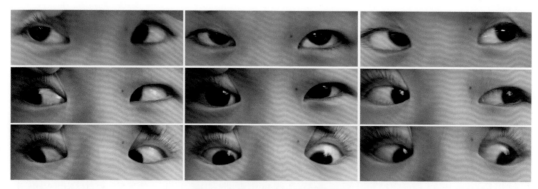

图 5　术后 1 年九个诊断眼位图

PACT：

REF	$RHoT_{SC'} = 8\ PD$	$RHoT_{SC} = 8\ PD$
LEF	$RHoT_{SC'} = 5\ PD$	$RHoT_{SC} = 4\ PD$

代偿头位：无

Titmus 立体视：800 秒弧

病例特点

对于单眼上转不足的病例，如果第一眼位有明显的垂直斜视和（或）存在下颌上抬的代偿头位，可考虑行手术治疗，改善第一眼位的斜视度，同时改善代偿头位。术前要进行详细的眼球运动检查及影像学检查，明确是否存在眼眶解剖结构、眼外肌等发育异常的情况。具体的手术方式取决于术中被动牵拉试验。

如果术中被动牵拉试验显示存在明显的下直肌挛缩限制因素，则须首先解决限制，选择下直肌的后退手术。如果被动牵拉试验显示无明显限制因素，则考虑为麻痹性因素引起的双上转肌麻痹，可根据术前检查斜视度的大小和眼球上转功能进行手术方式选择。对于上转不过中线者行 Knapp 手术[5]或受累眼下直肌后退等。本例患者术中被动牵拉试验显示右眼下直肌明显挛缩紧张，故而行右眼下直肌后退手术，术后 1 年，眼位改善明显，同时随着下直肌限制因素的解决，眼球运动也在一定程度上得到了改善。若术中被动牵拉试验未见明显限制因素，可根据眼球运动，选择 Knapp 手术改善眼位和眼球运动。

参考文献

［1］ Metz HS. Double elevator palsy. Arch Opthalmol，1979，97：901-909.

［2］ Scott WE，Jackson OB. Double elevator palsy：the significance of inferior rectus restriction. Ophthalmology，1977，27：5-10.

［3］ Anderson RL，Baumgartner SA. Strabismus and ptosis. Arch Ophthalmol，1980，98：1062-1067.

［4］ Wright KW，Liu GY，Murphree AL，et al. Double elevator palsy，ptosis and jaw-winking. Am Orthopt J，1989，39：143-150.

［5］ YuePing Li，LiLi Sun，Wei Zhang，et al. Comparison of augmented and nonaugmented modified Knapp procedure for the treatment of nonrestrictive double elevator palsies. J AAPOS，2016，20：401-404.

（郝瑞）

5　限制性斜视

5.1　甲状腺相关眼病

甲状腺相关眼病（Thyroid-associated ophthalmopathy，TAO；thyroid eye disease，TED）也称为甲状腺眼病、Graves 眼病等，是一种由针对甲状腺组织、眼外肌以及眼眶脂肪的自身抗体引起的自身免疫性眼病。多数患者有甲状腺功能亢进，少数患者甲状腺功能正常或伴有甲状腺功能减退。TAO 自然病程包括两阶段——活动期（炎症期、初发期）和非活动期（纤维化期、稳定期）[1]。临床体征以眼外肌肥大、眶内脂肪及软组织增生为主要特点并出现相应症状。当 TAO 累及眼外肌造成眼肌肥大，可引起典型的限制性斜视，称之为甲状腺相关斜视（thyroid-associated strabismus）。在 TAO 患者中，甲状腺相关斜视的发生率约为 15%[2]。其中，最常累及下直肌，其次为内直肌和上直肌，而外直肌和斜肌较少累及[3]。甲状腺相关斜视一旦发生，可出现明显的眼球运动受限和复视症状，严重影响患者的工作、学习和日常生活。在第一章内斜视中，我们对 TAO 已经进行了介绍，同时分享了表现为内斜视的病例，本章主要介绍合并垂直斜视的 TAO 的诊疗。

甲状腺相关斜视的治疗可以分为两大类：保守治疗和手术治疗。其中保守治疗包括配戴三棱镜矫正、肉毒杆菌毒素注射、全身系统治疗等方式。甲状腺相关斜视患者因存在复视症状以及外观容貌的显著改变，手术治疗意愿会比较强烈。斜视矫正术需要在 TAO 稳定期进行。有文献统计表明，活动期如进行斜视矫正，其复视复发率可高达 50%[4]。因此该病的治疗时机的选择很重要。甲状腺功能稳定且斜视度稳定至少 6 个月以上再进行手术。突眼严重，须行眶减压手术者，应在眶减压手术完成后斜视度稳定后进行斜视矫正手术，以免眶减压术后产生新的眼位偏斜，导致原有的斜视手术效果不佳。眼眶影像学检查对诊断和处理甲状腺相关斜视非常有帮助。甲状腺相关斜视患者眼眶的影像学特征是眼外肌肌腹增粗，而肌腱无异常（梭形增粗）。同时 TAO 可特征性地表现为不限于一条眼外肌的多条眼外肌肌腹异常增粗。

病例

患者，女，52 岁。

主诉　双眼视物重影 1 年，稳定半年余。

病史　患者 3 年前发现甲状腺功能亢进，药物治疗半年后甲状腺各项指标正常，后每半年复查甲状腺各项指标无异常，1 年前出现双眼视物重影，逐渐加重，半年前相对稳定，现为进一步诊疗，来我院门诊就诊。发病以来，曾伴有眼红、眼肿、眼球突出等眼部症状，用药后明显缓解，不伴有发热、头部外伤、恶心呕吐等全身症状。

既往甲状腺功能亢进史，现甲状腺功能正常。否认其他全身病史及药物过敏史。

眼科检查

视力：OD 1.0，OS 1.0

外眼：双眼上睑轻度迟落

眼前节检查：未见明显异常 OU

瞳孔检查：直接、间接对光反应正常，未见相对传入性瞳孔障碍 OU

眼底检查：未见异常，黄斑-视盘未见明显旋转 OU

屈光状态检查：

诊断验光：

OD　平光　　1.0

OS　平光　　1.0

专科检查

HT：$ET_{SC'} = 15°$　$RHoT_{SC'} = 10°$

交替遮盖：内下→正 OD；内上→正 OS

单眼运动：双眼外转受限，右眼上转不到中线

双眼运动：双眼外转受限，右眼上转落后（−5）

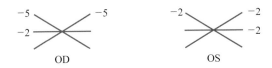

OD　　　　　OS

九个诊断眼位：图 1

PACT：

REF	$ET_{SC'} = 30$ PD	$RHoT_{SC'} = 40$ PD	$ET_{SC} = 40$ PD	$RHoT_{SC} = 60$ PD
LEF	$ET_{SC'} = 30$ PD	$RHoT_{SC'} = 25$ PD	$ET_{SC} = 40$ PD	$RHoT_{SC} = 30$ PD

AC/A ＝ 0

代偿头位：无

Titmus 立体视：无

主导眼：左眼

眼眶 CT（冠状面扫描）：双眼内直肌及右眼下直肌肌腹梭形肥厚（图 2）

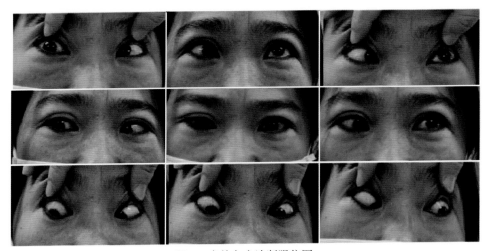

图 1　术前九个诊断眼位图

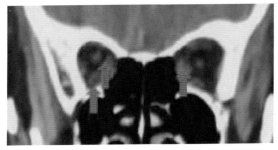

图 2　术前眼眶 CT（冠状面扫描）

诊断　甲状腺相关眼病 OU

手术　术中被动牵拉试验显示双眼内直肌、右眼下直肌挛缩，行双眼内直肌后退 6 mm，右眼下直肌后退 4 mm。

术后第 1 天复查：

专科检查

HT：Ortho

交替遮盖：基本不动 OU

单眼运动：双眼上转轻度受限

双眼运动：双眼上转轻度受限

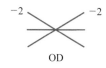
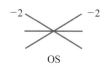

九个诊断眼位：图 3

PACT：

REF	$E_{SC'} = 6\,PD$	$RHo_{SC'} = 10\,PD$	$E_{SC} = 4\,PD$	$RHo_{SC} = 8\,PD$
LEF	$E_{SC'} = 6\,PD$	$RHo_{SC'} = 6\,PD$	$E_{SC} = 4\,PD$	$RHo_{SC} = 4\,PD$

AC/A = 0

代偿头位：无

Titmus 立体视：100 秒弧

主导眼：左眼

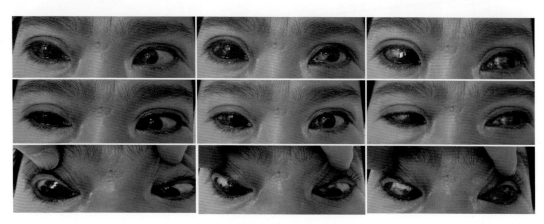

图 3　术后第 1 天九个诊断眼位图

术后 3 个月复查：

专科检查

HT：Ortho

交替遮盖：基本不动 OU

单眼运动：双眼上转轻度受限

双眼运动：双眼上转轻度受限

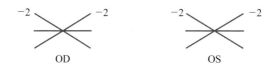

九个诊断眼位：图 4

PACT：

REF	$E_{SC'} = 2\ PD$	$E_{SC} = 4\ PD$
LEF	$E_{SC'} = 2\ PD$	$E_{SC} = 2\ PD$

AC/A = 0

代偿头位：无

Titmus 立体视：80 秒弧

主导眼：左眼

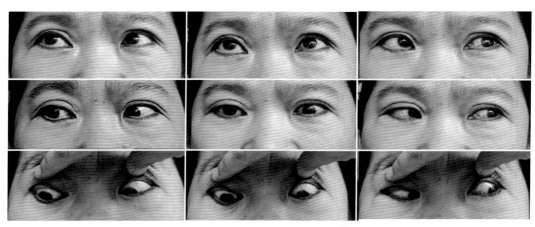

图 4　术后 3 个月九个诊断眼位图

病例特点

　　该患者有明确的甲状腺功能亢进病史，现处于非活动期，同时出现双眼复视，眼球运动受限明显，眼眶 CT 提示数条眼外肌肌腹梭形肥大。因而手术治疗是帮助患者恢复双眼单视的有效手段，约 0.6% ～ 20% 的甲状腺相关斜视患者需要手术治疗[5]。对于眶压增高，伴有明显眼球突出，须行眶减压手术的患者，须在眶减压术后根据眼位情况行斜视手术[6]。手术的目的是确保第一眼位和阅读眼位恢复双眼单视，因此患者在其余眼位可能仍会存在复视。手术的基本原则是解除眼外肌的限制，优先选择眼外肌后徙术，也可同时联合调整缝线技术。眼外肌加强术可能会产生新的限制因素等，通常不作为首选。因受累肌肉运动限制程度不同，量效关系不明确是该病的一个重要特征，临床常呈现较小的手术量即可矫正较大的斜视度，而较小的斜视度需要较大的手术量。该类患者手术矫正目标眼位不宜过矫。该患者术中被动牵拉试验均发现明显限制因素，手术松解眼外肌限制后，眼球运动明显改善。

参考文献

［1］Rundle FF. Management of exophthalmos and related ocular changes in Graves' Disease. Metabolism.，1957，6（1）：36-48.

［2］Skov CM，Mazow ML. Managing strabismus in endocrine eye disease. Can J Ophthalmology，1984，19（6）：269-274.

［3］Dyer JA. The oculorotary muscles in Graves' disease. Trans Am Ophthalmol Soc，1977，74：425-456.

［4］Thomas SM，Cruz OA. Comparison of two different surgical techniques for the treatment of strabismus in dysthyroid ophthalmopathy. J AAPOS，2007，11（3）：258-261.

［5］Bartley GB，Fatourechi V，Kadrmas EF，et al. The treatment of Graves' ophthalmopathy in an incidence cohort. Am J Ophthalmol，1996，121（2）：200-206.

［6］李燕伟，杨士强，张伟，等.甲状腺相关眼病眼眶减压术后继发内斜视伴复视的手术疗效观察.中华眼科杂志，2020，56（3）：211-215.

（郭新　郭雅图）

5.2　眼眶爆裂性骨折

　　眼眶爆裂性骨折（orbital floor fractures）是眶部挫伤导致眶壁骨折，眼外肌及软组织嵌顿，同时伴随典型临床症状的眼眶外伤性疾病。据统计，约 42.5% 的眼眶爆裂性骨折可引起限制性眼球运动障碍和复视[1]。而眼眶爆裂性骨折后出现复视的原因可能是支配眼外肌的神经受损，也可能是眼外肌挫伤、眶内组织水肿、出血，以及眼外肌在骨折部位的嵌顿[2-3]。对于嵌顿引起的限制性斜视和复视，早期手术解除嵌顿和眶壁修复，配合术后功能训练，可获得较好的效果。而晚期手术虽然可以解除嵌顿，但由于眼外肌的瘢痕化及眼外肌鞘膜和节制韧带损伤等的影响，可能并不能完全消除复视和斜视，需考虑斜视手术治疗。

病例 1

　　患儿，男，7 岁。

　　主诉　左眼被自行车把磕伤后双眼视物重影 2 周。

　　病史　患者于入院前 2 周左眼不慎被自行车把碰伤，后自觉视物重影，向上注视重影可消失，发病至今症状无明显改善，遂来我院检查。发病以来，左眼下睑及周围组织轻度红肿，不伴有畏光、视力下降等变化，不伴有发热、恶心呕吐等全身症状。

　　既往体健，否认全身病史及药物过敏史。

　　眼科检查

　　视力：OD 1.0，OS 1.0

　　眼前节检查：未见明显异常 OU

　　瞳孔检查：直接、间接对光反应正常，未见相对传入性瞳孔障碍 OU

　　眼底检查：未见异常，黄斑-视盘未见明显旋转 OU

　　屈光状态检查：

　　睫状肌麻痹后检影验光：

OD　＋1.00 DS＋0.50 DC×100　　1.0

OS　平光　　　　　　　　　　1.0

专科检查

HT：LHoT$_{SC'}$＜5°

交替遮盖：内上→正 OD，内下→正 OS

单眼运动：左眼外上转及下转受限

双眼运动：左眼外上转及下转受限

 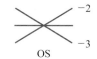

九个诊断眼位：图 1

PACT：

　　　REF　　　E$_{SC'}$＝4 PD　　LHoT$_{SC'}$＝10 PD　　E$_{SC}$＝4 PD　　LHoT$_{SC}$＝10 PD

A-V 现象（REF）：上转 25°：E$_{SC}$＝2 PD　LHo$_{SC'}$＝5 PD

　　　　　　　　　下转 25°：LHoT$_{SC'}$＝12 PD

AC/A＝3.1

代偿头位：轻度下颌内收（图 2）

Titmus 立体视：代偿头位：100 秒弧；头正位：3000 秒弧

主导眼：右眼

眼眶 CT（冠状面扫描）：左眼眶下壁骨质不连续，左眼下直肌嵌顿（图 3）

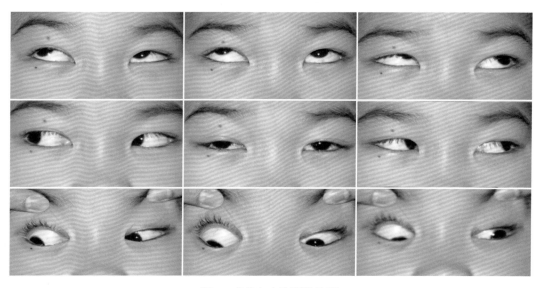

图 1　术前九个诊断眼位图

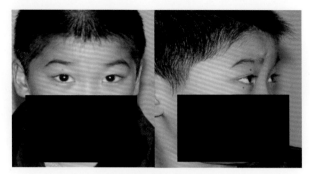

图 2　术前代偿头位

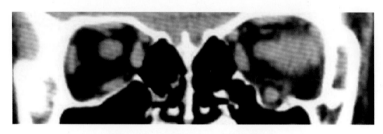

图 3　术前眼眶 CT（冠状面扫描）

诊断　1. 限制性斜视 OS；2. 眼眶爆裂性骨折 OS；3. 眼外肌嵌顿 OS

手术　眼眶手术解除左眼肌肉嵌顿和眶壁修复。

术后 1.5 个月复查：

专科检查

HT：Ortho

交替遮盖：内上→正微动 OD，内下→正微动 OS

单眼运动：左眼外上转及下转轻度落后，较术前明显改善

双眼运动：左眼外上转及下转轻度落后，较术前明显改善

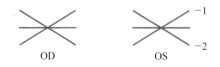

九个诊断眼位：图 4

PACT：

REF　　　　$E_{SC'}$ = 2 PD　　$LHo_{SC'}$ = 4 PD　　E_{SC} = 2 PD　　LHo_{SC} = 4 PD

A-V 征（REF）：上转 25°：E_{SC} = 2 PD　LHo_{SC} = 4 PD；下转 25°：$LHoT_{SC}$ = 2 PD

AC/A = 3.1

代偿头位：无（图 5）

Titmus 立体视：100 秒弧

主导眼：右眼

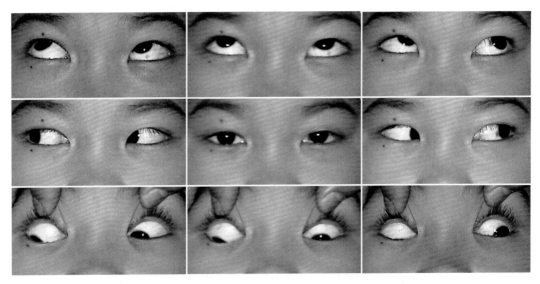

图4 术后1.5个月九个诊断眼位图

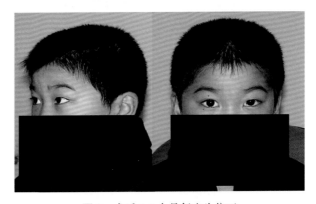

图5 术后1.5个月复查头位正

病例特点

眼眶骨折后早期可出现眼眶组织水肿、淤血、眼球突出、复视等临床症状，眼眶CT等影像学相关检查十分必要。一般伤后保守治疗2周后组织水肿、淤血减轻。如果此时斜视与复视消失，表明其为眼眶组织（包括眼外肌）挫伤等麻痹因素造成，不需手术处理。若影像学检查提示有眼外肌嵌顿，眼球运动受限，出现复视的临床症状，应积极手术解除肌肉嵌顿[4-6]。如本例患者伤后近2周表现为左眼下斜视，上转受限，手术将嵌顿在眼眶壁骨折处的眼外肌和眶脂肪还纳入眶内，修补眶壁缺损，患者正前方斜视及复视消失，上转明显改善。

但值得注意的是，由于嵌顿眼外肌受到挫伤和挤压亦可致功能受损，即患者表现为手术解除限制肌肉嵌顿的因素后，患眼上转恢复正常，下转功能仍较差，提示该患者下直肌麻痹因素与限制因素同时存在。

病例 2

患者，女，28 岁。

主诉　眼眶骨折行眶壁骨折修复术后出现双眼视物重影半年。

病史　患者于半年前车祸后诊断为"右眼眶壁骨折"（图 1），并于当地医院行右眼眶壁骨折修复术（图 2），术后出现双眼视物重影，自觉无明显变化，为进一步诊疗，来我院门诊。发病以来，不伴有畏光、视力下降，无眼部红肿、疼痛，不伴有发热、恶心呕吐等全身症状，无明显异常头位。

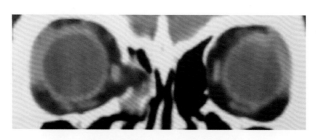

图 1　眶壁骨折修复术前眼眶 CT（冠状位）

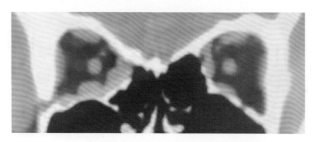

图 2　眶壁骨折修复术后眼眶 CT（冠状位）

既往体健，否认全身病史、家族遗传病史及药物过敏史。

眼科检查

视力：OD 1.0，OS 1.0

眼前节检查：眼前节检查未见明显异常 OU

瞳孔检查：直接、间接对光反应正常，未见相对传入性瞳孔障碍 OU

眼底检查：未见异常，黄斑-视盘未见明显旋转 OU

屈光状态检查：

OD　　−0.50 DC×175　　　　1.0

OS　　−0.50 DC×3　　　　　1.0

专科检查：

HT：LEF：−5° RHT′ 5°；REF：−8° RHT′ 10°

交替遮盖：外→正 OU

单眼运动：右眼下直肌轻度落后

双眼运动：右眼下直肌轻度落后－1

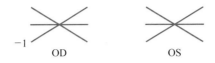

九个诊断眼位：图 3

PACT：

LEF　　　$X_{SC'}$ = 5 PD　　　RHT′ = 16 PD　　　X_{SC} = 5 PD　　　RHT = 12 PD

A-V 征（LEF）：上转 25°：X_{SC} = 2 PD　RHT = 8 PD

下转 25°：X_{SC} = 2 PD　RHT = 20 PD

AC/A = 3.1

代偿头位：无

三棱镜耐受试验：5BI OS 15BD OD 可双眼单视，复视消失

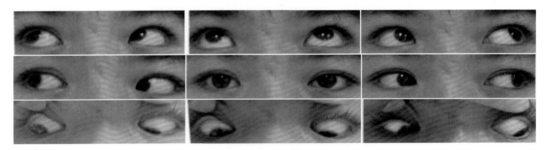

图 3　术前九个诊断眼位图

诊断　下直肌麻痹 OD

手术　术中行被动牵拉试验，右眼下直肌松弛，行右眼下直肌缩短 5.5 mm。

术后第 1 天复查：

专科检查

HT：LHT′ = 5°

交替遮盖：外下-正　微动 OD，外上-正　微动 OS

单眼运动：右眼上直肌方向运动落后

双眼运动：右眼上直肌方向运动落后－2

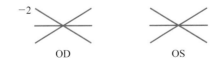

九个诊断眼位：图 4

PACT：

LEF　　　LHT′ = 8 PD　　　LHT = 6 PD

AC/A = 3.7

代偿头位：无

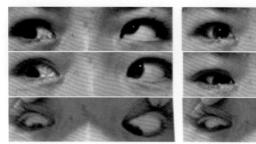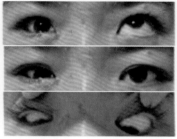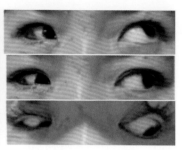

图 4　术后第 1 天九个诊断眼位图

病例特点

患者眼眶骨折修复术后出现正前方、下方复视，严重影响生活，眼球运动表现为右眼颞下方运动落后，考虑右眼下直肌麻痹。结合术前眼球运动检查、影像学检查结果（主要为右眼眶内侧壁骨折）及术中被动牵拉试验结果，明确诊断，行右眼下直肌加强术，依据复视分离相最大位置为右眼下直肌作用方向，且下方垂直斜视度最大，考虑加强术远期存在回退现象，术中调整后轻微过矫，术后眼位满意。

参考文献

［1］高鹤舫，兰宝森. 眼眶爆裂骨折的 CT 诊断. 中华放射学杂志，1993，27：16-18.

［2］宋国祥. 眼眶病学. 北京：人民卫生出版社，1999：399-400.

［3］范先群. 眼眶爆裂性骨折的发生机制和临床表现. 临床眼科杂志，1998，6：66-68，208-212.

［4］孙丰源，宋国祥，潘叶，等. 眼眶爆裂性骨折患者的手术疗效分析. 中华眼科杂志，2002，38（11）：668-670.

［5］中华医学会眼科学分会眼整形眼眶病学组. 眼眶爆裂性骨折诊疗专家共识（2014 年）. 中华眼科杂志，2014，50（8）：585-589.

［6］李月平，宋钰，赵红，等. 未成年人 trapdoor 眶下壁骨折的临床特点与治疗预后. 中国实用眼科杂志. 2016，34（10）：1086-1089.

（郭新　郭雅图）

第五章 特殊类型斜视

===== **1 分离性斜视** =====

1.1 分离性垂直斜视

分离性垂直斜视（dissociated vertical deviation，DVD）是一种自发的、缓慢的非注视眼分离性上斜视，不符合眼球运动 Hering 法则，通常为双侧对称或非对称性的，很少单眼发病，可以单独发病，也可与先天性内斜视等其他类型斜视合并存在。DVD 发病机制和病理生理学尚无共识，表现为非注视眼上漂伴外旋，回落时伴内旋，斜视度数往往不稳定，临床测量定量较困难。

DVD 的治疗包括非手术治疗和手术治疗。非手术治疗包括屈光不正的矫正、弱视治疗以及转换注视眼等。对轻度 DVD 的病例，如不伴有明显的上漂和（或）垂直斜视，可临床观察，定期随访。如合并弱视，须行弱视治疗以获得最佳视力，视力提高的同时可一定程度改善眼位的控制情况，减少眼位分离的出现。此外，对于双眼矫正视力良好的非对称性 DVD 患者或单眼 DVD，通过转换注视眼，用 DVD 显著眼作为注视眼可相对减少 DVD 的发生[1]。当处理双眼视力良好的视觉发育成熟的患者时，不对称 DVD 可以通过屈光不正的矫正处方使得上漂严重眼作为注视眼，对侧眼视力降低 2 行，从而减少其出现眼位的分离，但具体情况要结合临床检查，不能一概而论。

DVD 手术治疗在临床上具有一定的挑战性。因为 DVD 发生的根源可能与中枢皮层和皮层下感知系统发育存在相关性，因而手术不可能真正"治愈"DVD。当 DVD 程度轻微、外观不易暴露时，保守观察即可；当偏斜角度很大且频发，或存在与之相关的头位时，手术通常是最好的改善方法。

本节提供的三个病例就是针对 DVD 不同的特点讨论三种不同的手术治疗方案，以期对读者临床治疗 DVD 提供参考和帮助。

病例 1

患者，女，4 岁。

主诉 生后 6 月龄发现双眼外斜视。

病史 家长发现患儿于生后 6 月龄无明显诱因双眼经常出现外斜视，交替出现，并发现外斜眼伴有不同程度"向上"斜视，近 2 年"外上"斜视逐渐明显，且偶畏光，遂来我院就诊。发病以来无眼部红肿、疼痛和眼睑大小变化，无明显异常头位。

既往体健，足月顺产，否认产伤史，否认生后缺氧史，生长发育正常。

否认全身病史、家族遗传病史及药物过敏史。

眼科检查

视力：OD 0.5，OS 0.5

眼前节检查：未见明显异常 OU

瞳孔检查：直接、间接对光反应正常，未见相对传入性瞳孔障碍 OU

眼底检查：未见异常 OU

屈光状态检查：

1% 硫酸阿托品眼用凝胶睫状肌麻痹后检影验光：

OD　　+0.25 DS　　0.7

OS　　+0.75 DS　　0.7

专科检查

HT：REF：$X(T)_{SC'} = 10° \sim 15°$　　$LH(T)_{SC'} = 10°$

　　LEF：$X(T)_{SC'} = 10° \sim 15°$　　$RH(T)_{SC'} = 5°$，可控制正位

交替遮盖：外上→正 OU

遮盖去遮盖：被遮盖眼外上漂，去遮盖后缓慢回落 OU（图 1）

单眼运动：各方向运动到位

双眼运动：右眼下斜肌功能亢进（+2），左眼下斜肌功能亢进（+3）

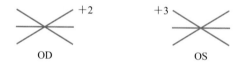

九个诊断眼位：图 2

PACT：

　　REF　　$X(T)_{SC'} = 25\,PD$　$LH(T)_{SC'} = 18\,PD$　　$X(T)_{SC} = 20\,PD$　　　$LH(T)_{SC} = 20\,PD$

　　LEF　　$X(T)_{SC'} = 25\,PD$　$RH(T)_{SC'} = 15\,PD$　　$X(T)_{SC} = 20 \sim 25\,PD$　$RH(T)_{SC} = 10\,PD$

A-V 征：上转 25°：$X(T)_{SC} = 25\,PD$；下转 25°：$X(T)_{SC} = 18\,PD$

$AC/A = 4$

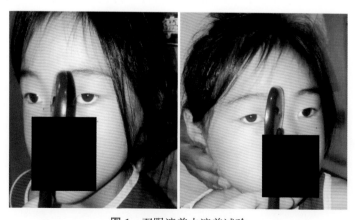

图 1　双眼遮盖去遮盖试验

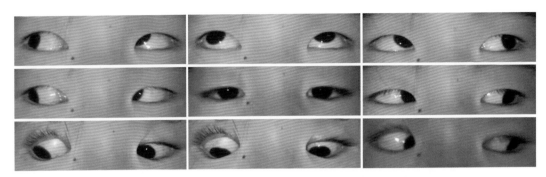

图 2　术前九个诊断眼位图

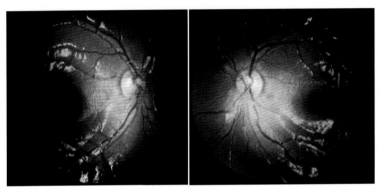

图 3　术前眼底照相

代偿头位：无

歪头试验：（－）

Titmus 立体视：无

眼底照相：外旋 OU（图 3）

主导眼：右眼

诊断　1.外斜视 OU；2.分离性垂直斜视 OU

手术　双眼外直肌后退 5 mm，双眼下斜肌转位至下直肌附着点颞侧。

术后第 1 天复查：

专科检查

HT：Ortho

交替遮盖：微上→正 OU

遮盖去遮盖：双眼轻度上漂，去遮盖缓慢回落，较术前明显改善

单眼运动：各方向眼球基本到位

双眼运动：自如

九个诊断眼位：图 4

PACT：

REF　　　　　　$LH_{SC'} = 4\,PD$　　　$LH_{SC} = 2\,PD$

LEF　　　　　　$RH_{SC'} = 2\,PD$　　　$RH_{SC} = 2\,PD$

A-V 征：上转 $25°$：$X_{SC} = 2\,PD$；下转 $25°$：$EX_{SC} = 0\,PD$

$AC/A = 3.7$

代偿头位：无

Titmus 立体视：无

眼底照相：双眼外旋较术前改善（图 5）

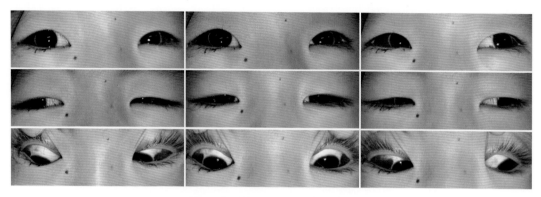

图 4　术后第 1 天九个诊断眼位图

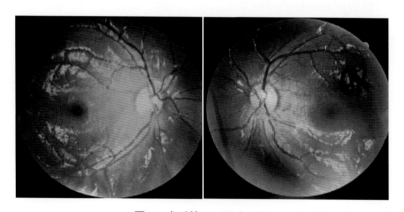

图 5　术后第 1 天眼底照相

术后 1.5 个月复查时遮盖去遮盖：轻度上漂 OU

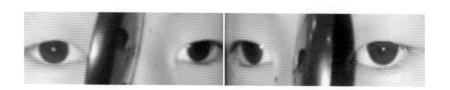

病例特点

　　该患者临床检查可见外斜视，同时存在双眼交替上斜情况，眼球运动检查可见双眼下斜肌功能亢进＋2～＋3，视远时双眼交替上漂。手术选择双眼外直肌后退解决外斜视，同时下斜肌前转位，使下斜肌产生限制上转的作用，抑制 DVD 的出现。就具体手术方案而言，DVD 存在非对称性，故行下斜肌非对称手术，左眼下斜肌功能亢进＋3，左眼上漂程度较右眼重，故行右眼下斜肌转位，左眼下斜肌截除 3 mm 后转位，术后下斜肌功能亢进和上漂明显改善，非对称效果也一并得到矫正。

病例 2

　　患者，女，6 岁。

　　主诉　发现双眼外上斜视 2 年。

　　病史　家长发现患儿于入院前 2 年无明显诱因出现双眼交替外上斜视，未予诊治，近半年斜视情况明显，为求进一步诊治来我院门诊就诊。发病以来无明显全身症状，无明显异常头位。

　　既往体健，足月剖宫产，否认产伤史，否认生后缺氧史，生长发育正常。

　　否认全身病史、家族遗传病史及药物过敏史。

　　眼科检查

　　视力：OD 1.0，OS 0.9

　　外眼：OD 睑裂高度 9 mm，OS 睑裂高度 7 mm，遮盖上方 1/3 角膜，上睑提肌肌力 4 mm

　　眼前节检查：未见明显异常 OU

　　瞳孔检查：直接、间接对光反应正常，未见相对传入性瞳孔障碍 OU

　　眼底检查：未见异常 OU

　　屈光状态检查：

　　睫状肌麻痹后检影验光：

　　OD　平光　　　　1.0

　　OS　−0.25 DS　　1.0

　　专科检查

　　HT：X（T）$_{SC'}$ ＝ 10°，可控制正位

　　交替遮盖：外上→正 OU

　　遮盖去遮盖：被遮盖眼外上漂，去遮盖后缓慢回落 OU（图 1）

　　单眼运动：各方向运动到位

　　双眼运动：自如

九个诊断眼位：图 2

PACT：

REF　　$X(T)_{SC'} = 18\,PD$　$LH(T)_{SC'} = 7\,PD$　　$X(T)_{SC} = 20\,PD$　$LH(T)_{SC} = 10\,PD$

LEF　　$X(T)_{SC'} = 20\,PD$　$RH(T)_{SC'} = 6\,PD$　　$X(T)_{SC} = 20\,PD$　$RH(T)_{SC} = 8\,PD$

A-V 征：上转 25°：$X(T)_{SC} = 20\,PD$；下转 25°：$X(T)_{SC} = 14\,PD$

AC/A = 4.3

代偿头位：无

歪头试验：（－）

Titmus 立体视：400 秒弧

眼底照相：轻度内旋 OU（图 3）

主导眼：右眼

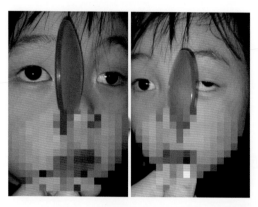

图 1 双眼遮盖去遮盖试验

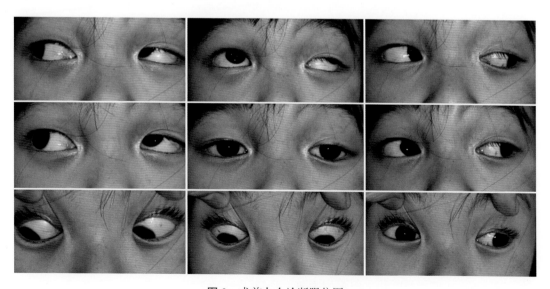

图 2 术前九个诊断眼位图

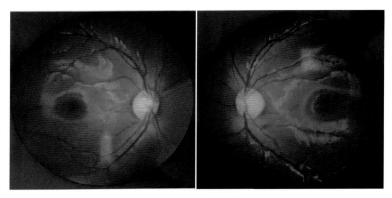

图 3　术前眼底照相

诊断　1. 外斜视 OU；2. 分离性垂直斜视 OU；3. 先天性上睑下垂 OS

手术　左眼外直肌后退 6 mm，双眼上直肌后退 8 mm。

术后第 1 天复查：

专科检查

HT：Ortho

交替遮盖：基本不动 OU

遮盖去遮盖：双眼轻度上漂，去遮盖缓慢回落，较术前明显改善（图 4）

单眼运动：各方向眼球基本到位

双眼运动：自如

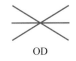　　　　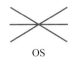

OD　　　　　　　　　　　OS

九个诊断眼位：图 5

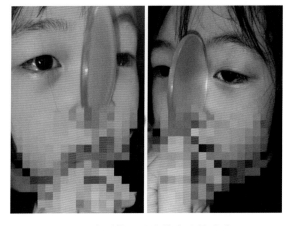

图 4　术后第 1 天遮盖去遮盖试验

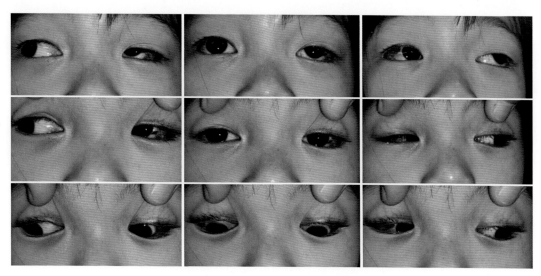

图 5　术后第 1 天九个诊断眼位图

PACT:

REF	$X_{SC'} = 2\ PD$	$LH_{SC} = 3\ PD$
LEF	$X_{SC'} = 2\ PD$	$RH_{SC} = 3\ PD$

A-V 征：上转 25°：$X_{SC} = 2\ PD$；下转 25°：Ortho

AC/A $= 3.33$

代偿头位：无

Titmus 立体视：400 秒弧

病例特点

该患者外斜视合并 DVD，且 DVD 表现为对称性，视远时双眼交替上斜，眼球运动检查未见明显异常，无下斜肌功能亢进表现，原在位角膜映光仅表现为外斜视，并无垂直斜视存在，只有视远时被遮盖眼出现交替上漂现象，故在解决外斜视（按照视远手术量设计）基础上，选择双眼上直肌等量后退 8 mm。术后不仅改善外斜视，上漂亦不显著。

病例 3

患者，女，4 岁。

主诉　发现左眼外上斜视 1 年余。

病史　家长于 1 年多前发现患儿无明显诱因出现左眼外上斜视，视远更明显，无明显异常头位，曾就诊当地医院，诊断为"外斜视"，建议手术治疗，现为进一步诊治来我院就诊。

既往体健，足月剖宫产，否认产伤史，否认生后缺氧史，生长发育正常。

否认全身病史、家族遗传病史及药物过敏史。

眼科检查

视力：OD 0.7，OS 0.7

眼前节检查：未见明显异常 OU

瞳孔检查：直接、间接对光反应正常，未见相对传入性瞳孔障碍 OU

眼底检查：未见异常 OU

屈光状态检查：

睫状肌麻痹后检影验光：

OD　＋1.25 DS　0.9

OS　＋1.00 DS　0.9

专科检查

HT：REF：$XT_{SC'}= 10°$　$LHT_{SC'} = 8°$；LEF：$XT_{SC'} = 10°$

交替遮盖：外上→正 OU

遮盖去遮盖：被遮盖眼外上漂，去遮盖后缓慢回落 OU（图 1）

单眼运动：各方向运动到位

双眼运动：各方向运动协调

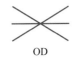
OD

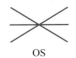
OS

九个诊断眼位：图 2

PACT：

　　　　REF　　$XT_{SC} = 20$ PD　　$LHT_{SC'} = 16$ PD　　$XT_{SC} = 20$ PD　　$LHT_{SC} = 20$ PD

　　　　LEF　　$XT_{SC'} = 20$ PD　　$RHT_{SC'} = 5$ PD　　$XT_{SC} = 18$ PD　　$RHT_{SC} = 6$ PD

A-V 征：上转 25°：$XT_{SC} = 20$ PD；下转 25°：$XT_{SC} = 18$ PD

$AC/A = 4.3$

代偿头位：无

歪头试验：（－）

Titmus 立体视：无

主导眼：右眼

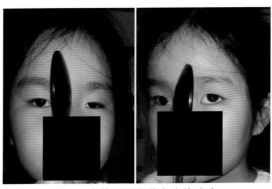

图 1　术前双眼遮盖去遮盖试验

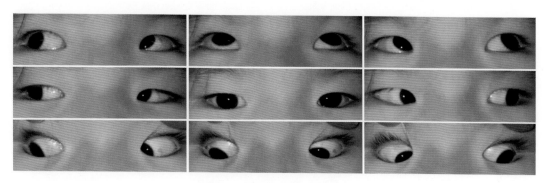

图 2　术前九个诊断眼位图

诊断　1.外斜视 OU；2.分离性垂直斜视 OU

手术　右眼外直肌后退 7.5 mm，上直肌后退 5 mm；左眼上直肌后退 8 mm。

术后第 1 天复查：

专科检查

HT：Ortho

交替遮盖：外→正 OU

遮盖去遮盖：双眼轻度上漂，去遮盖缓慢回落，较术前明显改善（图 3）

单眼运动：各方向眼球基本到位

双眼运动：自如

　　　　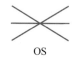

OD　　　　　　　　　　　　OS

九个诊断眼位：图 4

PACT：

REF	Ortho（SC′）	LH_{SC} = 4 PD
LEF	Ortho（SC′）	EX_{SC} = 0 PD

A-V 征：上转 25°：Ortho；下转 25°：Ortho

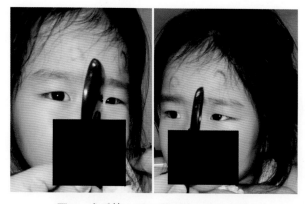

图 3　术后第 1 天双眼遮盖去遮盖试验

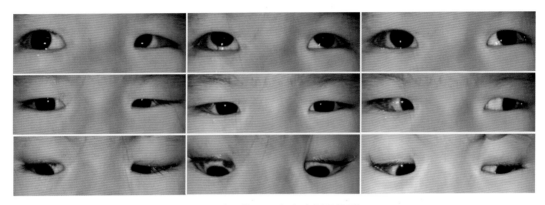

图 4　术后第 1 天九个诊断眼位图

AC/A = 3.7

代偿头位：无

Titmus 立体视：无

病例特点

该患者特点为外斜视合并非对称性 DVD，临床表现为第一眼位外斜视合并左眼轻度上斜视，视远时左眼上漂程度比右眼更显著，眼球运动检查未见明显异常，不合并下斜肌功能亢进，故手术设计在矫正外斜视基础上，由于第一眼位存在左眼上斜视，考虑行双眼上直肌不等量后退。由于 DVD 手术量设计不定量，上漂程度显著的左眼，其上直肌后退 8 mm，上漂程度较轻的右眼，其上直肌后退 5 mm。术后眼球运动协调，视远左眼轻度上漂，仅 L/R 6 PD，并未出现右眼上斜视。

对于所有形式的斜视，手术计划首先要进行全面的检查，包括视力、屈光状态、双眼视功能、眼球运动功能检查和斜视度的测量。手术设计通常要根据斜视度的大小以及眼球运动功能检查情况来决定。对于眼球运动未见明显异常的患者，目前已有报道的 DVD 的手术治疗方法包括上直肌后退手术伴或不伴后固定缝线手术、下直肌缩短手术[2-5]。目前，临床上多采用上直肌后退手术，一般起始量 7 mm。因上直肌后退量较大，术中要注意保护上斜肌，以免损伤上斜肌或由于瘢痕粘连影响上斜肌的功能。亦有研究报道，对不合并下斜肌功能亢进的 DVD 患者，下斜肌转位手术也可改善 DVD[6-7]。对于 DVD 伴有下斜肌功能亢进的患者，首选手术方式为下斜肌转位术，下斜肌转位的位置通常在下直肌附着点颞侧，也有学者将下斜肌转位于下直肌附着点鼻侧[8]。

大多数 DVD 的手术矫正都是双侧的。von Noorden 曾报道，大多数 DVD 病例（91%）是不对称的[9]。当进行双侧上直肌手术时，需要更大的手术量。对于小角度的偏斜，建议采用 6 ～ 7 mm 的上直肌后退，对于中等偏斜，建议采用 8 ～ 9 mm 的后退，对于大度数的偏斜，采用 10 ～ 11 mm 的后退。无论术前 DVD 大小如何，当存在下斜肌功能亢进时，通常主张双侧下斜肌转位至下直肌附着点。

当在非注视眼发现明显的 DVD 时，可以选择单侧手术，单眼上直肌后退量为：小度数偏斜（10 PD）时为 5 mm，中等偏斜（15 ～ 20 PD）时为 6 ～ 7 mm，大角度偏斜

（25～30 PD）时为 8～9 mm。如果患者双眼视力平衡，进行单侧手术应谨慎，以免发生术后注视眼转换、对侧眼明显上飘。此外，我们通过 MRI 连续冠状面扫描观察发现，对于不合并眼球运动异常的对称性和非对称性 DVD 患者，其眼外 4 条直肌 pulley 位置基本正常，但内直肌、外直肌和上直肌的体积大于健康人，且对称性 DVD 患者主导眼和非对称性 DVD 患者 DVD 不显著眼下直肌肌肉体积大于健康人[10]，由此可以推测 DVD 的发生除了中枢机制外，可能与眼外肌本身的改变也有一定的关系。

参考文献

［1］岳以英，赵堪兴，马惠芝，等．转换注视眼治疗分离垂直性偏斜的疗效观察．中华眼科杂志，2003，39（12）：724-726.

［2］Noel LP，Parks MM. Dissociated vertical deviation：associated findings and results of surgical management. Can J Ophthalmol，1982，17：10-12.

［3］Braverman DE，Scott WE. Surgical correction of dissociated vertical divergence. J Pediatr Ophthalmol Strabismus，1977，14：337-342.

［4］Sargent RA. Surgical correction of dissociated hyperdeviation. Am Orthoptic J，1976，26：89-99.

［5］Sprague JB，Moore S，Eggers H，et al. Dissociated vertical deviation：treatment with the Faden operation of Cuppers. Arch Ophthalmol，1980，98：465-468.

［6］Burke JP，Scott WE，Kutschke PJ. Anterior transposition of the inferior oblique muscle for dissociated vertical deviation. Ophthalmol，1993，100：245-250.

［7］Bothun ED，Summers CG. Unilateral inferior oblique anterior transposition for dissociated vertical deviation. J AAPOS，2004，8：259-263.

［8］Fard MA. Anterior and nasal transposition of the inferior oblique muscle for dissociated vertical deviation associated with inferior oblique muscle overaction. J AAPOS，2013，14：35-38.

［9］Von Noorden GK. Current concepts of infantile esotropia（Bowman lecture）. Eye，1988，2：343.

［10］郝瑞，刘阳，张伟，等．分离性垂直斜视眼外肌磁共振成像的形态学研究．中华眼科杂志，2023，59（3）：202-206.

1.2 分离性水平斜视

分离性水平斜视（dissociated horizontal deviation，DHD）临床表现为眼位水平方向的分离性改变，斜视度不稳定，但此变化与调节因素无关，通常表现为自发性单眼外斜视或在三棱镜加交替遮盖检查时发现单眼分离性外斜视。与间歇性外斜视不同，DHD 所出现的分离性外斜视其眼球运动是缓慢的、不稳定的外漂，且双眼可以表现为非对称性。在进行三棱镜加交替遮盖检查时，当存在 DHD 的眼仍表现为向外的分离斜视时，对侧眼已出现内斜视。

生后早期发病的斜视患者经常伴发分离性斜视[1]。DHD 需要与间歇性外斜视、不稳定的内斜视进行鉴别。三棱镜中和检查过程中发现斜视度变异大、难以明确中和的终点、出现不符合眼球运动法则的眼球运动提示存在 DHD 的可能。

病例

患者，女，10 岁。

主诉 发现左眼偶尔外斜视，角度时大时小 3 年余。

病史 患者于入院前 3 年余家长发现左眼间断性外斜视，视远时明显，且偏斜角度不稳定，时大时小，偶自觉眼疲劳，无晨轻暮重，曾就诊于当地医院，诊断为"间歇性外斜视 OU"，因度数不稳定，未行手术，并建议上级医院就诊，现为进一步诊疗来我院。

既往体健，足月顺产，生长发育正常。

否认全身病史、家族遗传史和药物过敏史。

眼科检查

视力：OD 1.0，OS 1.0

眼前节检查：未见明显异常 OU

瞳孔检查：直接、间接对光反应正常，未见相对传入性瞳孔障碍 OU

眼底检查：未见异常 OU

屈光状态检查：

睫状肌麻痹后检影验光：

OD　+0.50 DS　1.0

OS　+0.50 DS　1.0

专科检查

HT：视近 Ortho，视远斜视角度不稳定，偶尔 $XT_{SC} = 15°$ OS（图 1）

交替遮盖：外→正 OU，反复交替遮盖后不动，微内→正，伴水平分离现象（图 2）

单眼运动：各方向眼球基本到位

双眼运动：各方向运动协调

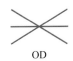 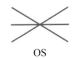

OD　　　　　　　　　　　OS

九个诊断眼位：图 3

PACT：

REF　$E_{SC'} = 6\,PD \sim X(T)_{SC'} = 35\,PD$　$E_{SC} = 6\,PD \sim X(T)_{SC} = 30\,PD$

LEF　$E_{SC'} = 6\,PD \sim X(T)_{SC'} = 35\,PD$　$E_{SC} = 8\,PD \sim X(T)_{SC} = 30\,PD$

A-V 征：上转 25°：$E_{SC} = 4\,PD$；下转 25°：$X_{SC} = 2\,PD$

AC/A = 4

代偿头位：无

Titmus 立体视：400 秒弧

主导眼：右眼

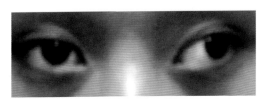 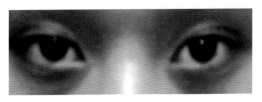

图 1 患者水平分离眼位图　　　　　**图 2** 反复交替遮盖后患者眼位可正

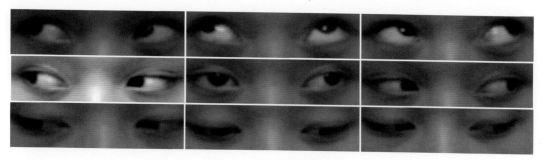

图 3 术前九个诊断眼位图

诊断 分离性水平斜视 OU

手术 双眼外直肌后退 7 mm。

术后第 1 天复查:

专科检查

HT:Ortho

交替遮盖:微外→正 OU,反复交替遮盖后不动,微内→正 OU

单眼运动:各方向眼球基本到位

双眼运动:各方向运动协调

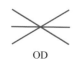OD   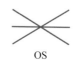OS

九个诊断眼位:图 4

PACT:

REF	$E_{SC'} = 6\,PD \sim X_{SC'} = 4\,PD$	$E_{SC} = 6\,PD \sim X_{SC} = 4\,PD$
LEF	$E_{SC'} = 6\,PD \sim X_{SC'} = 4\,PD$	$E_{SC} = 6\,PD \sim X_{SC} = 6\,PD$

A-V 征:上转 25°:$E_{SC} = 2\,PD$;下转 25°:$X_{SC} = 2\,PD$

AC/A = 4.2

代偿头位:无

Titmus 立体视:400 秒弧

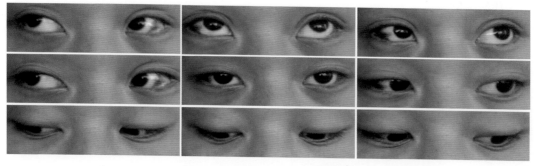

图 4 术后第 1 天九个诊断眼位图

病例特点

该例患者临床主要表现为左眼的水平分离性斜视，早期的报道主张，对于主要表现为单眼分离性外斜视的患者，可行该眼外直肌后退术；对于双侧分离性水平斜视或单侧分离性水平斜视合并外斜视的患者，可行双眼外直肌后退术。很少有研究针对 DHD 的量效关系进行讨论。目前，建议单侧 DHD 行 5 ～ 7 mm 的单眼外直肌后退术。David 等[2]认为，DHD 患者外直肌后退手术量效关系约为 2.5 PD/mm，而手术治疗对于 DHD 不合并外斜视的患者与 DHD 同时存在外斜视的患者，效果没有显著差异。

临床上分离性外斜视的发生多于分离性内斜视，采用半透明的遮眼板可以充分暴露。分离性内斜视须与内隐斜相鉴别。手术治疗可考虑内直肌后固定术，术后可获得一定程度改善。

参考文献

[1] Lorenz B，Brodsky MC. Pediatric Ophthalmology，Neuro-Ophthalmology，Genetics. Heidelberg：Springer，2010：174-184.

[2] David TW，Erinn SE，William ES. Surgical management of dissociated horizontal deviation associated with congenital esotropia. Binoc vision and strabismus，1996，11：258-262.

2　间歇性外斜视合并调节性内斜视

间歇性外斜视合并调节性内斜视，由于内、外斜视共存于同一患者而呈现其特殊的临床特征。其主要特点为：

1. 间歇性外斜视发生较早，多与先天因素有关。

2. 多具有中度远视，2 ～ 3 岁时随调节功能发育完善而出现屈光调节性内斜视。

3. 未矫正屈光不正时，斜视度多变化，可外斜、内斜，甚至正位，难以测得稳定数值。一般内斜视为 +5° ～ +20°，外斜视为 -10° ～ -25°。

4. 予以充分屈光不正矫正后，内斜视可获得矫正，仅表现为间歇性外斜视。

5. 可合并弱视。

本节列举 1 例临床中出现的间歇性外斜视合并内斜视的病例，以期为读者拓宽诊断该类疾病的思路。

病例

患者，女，5 岁。

主诉　双眼内斜视 4 年伴偶尔外斜视 3 个月。

病史　患儿家长诉于入院前 4 年发现患儿双眼交替内斜视，呈间歇性，同时伴有畏光，就诊于当地医院，予戴镜治疗，3 个月前无明显诱因发现戴镜后偶尔出现外斜视，双眼可交替，遂来我院就诊。发病以来无眼部红肿、疼痛和眼睑大小变化，不伴有发热、头部外伤、恶心呕吐等全身症状，无明显异常头位。现为进一步诊治来院就诊。

既往体健，足月剖宫产，生长发育正常。

否认全身病史及药物过敏史，否认家族遗传病史。

眼科检查

视力：CC OD 0.5，OS 0.7

眼前节检查：未见明显异常 OU

瞳孔检查：直接、间接对光反应正常，未见相对传入性瞳孔障碍 OU

眼底检查：未见异常，黄斑-视盘未见明显旋转 OU

屈光状态检查：

1% 硫酸阿托品眼用凝胶睫状肌麻痹后检影验光（与原镜处方相符）：

OD　　＋4.00 DS＋1.50 DC×80　　0.7

OS　　＋2.50 DS＋2.00 DC×100　　0.8

专科检查

HT：SC：Ortho（图 1），调节视标 $ET_{SC'} = 15°$；CC：XT ＝ 15°（图 2）

交替遮盖：内→正 OU（SC）；外→正 OU（CC）

单眼运动：各方向眼球基本到位

双眼运动：协调

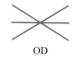

OD　　　　　　　　　　OS

PACT：

REF　　　　　　$ET_{SC'} = 18\,PD$　　　　$ET_{SC} = 18\,PD$

　　　　　　　　$X(T)_{SC'} = 35\,PD$　　　$X(T)_{SC} = 35\,PD$

LEF　　　　　　$ET_{SC'} = 18\,PD$　　　　$ET_{SC} = 18\,PD$

　　　　　　　　$X(T)_{SC'} = 35\,PD$　　　$X(T)_{SC} = 35\,PD$

A-V 征：上转 25°：$ET_{SC} = 18\,PD$，$X(T)_{SC} = 35\,PD$

　　　　下转 25°：$ET_{SC} = 20\,PD$，$X(T)_{SC} = 30\,PD$

AC/A ＝ 3.7

代偿头位：无

Titmus 立体视：戴镜控制正位时：400 秒弧；斜位时：无

主导眼：右眼

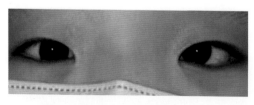

图 1　裸眼眼位（调节视标）

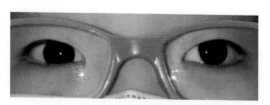

图 2　戴镜眼位（调节视标）

诊断 1.间歇性外斜视合并调节性内斜视 OU；2.屈光不正 OU

病例特点

间歇性外斜视合并调节性内斜视患者因眼位变化不定，家长对患儿病史常叙述不清。虽有内斜视，但有些患者内斜角度小，且有一定的双眼单视功能，往往不易被发现，同时戴镜矫正远视后内斜视消失，眼位正位，故可能漏诊；而外斜视为间歇性，在患者精神不集中等情况下才显现，就诊时也可能被忽视。

本病例起初检查以点光源为视标，裸眼检查眼位，未能充分暴露内斜视，而使用调节视标检查时，由于刺激调节，检查出较明显的内斜视。配戴全矫眼镜检查眼位时发现明显的外斜视。因此对这类患者需反复仔细检查，观察眼位变化，包括戴镜和裸眼的眼位，以及注视调节视标时眼位的变化等，从而明确诊断。该患者近距离使用调节视标能发现内斜视，戴镜后内斜视改善，而视远用点光源作为视标检查时表现为外斜视，从而明确间歇性外斜视合并调节性内斜视的诊断。

在治疗方面，间歇性外斜视合并调节性内斜视首先应配戴全矫眼镜以矫正内斜视，合并弱视者同时积极治疗弱视。建议连续配戴全矫眼镜 3 个月左右，观察内斜视的改善状态以及间歇性外斜视发生的频率，根据眼位控制情况及病情进展情况决定对间歇性外斜视进行手术矫正的时机。外斜视矫正手术以检查所测最大外斜角度为依据进行设计。

3　Duane 眼球后退综合征

Duane 眼球后退综合征（Duane retraction syndrome，DRS）是先天性脑神经异常支配性疾病（CCDD）中的一种，可以单独发生，也可以合并其他先天性异常。其临床特征为：企图内转时内、外直肌同时收缩，导致眼球后退，并可伴有上射或下射等；可能有外转或内转受限，或两者都有；表现为内斜视、外斜视，或正前方正位，此外伴随着眼球内、外转，睑裂大小发生变化，即内转时睑裂缩小，外转或企图外转时睑裂开大。

妊娠 4～8 周时，基因突变导致第六神经核及神经发育受到损伤而导致的发育不良已被证明是 DRS 的致病因素[1]。水平直肌受到异常或矛盾的神经支配冲动是 DRS 特征性的病理学特点，外直肌可表现出一系列异常的神经支配，脑池段神经影像学检查可以协助做出诊断。

神经影像学检查为此类疾病提供了解剖学证据和诊断依据，手术治疗要在明确诊断的基础上根据患者的临床表现，包括眼位、眼球运动、是否存在代偿头位和上、下射等情况，同时结合术中被动牵拉试验结果，进行个体化设计。目前手术治疗适应证包括：绝对指征，即与眼球运动异常相关的代偿头位、第一眼位有斜视；相对指征，即内转时睑裂显著缩小、内转时明显上、下射影响外观等。手术目的是改善第一眼位斜视度和代偿头位，以及改善眼球运动和上、下射等情况外，尽可能扩大双眼视野。手术方式的选择需要结合术前眼球运动、代偿头位、斜视度的检查，以及是否伴有上、下射等情况，包括水平直肌后退、外直肌后退联合 Y 字劈开、直肌转位等。此外，术中须行被动牵拉试验判断眼外肌挛缩、纤维化引起的限制因素大小及其严重程度，术毕再次行被动牵拉试验判断眼外肌限制因素是否充分解除非常重要。因 DRS 可有不同的临床表现，治疗计划应根据每位患者的病史、临床检查结果等进行个体化设计。

第一眼位不合并斜视的 DRS 患者，若内转时出现眼球后退、睑裂显著缩小及上射和（或）下射，为改善内转时眼球后退、睑裂变化及上下射的情况，可以对患眼行外直肌和内直肌同时后退的手术，后退量须根据术中被动牵拉试验结果决定，同时应考虑眼位情况。此外，也可选择联合外直肌 Y 字劈开以及可调整缝线技术等，但这类手术须高度警惕，防止术后发生眼位偏斜的风险。

DRS 的病例 15 ～ 20% 可表现为双侧发病，大多数患者临床上表现为双眼内斜视或第一眼位为正位，双侧 DRS 可以双侧同型，亦可不同型。少数患者第一眼位斜视度数较小且有融合功能。部分患者存在头位，可为代偿双眼单视功能的异常头位，亦可为代偿主导眼运动的异常头位。手术须根据第一眼位斜视度大小、眼球运动检查情况以及术中的被动牵拉试验结果决定具体方案。一般而言，表现为双侧内斜视的 DRS 可行双侧内直肌后退手术。表现为双侧外斜视的 DRS 相当罕见，推荐行双侧外直肌后退手术。

在之前的章节中，对于第一眼位表现为内斜视和外斜视的患者均有描述，在本章节中，我们列举 2 例 DRS 患者的诊疗细节，希望对于读者学习和深入理解此类疾病有所帮助。

病例 1

患者，女，3 岁。

主诉 自幼歪头视物。

病史 家长诉生后 3 ～ 4 个月无明显诱因发现患儿视物歪头，同时发现左眼运动不灵活，曾就诊于当地医院，未明确诊断，现为进一步诊疗来我院就诊。发病以来，斜视度无明显变化，无眼部红肿、疼痛，不伴有发热、头部外伤、恶心呕吐等全身症状。

既往体健，足月剖宫产，否认产伤史，否认生后缺氧史，生长发育正常。

否认全身病史、家族遗传病史及药物过敏史。

眼科检查

视力：OD 0.6，OS 0.6

眼前节检查：未见明显异常 OU

瞳孔检查：直接、间接对光反应正常，未见相对传入性瞳孔障碍 OU

眼底检查：未见异常，黄斑-视盘未见明显旋转 OU

屈光状态检查：

1% 硫酸阿托品眼用凝胶睫状肌麻痹后检影验光：

OD ＋1.50 DS＋0.50 DC×50 0.7

OS ＋2.25 DS＋0.75 DC×75 0.7

专科检查

眼球突出度：眶距 76 mm，右眼 12 mm，左眼原在位 11 mm，内转位 9 mm

睑裂宽度：右眼原在位、内转位及外转位均为 9 mm；左眼内转位 7 mm，原在位 8 mm，外转位 11 mm

HT：REF：$ET_{SC'} = 10°$；LEF：$ET_{SC'} = 15° \sim 20°$

交替遮盖：内→正 OU

单眼运动：左眼内转时伴睑裂变小、眼球后退、上射现象，外转受限，刚到中线，同时伴睑裂开大

双眼运动：左眼内转时伴睑裂变小、眼球后退、上射现象，外转受限，刚到中线，同时伴睑裂开大

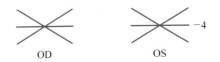

九个诊断眼位：图 1

PACT：

REF	$ET_{SC'} = 35\ PD$	$ET_{SC} = 35\ PD$
LEF	$ET_{SC'} = 60\ PD$	$ET_{SC} = 60\ PD$

A-V 征（REF）：上转 25°：$ET_{SC} = 35\ PD$；下转 25°：$ET_{SC} = 35\ PD$

$AC/A = 3.3$

代偿头位：面左转，视线向右（图 2）

Titmus 立体视：头正位：无；代偿头位：400 秒弧

主导眼：右眼

影像学检查：脑池段 MRI 提示左侧展神经脑池段缺如（图 3）

诊断　1. Duane 眼球后退综合征 OS；2. 屈光不正 OU

手术　术中被动牵拉试验显示右眼内直肌紧张挛缩显著，行右眼内直肌后退 6.5 mm，再次行被动牵拉试验，结果显示右眼内直肌无明显限制因素。

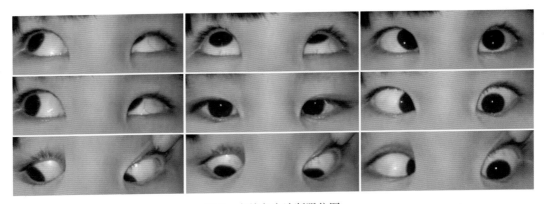

图 1　术前九个诊断眼位图

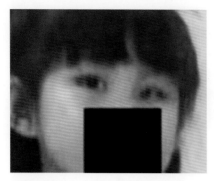

图2 术前代偿头位头位（面左转，视线向右）

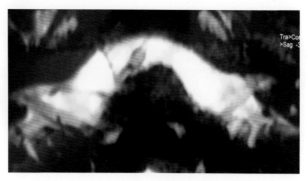

图3 脑池段MRI：左侧展神经脑池段缺如

术后第1天复查：

专科检查

眼球突出度：眶距 76 mm，右眼眼球突出度同入院，左眼改善，原在位 12 mm，内转位 11 mm

睑裂宽度：右眼原在位、内转位及外转位均为 8 mm；左眼原在位 8 mm，内转位 8 mm，外转位 9 mm。

HT：Ortho

交替遮盖：内→正 OU

单眼运动：左眼内转时上射及眼球后退均改善，外转受限可过中线 10°

双眼运动：左眼内转时上射及眼球后退均改善，外转受限可过中线 10°

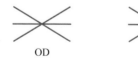

OD   OS −3

九个诊断眼位：图4

PACT：

REF	$EX_{SC'} = 0$ PD	$EX_{SC} = 0$ PD
LEF	$X_{SC'} = 4$ PD	$X_{SC} = 4$ PD

A-V 征（REF）：上转 25°：$X_{SC} = 4$ PD；下转 25°：$E_{SC} = 2$ PD

AC/A = 3.3

代偿头位：无（图5）

Titmus 立体视：800 秒弧

主导眼：右眼

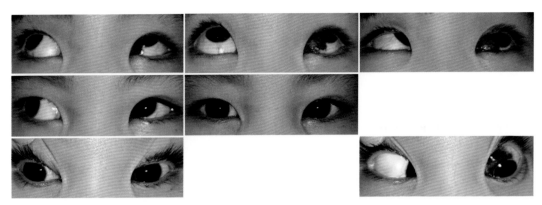

图 4 术后第 1 天部分诊断眼位图

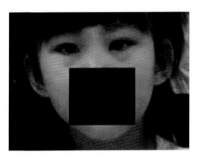

图 5 患儿术后第 1 天头位（面转消失）

病例特点

根据该患者病史、眼球运动特点、睑裂变化以及脑池段 MRI 检查结果，能够明确诊断。术中被动牵拉试验表明左眼内直肌挛缩，限制因素明显，因而选择内直肌后退术，既能改善第一眼位的斜视度，同时能够改善代偿头位，并在一定程度上改善左眼外转功能，以及改善上、下射和眼球后退现象。

病例 2

患者，女，4 岁。

主诉 自幼左眼内斜伴歪头视物。

病史 患儿家长诉生后即发现患儿左眼内斜，随着发育逐渐出现面左转视物，同时家长发现患儿左眼活动不灵活，现为求进一步诊治来我院就诊。发病以来，不伴有畏光和视力下降，无眼部红肿、疼痛，不伴有发热、头部外伤、恶心呕吐等全身症状。

既往体健，足月顺产，生长发育正常。

否认全身病史、家族遗传病史及药物过敏史。

眼科检查

视力：OD 0.7，OS 0.5

眼前节检查：眼前节检查未见明显异常 OU

瞳孔检查：直接、间接对光反应正常，未见相对传入性瞳孔障碍 OU

眼底检查：未见异常，黄斑-视盘未见明显旋转 OU

屈光状态检查：

睫状肌麻痹后检影验光：

OD　平光　　　　　　　　　0.7

OS　＋1.50 DC×120　　　　0.7

专科检查

眼球突出度：眶距 78 mm，右眼 12 mm，左眼原在位 10 mm，内转时 9 mm

睑裂宽度：右眼原在位、内转位及外转位均为 8 mm；左眼内转位 4 mm，原在位 6 mm，外转位 8 mm

HT：REF：$ET_{SC'}$ ＝ 10°；LEF：$ET_{SC'}$ ＝ 20°

交替遮盖：内→正 OU

单眼运动：左眼内转轻度受限，企图内转时伴睑裂变小、眼球后退、上射现象明显，外转受限可过中线 10°，外转时伴睑裂开大

双眼运动：左眼内转轻度受限，企图内转时伴睑裂变小、眼球后退、上射现象明显，外转受限可过中线 10°，外转时伴睑裂开大

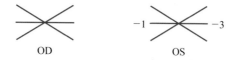

九个诊断眼位：图 1

PACT：

REF	$ET_{SC'}$ ＝ 20 PD	ET_{SC} ＝ 20 PD
LEF	$ET_{SC'}$ ＝ 35 PD	ET_{SC} ＝ 35 PD

A-V 征：REF：上转 25°：ET_{SC} ＝ 18 PD；下转 25°：ET_{SC} ＝ 25 PD

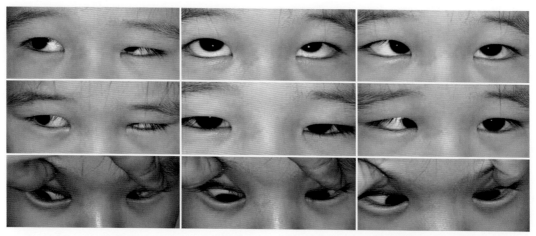

图 1　术前九个诊断眼位图（左眼内转轻度受限，企图内转时伴上射、睑裂变小、眼球后退，外转受限可过中线 10°，外转时伴睑裂开大）

AC/A = 4.37

代偿头位：面左转，视线向右（图2）

Titmus 立体视：头正位：无；代偿头位：800 秒弧

主导眼：右眼

影像学检查：头颅 MRI 提示左侧展神经脑池段缺如（图3）

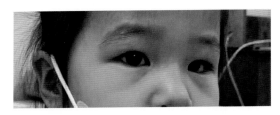

图2　代偿头位（面左转，视线向右）

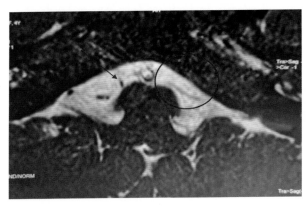

图3　头颅 MRI 提示左侧展神经脑池段缺如（与左侧红色箭头对应的右侧红色圆圈标注处）

诊断　1. Duane 眼球后退综合征（Ⅲ型）OS；2. 屈光不正 OS

手术　全麻下左眼被动牵拉试验提示：左眼内直肌、外直肌均受限且内直肌受限明显，做穹隆结膜切口后，仔细分离清理内直肌周围组织，行左眼内直肌后徙 5 mm。

术后 6 周复查：

专科检查

眼球突出度：眶距 78 mm，右眼同入院，左眼改善，原在位 12 mm，内转位 11 mm

睑裂宽度：右眼原在位、内转位及外转位均为 8 mm；左眼原在位 7 mm，内转位 6 mm，外转位 8 mm

HT：Ortho

交替遮盖：内→正 OU

单眼运动：左眼内转受限欠 2 mm，企图内转时上射及眼球后退均改善，外转受限可过中线 15°

双眼运动：左眼内转受限欠 2 mm，企图内转时上射及眼球后退均改善，外转受限可

过中线 15°

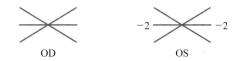

OD   OS

九个诊断眼位：图 4

PACT：

REF	$E_{SC'}$ = 4 PD	E_{SC} = 4 PD
LEF	$E_{SC'}$ = 8 PD	E_{SC} = 8 PD

A-V 征：REF：上转 25°：E_{SC} = 4 PD；下转 25°：E_{SC} = 5 PD

AC/A = 4.1

代偿头位：无（图 5）

Titmus 立体视：800 秒弧

主导眼：右眼

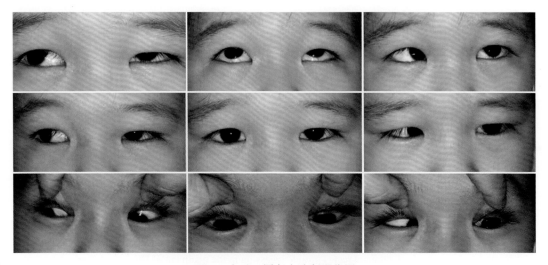

图 4 术后 6 周九个诊断眼位图

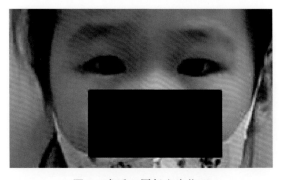

图 5 术后 6 周复查头位正

病例特点

该例患儿结合病史、临床表现、眼球运动检查及影像学检查，诊断明确，同时伴随有代偿头位，且在代偿头位下有一定的双眼视功能，因而具有明确的手术指征，术中被动牵拉试验也进一步证实了诊断，该类手术没有明确的量效关系，需要结合术中被动牵拉试验的情况决定手术肌肉的后退量，以解除限制为主，随着限制因素的解除，眼外肌对于眼球转动时的"缰绳"效应缓解，从而改善内转时的上射及眼球后退情况。

本章节列举的 2 例 Duane 患者均表现为内斜视，此类病例外直肌没有正常的展神经支配，从而没有外转功能，而外直肌可能受到异常的动眼神经支配，从而表现为受累眼内转时外直肌出现异常收缩，出现眼球后退的临床表现。患者在第一眼位存在一定角度的内斜视，部分单眼受累的患者为保留双眼视，通常采用面向患侧转的代偿头位。手术操作前，必须进行被动牵拉试验判断患眼内直肌挛缩限制程度，内直肌后退量应根据被动牵拉试验决定，需要警惕的是，超常量的后退可能会引起协同分开、内转受限和内转时外斜视[2-3]等情况。合并外直肌异常收缩致眼球后退明显及伴有明显上、下射的病例，除了需要解决患眼内直肌挛缩限制因素外，可联合行外直肌减弱或外直肌 Y 字劈开改善眼球后退和上、下射等情况[4]。

若第一眼位存在较大度数内斜视，同时伴有明显的外转受限（不过中线），单纯的内直肌后退不能完全改善第一眼位斜视和外转功能，可以通过垂直直肌移位手术 SRT[5-6]或 VRT[7]解决。内直肌后退联合 SRT 在改善外转方面比内直肌后退或双侧内直肌后退更有效。但应谨记，对于异常神经支配导致外直肌共同收缩的病例，不建议进行垂直直肌移位手术，因为这可能会抑制患眼内转并引起上、下射等情况。

参考文献

[1] Hoyt WF，Nachtigäller H. Anomalies of ocular motor nerves. Neuroanatomic correlates of paradoxical innervation in Duane's syndrome and related congenital ocular motor disorders. Am J Ophthalmol，1965，60：443-448.

[2] Natan K，Traboulsi EI. Unilateral rectus muscle recession in the treatment of Duane syndrome. J AAPOS，2012，16：145-149.

[3] Sharma P. Unilateral rectus muscle recession in the treatment of Duane syndrome. J AAPOS，2012，16：492-493.

[4] Farid MF. Y- splitrecession vs. isolated recession of the lateralrectus muscle in the treatment of vertical shooting in exotropic Duane retraction syndrome. Eur J Ophthalmol，2016，26：523-528.

[5] Yang S，MacKinnon S，Dagi LR，et al. Superior rectus transposition vs. medialrectus recession fortreatment of esotropic Duane syndrome. JAMA Ophthalmol，2014，132：669-675.

[6] Agarwal R，Sharma M，Saxena R，et al. Surgical outcome of superior rectus transposition in esotropic Duane syndrome and abducens nerve palsy. J AAPOS 2018；22：12-16. e1.

[7] Molarte AB，Rosenbaum AL. Vertical rectus muscle transposition surgery for Duane's syndrome. J Pediatr Ophthalmol Strabismus，1990，27：171-177.

4 Brown 综合征

Brown 综合征为一种眼球运动异常的限制性斜视，临床表现为受累眼内上转时眼球运动受限[1-2]。多为先天性发病，由上斜肌肌腱发育过短或上斜肌滑车发育异常所致；也可以是获得性，如外伤、炎症、眼眶肿瘤、自身免疫性疾病、眼外肌手术等。先天性发病患者可表现为原在位患眼下斜视和（或）内转时下射；如原在位无斜视，可能并无症状，多在上转时发现未受累眼过度上转。部分患者内转时上转受限严重且原在位出现下斜视，通常会采用下颌上抬和（或）面部转向未受累侧获得一定融合能力，从而保护双眼视功能。本章列举 Brown 综合征患者 1 例，以期对临床诊断和处理提供参考。

病例

患者，女，2 岁。

主诉 发现右眼上转不好，伴右眼运动不灵活 1 年半。

病史 患儿于生后半年左右父母发现其右眼向左看时不会上转，同时发现右眼眼球运动不灵活，无视物歪头，曾就诊于当地医院，未明确诊断，未行诊治，现为进一步治疗，遂来我院。发病以来，不伴视力下降，无眼部红肿、疼痛，不伴有发热、外伤等全身症状。

既往体健，足月顺产，生长发育正常。

否认全身病史、家族遗传病史及药物过敏史。

眼科检查

幼儿视力：OD 0.2，OS 0.2

眼前节检查：未见明显异常 OU

瞳孔检查：直接、间接对光反应正常，未见相对传入性瞳孔障碍 OU

眼底检查：未见异常，黄斑–视盘未见明显旋转 OU

屈光状态检查：

1% 硫酸阿托品眼用凝胶睫状肌麻痹后检影验光：

OD　　＋2.25 DS −2.50 DC×1

OS　　＋3.75 DS −1.25 DC×3

专科检查

HT：$LHT_{SC'} = 10°$

交替遮盖：下→正 OD；上→正 OS

单眼运动：右眼下斜肌功能落后（−3）

双眼运动：右眼下斜肌功能落后（−3）

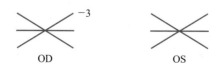

OD　　　　　　　　　　　　OS

九个诊断眼位：图 1

PACT：

REF	$X_{SC'} = 8$ PD	$LHT_{SC'} = 30$ PD	$E_{SC} = 4$ PD	$LHT_{SC} = 30$ PD
LEF	$X_{SC'} = 8$ PD	$LHT_{SC'} = 14$ PD	$E_{SC} = 4$ PD	$LHT_{SC} = 14$ PD

A-V 征（LEF）：上转 25°：$XT_{SC} = 16$ PD　$LHT_{SC} = 14$ PD；下转 25°：$E_{SC} = 4$ PD

AC/A ＝ 2.9

代偿头位：无

Titmus 立体视：不理解

眼眶 CT（横断面＋冠状面扫描）：未见明显异常

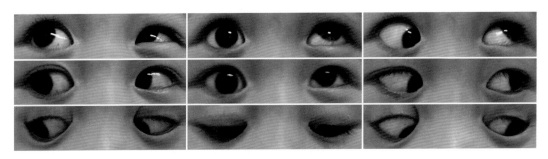

图 1　术前九个诊断眼位图

诊断　1. Brown 综合征 OD；2. 屈光不正 OU

手术　术中被动牵拉试验显示右眼上斜肌高度紧张，行右眼上斜肌延长 12 mm，术毕再次行被动牵拉试验，右眼上斜肌肌腱张力正常、活动度可，无明显限制因素。

术后第 1 天复查：

专科检查

HT：Ortho

交替遮盖：微下→正 OD；微上→正 OS

单眼运动：右眼下斜肌功能落后（−1）

双眼运动：右眼下斜肌功能落后（−1）

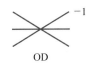
OD

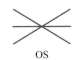
OS

九个诊断眼位：图 2

PACT：

REF	$LHT_{SC'} = 14$ PD	$E_{SC} = 4$ PD	$LHT_{SC} = 14$ PD
LEF	$LH_{SC'} = 4$ PD	$E_{SC} = 4$ PD	$LH_{SC} = 4$ PD

A-V 征（LEF）：上转 25°：$E_{SC} = 8$ PD；下转 25°：$E_{SC} = 2$ PD

AC/A ＝ 2.9

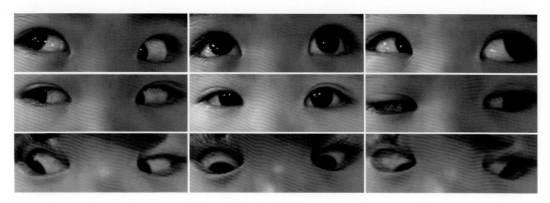

图 2　术后第 1 天九个诊断眼位图

代偿头位：无

Titmus 立体视：不理解

术后 1.5 个月复查：

专科检查

HT：Ortho（图 3）

交替遮盖：微下→正 OD；微上→正 OS

单眼运动：右眼下斜肌功能落后明显改善

双眼运动：右眼下斜肌功能落后明显改善

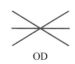　　　　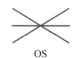

OD　　　　　　　　　　　OS

PACT：

REF	$LH_{SC'} = 5$ PD	$LH_{SC} = 5$ PD
LEF	$LH_{SC'} = 2$ PD	$LH_{SC} = 2$ PD

A-V 征（LEF）：上转 25°：$X_{SC} = 4$ PD；下转 25°：$E_{SC} = 2$ PD

AC/A $= 3.1$

代偿头位：无

Titmus 立体视：不理解

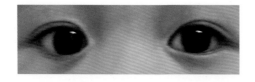

图 3　术后 1.5 个月复查第一眼位图

病例特点

在眼球运动检查中，Brown 综合征可能与下斜肌麻痹混淆。有三个重要的特征来区别两者：Brown 综合征由于上斜肌的限制，内转时不能上转，在向上方注视时会开散形成 V 征，而下斜肌麻痹则会伴有 A 征；下斜肌麻痹患者头部倾斜后垂直斜视度具有明显差异，但 Brown 综合征患者头部倾斜后斜视度差异通常很小；Brown 综合征被动牵拉试验呈阳性，下斜肌麻痹时牵拉试验通常无明显限制因素。

先天性 Brown 综合征多为单侧发病，也可双侧发生。通常是散发的，但有些患者有家族史。Brown 综合征的手术治疗仅针对原在位下斜视并伴有异常头位或复视（后天性发病）的患者。正前方无垂直斜视，仅受累眼内上转时运动异常者，不建议手术干预。有报道 Brown 综合征有自愈的可能[3]，Brown 综合征的手术比其他类型斜视矫正手术有更高的并发症发生率。

早期认为 Brown 综合征是由上斜肌肌鞘异常引起的，治疗应该包括手术剥离上斜肌肌鞘，但通常并不成功。虽然上斜肌腱切断或部分切除可导致不可逆性上斜肌麻痹（其发病率为 40% ~ 85%，发病时间为 3 ~ 24 个月[4]），但对于限制程度明显者，上斜肌腱切断或部分切除术是首选的方式，且操作迅速、相对容易。部分患者亦可发生肌腱断端附着在巩膜的远端而导致矫正不足。

目前对于限制程度不严重者，临床多采用保留上斜肌部分功能的上斜肌分级减弱手术，如上斜肌后退术[5]、硅胶带分级延长术[6]、上斜肌缝线延长术[7]、上斜肌肌腱劈开延长术[8]。但这类手术方式也存在不同的并发症，如缝线或硅胶带可引起感染、排斥或瘢痕粘连，以及上斜肌功能落后等。具体的手术方式的选择需结合患者病史、临床检查及眼球运动等情况综合评估和判断，不能一概而论。

参考文献

［1］Wright KW. Brown's syndrome：diagnosis and management. Trans Am Ophthalmol Soc，1999，97：1023-1109.

［2］Wilson ME，Eustis HS，Parks MM. Brown's syndrome. Surv Ophthalmol，1989，34（3）：153-172.

［3］Dawson E，Barry J，Lee J. Spontaneous resolution in patients with congenital Brown syndrome. J AAPOS，2009，13：116-118.

［4］Crawford JS. Surgical treatment of true Brown's syndrome. Am J Ophthalmol，1976，81（3）：289-295.

［5］Astle WF，Cornock E，Drummond GT. Recession of the superior oblique tendon for inferior oblique palsy and Brown's syndrome. Can J Ophthalmol，1993，28（5）：207- 212.

［6］Wright KW. Results of the superior oblique tendon elongation procedure for severe Brown's syndrome. Trans Am Ophthalmol Soc，2000，98：41-50.

［7］Suh DW，Guyton DL，Hunter DG. An adjustable superior oblique tendon spacer with the use of nonabsorbable suture. J AAPOS，2001，5（3）：164-171.

［8］Dubinsky-Pertzov B，Pras E，Morad Y. Superior oblique split tendon elongation for Brown's syndrome：Long-term outcomes. Eur J Ophthalmol，2021，31（6）：3332-3336.

5 甲状腺相关眼病

甲状腺相关眼病是一种限制性斜视，临床表现具有多样性，可单眼或双眼受累，累及单一眼外肌或多条眼外肌，亦可双眼对称受累或不对称受累。多为下直肌、内直肌受累，斜肌受累少见。外直肌受累少见，如患者出现外斜视，需同时行全身检查排除合并其他内分泌性疾病、重症肌无力等的可能。

下直肌受累时可表现为原在位下斜视并伴上转受限，下直肌后退手术一般能够解决正前方的垂直斜视。需要警惕的是，下直肌大量后退会出现阅读眼位过矫，有一些患者会在下楼、阅读时出现复视，临床中应注意对阅读视野的保护。如果双眼有明显的上转受限，双侧下直肌后退术后会出现明显的 A 征，可以考虑联合行下直肌鼻侧移位术预防术后 A 征的出现。大角度垂直斜视的患者，患眼受累眼外肌行后退手术充分解除限制因素后，可以考虑行对侧眼配偶肌的拮抗肌的后退手术。

甲状腺相关眼病内直肌受累时表现为原在位内斜视，并伴外转受限，手术行内直肌减弱术。甲状腺相关眼病患者几乎均为成年人，可采用术中或术后可调整缝线技术，有效避免术后过矫，提高成功率。该病手术治疗以解除限制的减弱术为主，不常规行肌肉缩短手术。

甲状腺相关眼病在临床上引起的斜视均为限制性斜视，但可以表现为不同的斜视类型，在前述章节中，我们已经列举了与甲状腺相关眼病有关的内斜视、垂直斜视等斜视类型，但总体治疗原则就是为了解除眼外肌的改变引起的限制性因素，从而改善患者的眼位，缓解患者的症状。本章节我们继续列举与甲状腺相关眼病有关的斜视病例，以期能够帮助读者更加深入理解和领会甲状腺相关眼病患者的临床处理。

病例

患者，男，60 岁。

主诉　双眼视物重影 1 年半。

病史　患者于 1 年半年前自觉视物重影，同时喜下颌上抬，右眼眼球较左眼突出，就诊于我院门诊，行眼眶 CT 检查发现眼外肌增粗，建议转诊，排除甲状腺相关疾病，遂至综合医院就诊，诊断为"甲状腺炎"，药物治疗后甲状腺功能控制良好，各项指标正常，但双眼视物重影未见明显改善，再次就诊于我院，门诊以"甲状腺相关眼病 OU"收入院。发病以来，不伴有畏光和视力下降，无眼部红肿、疼痛，不伴有发热、头部外伤、恶心呕吐等全身症状。

既往史：白内障手术史，高血压病史 5 年，目前药物控制尚平稳，甲状腺炎（甲状腺功能控制平稳半年余）。否认其他全身病史和药物过敏史。

实验室检查：游离 T3 6.98 pmol/L（正常值 3.1 ～ 6.8 pmol/L），游离 T4 16.80 pmol/L（正常值 12 ～ 22 pmol/L），高灵敏促甲状腺素（TSH 发光）0.240 mIU/L（正常值 0.27 ～ 4.2 mIU/L）

眼科检查

视力：OD 0.6，OS 0.7

眼前节检查：人工晶状体位正 OD；眼前节检查未见明显异常 OS

瞳孔检查：直接、间接对光反应正常，未见相对传入性瞳孔障碍 OU

眼底检查：未见异常，黄斑-视盘未见明显旋转 OU

屈光状态检查：

诊断验光：

OD　+1.50 DS+1.25 DC×160　　1.0

OS　+1.25 DS+1.50 DC×5　　0.9

专科检查

眼球突出度：右眼 16 mm，左眼 13 mm

眶压：右眼 T_{+1}，左眼正常

眼压：OD 21 mmHg，OS 15 mmHg

HT：$RHoT_{SC'}$ = 10°

交替遮盖：内下→正 OD，内上→正 OS

单眼运动：右眼上转-4，刚到中线，右眼外转-1，左眼单眼运动自如

双眼运动：右眼上转-4，刚到中线，右眼外转-1

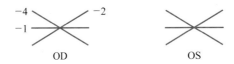

九个诊断眼位：图 1

PACT：

REF	$E_{SC'}$ = 2 PD	$RHoT_{SC'}$ = 20 PD	E_{SC} = 2 PD	$RHoT_{SC}$ = 20 PD
LEF	$E_{SC'}$ = 2 PD	$RHoT_{SC'}$ = 20 PD	E_{SC} = 2 PD	$RHoT_{SC}$ = 20 PD

同视机检查：

+2° L/R21°	+6° L/R20°	+6° L/R18°
+3° L/R15°	+4° L/R9°	+3° L/R9°
+2° L/R7°	+2° L/R3°	+6° L/R3°

LEF

AC/A = 2.1

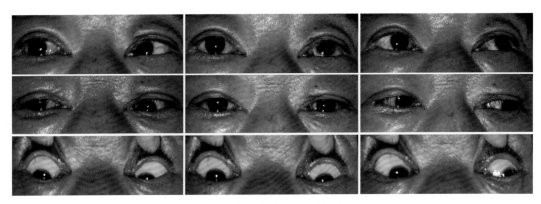

图 1　术前九个诊断眼位图

代偿头位：下颌上抬

Titmus 立体视：代偿头位：200 秒弧；头正位：无

主导眼：左眼

眼眶 CT（横断面＋冠状面扫描）：右眼下直肌、内直肌肌腹梭形增粗，肌腱未受累；左眼上直肌略粗（图 2）

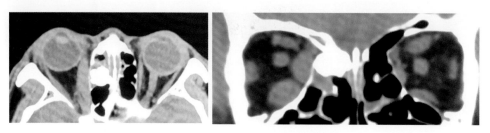

图 2　眼眶 CT（横断面＋冠状面扫描）

诊断　1. 甲状腺相关眼病 OU；2. 屈光不正 OU；3. 人工晶状体植入术后 OS

手术　术中被动牵拉试验显示右眼内直肌轻度紧张，下直肌紧张挛缩明显，行右眼下直肌后退 4.5 mm，术中调整再悬吊 2 mm，行被动牵拉试验无明显限制。

术后 1.5 个月复查：

专科检查

眼球突出度：右眼 15 mm，左眼 13 mm

眶压：右眼 T_{+1}，左眼正常

眼压：OD 18 mmHg，OS 14 mmHg

HT：Ortho

交替遮盖：内下→正微动 OD，内上→正微动 OS

单眼运动：右眼上转−1，右眼下转−1，左眼单眼运动自如

双眼运动：右眼上转−1，右眼下转−1

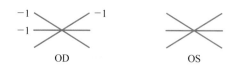

九个诊断眼位：图 3

PACT：

REF	$E_{SC'}=2\,PD$	$RHo_{SC'}=2\,PD$	$E_{SC}=2\,PD$	$RHo_{SC}=2\,PD$
LEF	$E_{SC'}=2\,PD$	$RHo_{SC'}=2\,PD$	$E_{SC}=2\,PD$	$RHo_{SC}=2\,PD$

AC/A = 1.5

代偿头位：无

Titmus 立体视：200 秒弧

主导眼：左眼

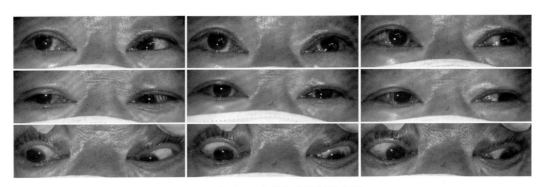

图 3　术后 1.5 个月九个诊断眼位图

病例特点

　　该患者为 60 岁男性，并非甲状腺功能亢进好发的性别和年龄，甲状腺超声没有"火焰山"样改变以及结节性质（图 4），甲状腺功能变化不典型（T3 由 T4 脱碘而来，此患者 T4 正常），目前诊断考虑甲状腺炎——甲状腺毒症期，而非 GD。甲状腺炎一般经历三个时期：①甲状腺毒症期（甲状腺受破坏，甲状腺激素释放入血，检测到血液激素水平升高，实质是甲状腺滤泡被破坏，里面贮存的甲状腺激素释放入血，甲状腺功能亢进属于假象，但可以引起高代谢症状，类似甲状腺功能亢进）；②甲状腺功能减退期，病因仍是甲状腺炎致甲状腺受到破坏，甲状腺激素释放殆尽，从而出现真正的甲状腺功能减退；③恢复期，甲状腺炎大部分属于自限性疾病，逐渐恢复。少数遗留长期甲状腺功能减退。

　　该病手术时机：决定进行手术改善眼位之前，甲状腺功能、眼位、眼球运动至少稳定 6 个月，过早手术会因为疾病仍在进展中，导致术后眼位出现变化。如存在结膜充血等炎症反应，考虑仍处于活动期，须推迟手术。

　　手术的目标是矫正正前方和阅读位置，即功能位的斜视，改善眼球运动，改善代偿头位。如第一章内斜视部分所述，手术不能使所有注视位均达到满意的眼位，以本例为例，上方视野术后也可能运动有轻度受限，并残留轻度复视。本例下直肌的挛缩不仅会造成上转受限，也会因为下直肌同时存在内转的次要作用而造成轻度内斜。

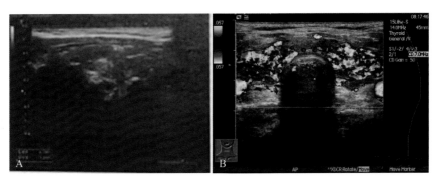

图 4　甲状腺炎超声表现以及甲状腺功能亢进患者超声表现。A 图为甲状腺炎，本例患者，甲状腺回声增粗不均伴右叶低回声（炎性？）。B 图为甲状腺功能亢进患者，甲状腺弥漫性增大性病变伴血流丰富

6 慢性进行性眼外肌麻痹

慢性进行性眼外肌麻痹（chronic progressive external ophthalmoplegia，CPEO）是以进行性双侧上睑下垂和弥漫性、对称性眼球运动功能减退为特征的线粒体病，可孤立发生，也常与线粒体功能障碍的其他症状共同发生。

临床上较罕见，在此与读者分享 1 例，以便进一步了解该病的诊疗思路。

病例

患者，男，36 岁。

主诉 双眼逐渐下垂伴眼斜 1 年。

病史 患者于入院前 1 年无明显诱因发现双眼上睑逐渐下垂并伴眼斜（图 1），呈进行性，于外院检查排除甲状腺功能异常，血糖、心肌酶未见明显异常，胸部 CT 未见明显异常，并排除重症肌无力（图 2～5），同时行头颅 MRI 检查，结果回报：左侧脑室三角区异常信号，黄色肉芽肿可能性大；左侧脑室体后部脂肪滴可能。行左侧肱二头肌肌肉活检，结果回报：考虑为线粒体肌肉病（图 6）。诊断为：1. 慢性进行性眼外肌麻痹；2. 高尿酸血症；3. 高甘油三酯血症。予口服维生素 B2 片 10 mg/ 次、3 次 / 日，辅

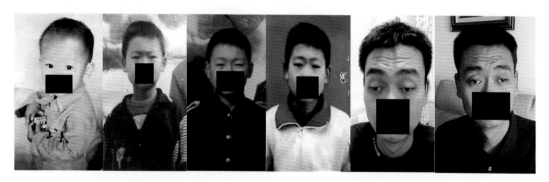

图 1 患者 1 岁、7 岁、9 岁、12 岁、35 岁、36 岁外观像（从左至右）

NO.	项目	结果	参考值	单位
1	甲状腺过氧化物酶抗体	1.42	<5.61	IU/ml
2	甲状腺球蛋白抗体	0.97	<4.11	IU/ml
3	三碘甲状腺原氨酸	1.66	0.98～2.33	rumol/L
4	甲状腺素	107.23	62.68～150.84	rumol/L
5	游离三碘甲状腺原氨酸	4.64	2.43～6.01	pmol/L
6	游离甲状腺素	12.00	9.01～19.05	pmol/L
7	促甲状腺激素	1.4081	0.3500～4.9400	mIU/L

图 2 甲状腺功能未见异常

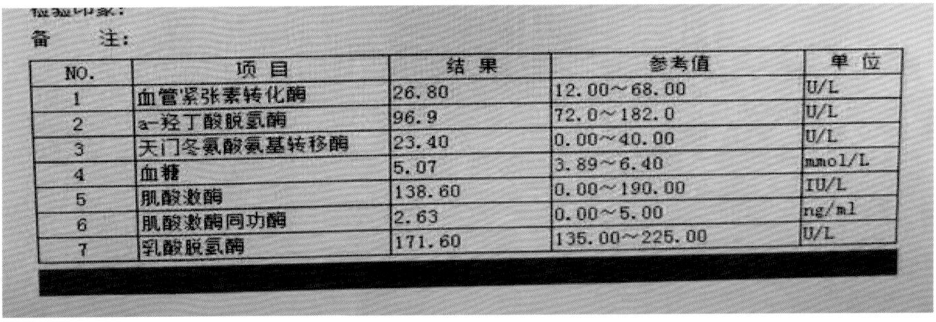

NO.	项 目	结果	参考值	单位
1	血管紧张素转化酶	26.80	12.00~68.00	U/L
2	a-羟丁酸脱氢酶	96.9	72.0~182.0	U/L
3	天门冬氨酸氨基转移酶	23.40	0.00~40.00	U/L
4	血糖	5.07	3.89~6.40	mmol/L
5	肌酸激酶	138.60	0.00~190.00	IU/L
6	肌酸激酶同功酶	2.63	0.00~5.00	ng/ml
7	乳酸脱氢酶	171.60	135.00~225.00	U/L

图 3　血糖、心肌酶未见明显异常

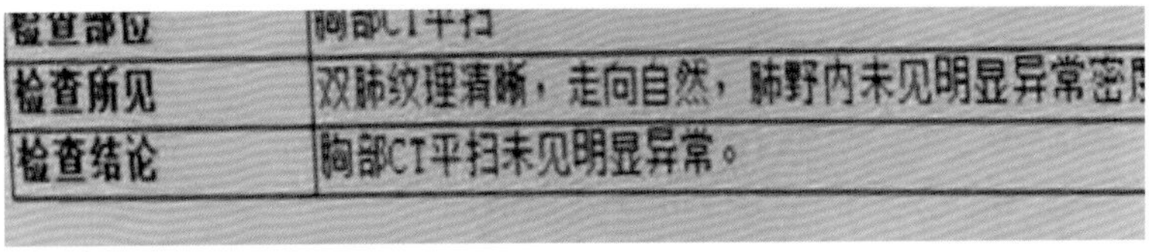

检查部位	胸部CT平扫
检查所见	双肺纹理清晰，走向自然，肺野内未见明显异常密度
检查结论	胸部CT平扫未见明显异常。

图 4　胸部 CT 未见明显异常

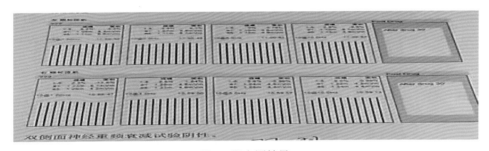

图 5　肌电图结果

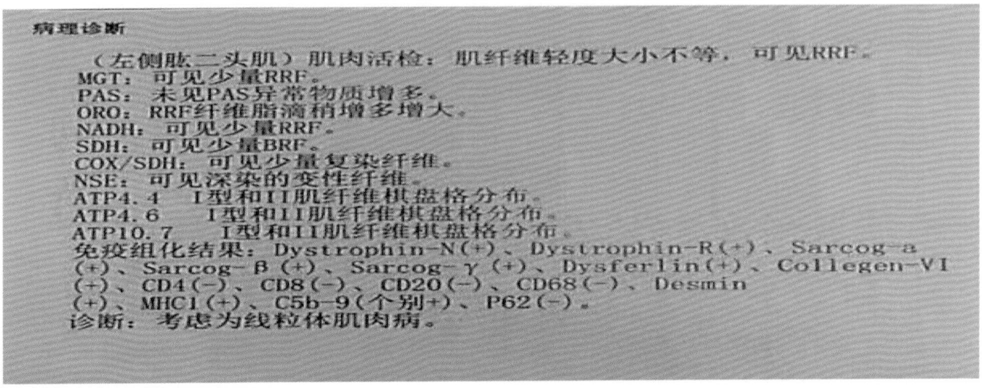

病理诊断

（左侧肱二头肌）肌肉活检：肌纤维轻度大小不等，可见RRF。
MGT：可见少量RRF。
PAS：未见PAS异常物质增多。
ORO：RRF纤维脂滴稍增多增大。
NADH：可见少量RRF。
SDH：可见少量BRF。
COX/SDH：可见少量复染纤维。
NSE：可见深染的变性纤维。
ATP4.4　I型和II肌纤维棋盘格分布。
ATP4.6　I型和II肌纤维棋盘格分布。
ATP10.7　I型和II肌纤维棋盘格分布。
免疫组化结果：Dystrophin-N（+）、Dystrophin-R（+）、Sarcog-a
（+）、Sarcog-β（+）、Sarcog-γ（+）、Dysferlin（+）、Collegen-VI
（+）、CD4（-）、CD8（-）、CD20（-）、CD68（+）、Desmin
（+）、MHC1（+）、C5b-9（个别+）、P62（-）。
诊断：考虑为线粒体肌肉病。

图 6　左侧肱二头肌肌肉活检结果

醇Q10片10 mg/次、3次/日，左卡尼汀口服溶液1g/次、3次/日改善能量代谢等治疗，酌情完善基因检测，明确病因、评估病情。患者未行基因检测，为求外观改善来我院就诊。

既往体健，否认家族遗传病史，否认全身病史及药物过敏史，否认外伤史。

眼科检查

视力：OD 0.4，OS 0.7

外眼：双眼上睑下垂，遮盖瞳孔上 2/3，上睑提肌肌力 2 mm

眼前节检查：未见明显异常 OU

眼底检查：未见异常，黄斑-视盘未见明显旋转 OU

屈光状态检查：

诊断验光：

OD　　−2.00 DS　　　　　　　　1.0

OS　　−1.50 DS −1.00 DC×70　　1.0

专科检查

HT：$XT_{SC'}$ = 25° OU

交替遮盖：外→正 OU

单眼运动：双眼各方向运动均落后−4

双眼运动：双眼各方向运动均落后−4

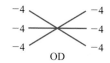 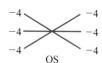

PACT：

REF	$XT_{SC'}$ = 70 PD	XT_{SC} = 70 PD
LEF	$XT_{SC'}$ = 70 PD	XT_{SC} = 70 PD

代偿头位：无

Titmus 立体视检查：无

眼眶 CT（横断面＋冠状面扫描）：眼外肌萎缩纤细 OU（图 7）

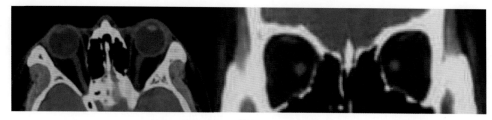

图 7　眼眶 CT（横断面＋冠状面扫描）

诊断　1.慢性进行性眼外肌麻痹 OU；2.屈光不正 OU

病例特点

慢性进行性外眼肌麻痹是一种线粒体功能障碍的肌病，表现为逐渐加重的双眼上睑下垂和弥漫性眼外肌麻痹[1]。渐进性上睑下垂、上睑提肌功能不良（通常小于 8 ～

10 mm）[2-4]是典型的最明显的特征，常导致逐渐获得性下颌上抬的代偿头位。通常双眼发病是对称性的，也可能以不对称的方式出现。一项线粒体肌病患者的研究发现，仅有8/45（17.8%）的眼外肌麻痹患者在检查时意识到眼球运动功能受限[5]。在早期，检查显示缓慢和不完整的全方位扫视。病程晚期，眼外肌全麻痹。

鉴别诊断

仔细的病史和检查通常可以让临床医生在表现为上睑下垂的患者中正确地鉴别。该病鉴别诊断包括：

1. 眼性重症肌无力（myasthenia gravis，MG）或全身性重症肌无力：伴有明显的眼部受累可与CPEO相似，但病史有助于区分两者。MG以肌力的显著昼夜波动为特征，通常有急性或亚急性表现，检查时可发现上睑下垂、眼球运动异常及斜视度等具有可变性、不稳定等特点。CPEO很少出现急性过程[6]。CPEO可能显示出轻微的眼睑疲劳，但反复进行长时间肌力的检测和眼球运动的检查，明显表现为疲劳后加重等强烈暗示MG[7]。除了上睑下垂和偶尔复视外，大多数CPEO患者有慢性症状和轻微的视觉症状。在临床上，一些不能明确区分CPEO和MG的非典型病例中，乙酰胆碱受体抗体、冰敷试验、滕喜龙试验或皮质类固醇试验可能有助于诊断。单纤维肌电图不能用于诊断，因为MG和CPEO结果均提示异常[8]。

2. TAO：可导致复视，并伴有程度不同的眼球运动功能受限。与CPEO不同，TAO多伴有眼睑回缩，在早期同时表现为眼眶炎症征象，包括结膜红肿、眼睑周围皮肤水肿、眼球突出等[9]。与CPEO所见的肌萎缩相比，TAO眼外肌在眼眶成像上显示眼外肌肌腹增粗。肌炎可引起弥漫性运动性异常，但与CPEO不同，肌炎与眼眶炎症征象、疼痛和急性起病相关。

3. 进行性核上性麻痹（progressive supranuclear palsy，PSP）：通常在水平眼动丧失之前就会影响垂直运动，向下注视通常比向上注视受损更早且更严重[9]。相比之下，CPEO特征性表现为弥漫性眼外肌麻痹。这两种症状在严重的PSP中是很难区分的。PSP患者眼球运动功能异常与核上性麻痹有关，在进行眼-头反射动作测试时，眼球运动能力有所改善，而CPEO患者则不会。

4. Miller Fisher综合征：被认为是吉兰-巴雷综合征的特殊类型，以共济失调、弥漫性眼外肌麻痹等为特征[9]。急性起病、复视明显等表现使其有别于CPEO。抗gq1b抗体可协助诊断Miller Fisher综合征。

5. 先天性眼外肌纤维化：先天性脑神经异常支配性疾病的一种。以先天性脑神经及其核团发育不良或缺如以及异常支配，同时相应的眼外肌继发性纤维化为特征[10]。从出生起，患者典型表现为双侧上睑下垂和大角度下斜视、外斜视或外下斜视等，该病非进展性。

实验室检查

长期CPEO患者的眼眶影像学检查可提示非特异性弥漫性眼外肌萎缩[11]。血液和脑脊液乳酸水平升高是线粒体肌病的非特异性和不敏感标记物。然而，在线粒体应激（运动）后进行血液检测可能会增加乳酸检测的敏感性[12]。肌酸激酶水平在线粒体肌病中通常正常或轻度升高。肢体肌肉组织的肌电图可能显示肌病的非特异性体征。

基因检测

CPEO 具有显著的遗传异质性。约 50% 的病例是散发的。当散发时，通常不会传递给后代[13]。CPEO 具有单个大的 mtDNA 缺失，可表现出广泛的表型表达，从 CPEO 到 KSS，再到以骨髓和胰腺功能不全为特征的 Pearson 综合征。最近的研究表明，单个缺失的大小和位置可以预测临床表型，缺失越大，疾病越严重[14]。

肌肉活检

当临床怀疑 CPEO 时，通常会进行肌肉活检来确认线粒体肌病的诊断。肢体肌肉活检常规组织化学染色诊断 CPEO 的敏感性约为 75%[15]，其余病例需要 DNA 分析。

治疗

CPEO 上睑下垂可导致患者采用下颌上抬的代偿头位。眼睑 crutch 眼镜是一种非手术方法，用于上睑下垂时机械提起上睑[16]。但患者往往不能忍受 crutch 的外观或感觉。手术是治疗肌源性上睑下垂的主要手段。当正前方视野测试测量的上睑边缘到角膜中央反光点的距离为 2 mm 或更小，且不能达到视轴上方视野 30° 以上注视时，医学上一般认为需要手术治疗。上睑下垂修复的手术技术依赖于上睑提肌的功能。存在轻度上睑提肌肌力损伤时，首选切除和前徙上睑提肌。严重的上睑提肌肌力受损首选使用硅胶或阔筋膜将上睑悬吊固定在额肌上的手术[17]。由于 Bell 现象消失、上直肌无力、眼轮匝肌强度受损、眨眼反应不完全，CPEO 患者在额肌瓣悬吊手术后角膜暴露和严重干燥的风险更高。术后经常需要积极使用润滑眼膏保护眼表。

当发生双眼复视和斜视时，小角度的斜视可以用三棱镜矫正。CPEO 患者眼外肌无力，常伴有非常差的运动融合功能[18-19]。斜视手术可以一定程度改善眼位，但其进展性病变、较差的运动融合功能导致患者术后复视仍持续存在。因此术前充分交代预后以及和患者沟通很重要。

参考文献

[1] Miller NR，Walsh FB，Hoyt WF. Walsh and Hoyt's clinical neuroophthalmology. Vol. 1. 6th ed. Philadelphia：Lippincott Williams & Wilkins，2005.

[2] Wabbels B，Ali N，Kunz WS，et al. Chronic progressive external ophthalmoplegia and Kearns-Sayre syndrome：interdisciplinary diagnosis and therapy. Ophthalmologe，2008，105（6）：550-556.

[3] Ahn J，Kim NJ，Choung HK，et al. Frontalis sling operation using silicone rod for the correction of ptosis in chronic progressive external ophthalmoplegia. Br J Ophthalmol，2008，92（12）：1685-1688.

[4] Shorr N，Christenbury JD，Goldberg RA. Management of ptosis in chronic progressive external ophthalmoplegia. Ophthal Plast Reconstr Surg，1987，3（3）：141-145.

[5] Petty RK，Harding AE，Morgan-Hughes JA. The clinical features of mitochondrial myopathy. Brain，1986，109（Pt 5）：915-938.

[6] Gonzalez-Moron D，Bueri J，Kauffman MA. Progressive external ophthalmoplegia（PEO）due to a mutation in the C10orf2（PEO1）gene mimicking a myasthenic crisis. BMJ Case Rep，2013，2013.

[7] Behbehani R，Sharfuddin K，Anim JT. Mitochondrial ophthalmoplegia with fatigable weakness and elevated acetylcholine receptor antibody. J Neuroophthalmol，2007，27（1）：41-44.

[8] Krendel DA，Sanders DB，Massey JM. Single fiber electromyography in chronic progressive external ophthalmoplegia. Muscle Nerve，1987，10（4）：299-302.

［9］Liu GT，Volpe NJ，Galetta S. Neuro-ophthalmology：diagnosis and management. 2nd ed. Philadelphia：Saunders Elsevier，2010.

［10］Assaf AA. Congenital innervation dysgenesis syndrome（CID）/ congenital cranial dysinnervation disorders（CCDDs）. Eye（Lond）. 2011，25（10）：1251-1261.

［11］Okamoto K，Ito J，Tokiguchi S，et al. Atrophy of bilateral extraocular muscles—CT and clinical features of seven patients. J Neuro-Ophthalmol，1996，16（4）：286-288.

［12］Mitochondrial Medicine Society's Committee on D，Haas RH，Parikh S，et al. The in-depth evaluation of suspected mitochondrial disease. Mol Genet Metab，2008，94（1）：16-37.

［13］Moraes CT，DiMauro S，Zeviani M，et al. Mitochondrial DNA deletions in progressive external ophthalmoplegia and KearnsSayre syndrome. N Engl J Med，1989，320（20）：1293-1299.

［14］Lopez-Gallardo E，Lopez-Perez MJ，Montoya J，et al. CPEO and KSS differ in the percentage and location of the mtDNA deletion. Mitochondrion，2009，9（5）：314-317.

［15］Sundaram C，Meena AK，Uppin MS，et al. Contribution of muscle biopsy and genetics to the diagnosis of chronic progressive external opthalmoplegia of mitochondrial origin. J Clin Neurosci，2011，18（4）：535-538.

［16］Lapid O，Lapid-Gortzak R，Barr J，et al. Eyelid crutches for ptosis：a forgotten solution. Plast Reconstr Surg，2000，106（5）：1213-1214.

［17］de Castro FA，Cruz AA，Sobreira CF. Brow motility in mitochondrial myopathy. Ophthal Plast Reconstr Surg，2010，26（6）：416-419.

［18］Wallace DK，Sprunger DT，Helveston EM，et al. Surgical management of strabismus associated with chronic progressive external ophthalmoplegia. Ophthalmology，1997，104（4）：695-700.

［19］McClelland C，Manousakis G，Lee MS. Progressive External Ophthalmoplegia. Curr Neurol Neurosci Rep，2016，16（6）：53.

7 重症肌无力

重症肌无力（myasthenia gravis，MG）是由自身抗体介导的获得性神经-肌肉接头传递障碍的免疫性疾病。MG 的发病率从每年 0.4/1 000 000 到每年 1/20 000 不等。没有种族或地域偏好，但男性发病率更高[1-2]。根据发病时间，MG 分为早期（< 50 岁）和晚期（> 50 岁）[3]。Graves 病患者有 4% ～ 10% 可合并 MG[4]。眼型 MG 的临床特点是上睑下垂、复视、眼球运动障碍。本章即列举 1 例重症肌无力患者，以期对此类疾病的诊断加深理解。

病例

患者，女，7 岁。

主诉 右眼斜视矫正术后再次斜视伴睁眼困难 1 年，同时伴眼球转动不灵活。

病史 患者于 2 年前于外院因"右眼斜视、右眼先天性上睑下垂"行"右眼下斜肌切断术"，1 年前父母发现其无明显诱因出现双眼外下斜视伴双眼睁眼困难，且双眼斜视呈固定性，眼球运动不灵活，同时出现仰头视物，为求进一步诊治遂来我院。门诊初步检查后，建议神经科进一步检查排除重症肌无力。后外院"新斯的明试验显示阳性"，再次来诊，告知目前不宜手术，继续神经科诊治。

既往体健，否认家族遗传病史及全身病史，否认药物过敏史。

足月剖宫产，生长发育正常。

眼科检查

视力：OD 1.0，OS 1.0

外眼检查：OU 内眦赘皮，上睑下垂遮盖 3/4 角膜，双眼睑裂高度为 3 mm，上睑提肌肌力 1 mm，双下睑睫毛成排倒向角膜，未见明显角膜损伤（图 1）

眼底检查：未见异常，黄斑–视盘未见明显旋转 OU

屈光状态检查：

睫状肌麻痹后检影验光：

OD　　+0.50 DC×65　　　　　　　1.0

OS　　+0.75 DS+0.50 DC×110　　1.0

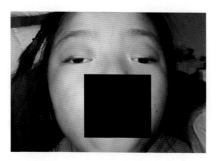

图 1　眼外观（双眼上睑下垂）

专科检查

HT：$XT_{SC'}$ = 30° OU

交替遮盖：外→正 OU

单眼运动：右眼不能上转，内转不过中线，下转和外转轻度落后；左眼不能上转，内转不过中线，外转轻度落后

双眼运动：双眼上直肌、下斜肌落后-5；双眼外直肌落后-2；双眼内直肌落后-5；左眼下直肌、上斜肌落后-2

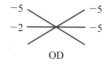
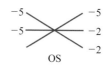

九个诊断眼位：图 2

PACT：

REF	$XT_{SC'}$ = 60 PD	XT_{SC} = 50 PD	
LEF	$XT_{SC'}$ = 50 PD	XT_{SC} = 50 PD	RHT_{SC} = 6 PD

代偿头位：下颌上抬

Titmus 立体视：无

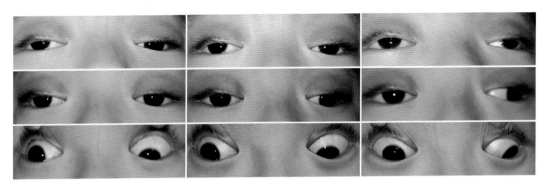

图2 术前九个诊断眼位图

诊断 1. 重症肌无力（眼肌型）OU；2. 下睑内翻OU；3. 斜视矫正术后OD

病例特点

临床特征

MG的特征是骨骼肌出现可变化的肌力减弱，休息时会有所改善。反复收缩会加剧无力[5]。全身型MG可累及延髓、四肢和呼吸肌。眼型MG（ocular myasthenia gravis，OMG）是MG的一个亚型，临床上表现为眼外肌、上睑提肌和眼轮匝肌无力，但是眼内肌不受累[6]。半数以上的MG患者以上睑下垂和复视为初始症状[7]，50%～80%的患者继续发展为全身性疾病[8]。全身型MG患者大多数在眼部症状开始后的2年内发展为全身骨骼肌受累[9]。

辅助检查

1. 睡眠测试：本试验测定休息一段时间后OMG表现的改善情况。嘱患者闭眼睡觉或休息约30 min。对患者进行检查，观察眼球运动障碍和（或）上睑下垂。观察上睑下垂或眼外肌麻痹在30 min睡眠或休息后的改善情况，若30 min睡眠或休息后立即消失，可以初步确定MG的诊断。在接下来的30 s到5 min内再次出现肌无力症状可进一步证实这一点。

2. 冰敷测试：是一种简单但有效的临床试验，温度降低可降低抗胆碱酯酶（AChE）活性，从而增加神经肌肉接头处可用ACh的量。将冰袋置于患者眼睑上，时间为2 min（上睑下垂）至5 min（眼外肌麻痹检查）[5]。在检查前和检查后必须测量眼运动障碍和上睑下垂的程度。通常上睑在冰敷后上升至少2 mm被认为是阳性。

3. 实验室检查

（1）腾喜龙（Edrophonium）试验：腾喜龙是一种快速作用和快速水解的乙酰胆碱酯酶药物。注射后30～60 s内开始起作用，5～10 min内效果消失。该试验的敏感性在全身型MG中为95%，眼型MG中为86%[10-11]。

（2）新斯的明试验：新斯的明是一种更长效的乙酰胆碱酯酶，高峰效应在肌肉注射后约30 min达到，但在15 min内就可看到反应。效果持续时间可达数小时。成人通常的剂量是1.5 mg，该药物是在三角肌肌内注射。与腾喜龙相比，新斯的明具有更长的作用时间，更适合于详细、长时间的眼球运动检查、复视检查等。

（3）免疫检测：与重症肌无力发病相关的抗体目前包括骨骼肌乙酰胆碱受体抗体（AchRAb）、肌肉特异性络氨酸激酶抗体（MuSKAb）、肌联蛋白抗体（titiAb）、抗兰尼碱受体抗体（RyRAb）、抗乙酰胆碱酯酶抗体（AChEAb）等。AchRAb 滴度升高证实 MG 诊断。但正常滴度并不能排除这种疾病。AchRAb 已在 80% ～ 99% 的全身型 MG 患者和 30% ～ 77% 的 OMG 患者中得到证实[5]。约 20% 的全身型 MG 患者血清 AChRAb 呈阴性。在这些患者中，30% 会有骨骼肌表达的针对肌肉特异性激酶的自身抗体（抗 MuSKAb）。AChRAb 和 MuSKAb 阴性的患者被归类为"血清阴性"MG[12]。几乎所有患有胸腺瘤的肌无力患者都有对抗骨骼肌的抗体，在 30% 没有胸腺瘤的患者中也发现了这种抗体。

治疗

MG 的治疗主要包括药物治疗，目的是改善肌肉无力，减轻复视和上睑下垂的症状，缓解病情。药物治疗包括乙酰胆碱酯酶抑制剂、皮质激素、免疫抑制剂等。乙酰胆碱酯酶抑制剂可以增加神经递质作用的持续时间，改善症状[13]。糖皮质激素是 MG 患者最广泛使用的免疫调节剂。它们主要通过其抗炎特性发挥作用，此外，还可导致细胞因子表达、淋巴细胞分化和增殖的减少，并增加肌肉 AChR 的合成。作为免疫抑制剂的硫唑嘌呤既可以作为单一疗法（例如，在类固醇耐药患者中）使用，也可以与口服皮质类固醇联合使用。硫唑嘌呤作用机制为在快速分裂的 T 细胞和 B 细胞中抑制 DNA 和 RNA 合成。

胸腺切除术长期以来一直被认为对 MG 患者有益。对于 CT 扫描显示胸腺增大的患者，以及病程早期的患者和 60 岁以下的患者，建议进行胸腺切除术[3]。现有数据显示，70% ～ 80% 的患者通过胸腺切除术获得临床改善，约 35% 的患者达到完全缓解。也有人提出，在 CT 扫描上没有胸腺瘤征象，但接受胸腺切除术的患者不太可能进展为全身型 MG，更可能完全缓解。

支持性治疗措施包括对持续性复视患者使用三棱镜或遮盖疗法，对重度上睑下垂患者使用 crutch 眼镜。对于持续斜视或上睑下垂患者，检查结果至少稳定 6 个月再行手术治疗，但手术预后并不理想。

参考文献

［1］Weinberg DA，Lesser RL，Vollmer TL. Ocular myasthenia：A protean disorder. Surv Ophthalmol，1994，39：169-210.

［2］Mittal MK，Barohn RJ，Pasnoor M，et al. Ocular myasthenia gravis in an academic neuro-ophthalmology clinic：Clinical features and therapeutic response. J Clin Neuromuscul Dis，2011，13：46-52.

［3］Mazzoli M，Ariatti A，Valzania F，et al. Factors affecting outcome in ocular myasthenia gravis. Int J Neurosci，2018，128：15-24.

［4］Sehgal S，Rebello R，Wolmarans L，et al. Hickam's dictum：Myasthenia gravis presenting concurrently with Graves disease. BMJ Case Rep，2017，2017：bcr2017220153.

［5］Grigg J. Extraocular muscles：Relationship of structure and function to disease. Aust N Z J Ophthalmol，1999，27：369-370.

［6］Sommer N，Melms A，Weller M，et al. Ocular myasthenia gravis. A critical review of clinical and pathophysiological aspects. Doc Ophthalmol，1993，84：309-333.

［7］Grob D，Arsura EL，Brunner NG，et al. The course of myasthenia gravis and therapies affecting outcome. Ann N Y Acad Sci，1987，505：472-499.

［8］Antonio Santos AA，Eggenberger ER. Medical treatment options for ocular myasthenia gravis. Curr Opin Ophthalmol，2008，19：468-478.

［9］Oosterhuis HJ. Observations of the natural history of myasthenia gravis and the effect of thymectomy. Ann N Y Acad Sci，1981，377：678-690.

［10］Kaminski HJ，Maas E，Spiegel P，et al. Why are eye muscles frequently involved in myasthenia gravis？Neurology，1990，40：1663-1669.

［11］Phillips LH 2nd，Melnick PA. Diagnosis of myasthenia gravis in the 1990s. Semin Neurol，1990，10：62-69.

［12］Kim JY，Park KD，Richman DP. Treatment of myasthenia gravis based on its immunopathogenesis. J Clin Neurol，2011，7：173-183.

［13］Finelli PF，Hoyt WF. Myasthenic abduction mystagmus in a patient with hyperthyroidism. Neurology，1976，26（6 PT 1）：589-590.

8　眼眶爆裂性骨折继发斜视

眼眶外伤经常单独发生或者合并头部、颈部、躯干的严重外伤发生。眼眶外伤后导致眼球运动失衡的原因是多因素的，包括局部的改变，如眼外肌水肿、出血，以及眶内软组织肿胀、肌肉嵌顿限制、眼球运动神经麻痹等。

眼眶爆裂性骨折所致斜视的处理：

1. 非手术治疗：如果急性期并无任何肌肉受压或者嵌顿于骨质中的影像学证据，可以暂时观察。在这种情况下，即使存在复视，也可以先保守治疗。当有眼外肌麻痹或者眼球运动肌肉损伤，绝大部分患者会在1年内不经过任何干预痊愈[1]。Putterman等报道了一系列因眶内或肌肉出血/水肿造成眼球运动障碍的病例，被动牵拉试验显示运动受限，虽然临床有微小的眼外肌的撕裂或嵌顿，但绝大部分病例都能随着时间的推移而缓解[2]。

因为眼球运动的非共同性，光学治疗（三棱镜）也许在原在位能起到改善复视的作用，但因为双眼视范围小，患者很难在所有位置都能获得双眼单视。一些患者可能在原在位能通过小度数的三棱镜改善复视，但是可能因为下方不同的斜视度数而需要另外一副阅读眼镜。

如果确定是麻痹因素所致斜视，采用肉毒杆菌毒素注射于受累肌的拮抗肌，防止受累肌出现挛缩是可取的。

2. 手术治疗：因为临床表现的多变性，手术治疗方案必须个体化设计。眼眶骨折所致斜视的手术治疗时机需要考虑多种因素。在特殊的病例，需要立刻修补骨折部位，减轻限制因素，矫正斜视。在瘢痕形成之后，可以不考虑探查眼眶而直接修复斜视。即使影像学的检查以及临床证据证明有嵌顿，晚期的修补也很少能改善斜视。治疗因患者的不同临床表现而异。

（1）下直肌限制：原在位下斜视是眶下壁骨折造成同侧下直肌限制的最常见的并发症。其通常是由外伤所致，并非因植入修复骨折的植入物所致[3]。一般来说，原在位下斜视是由于下直肌限制所致。受累眼向上运动受限，但是患者会在下方（下直肌的功能位）获得融合和双眼视。下方的垂直扫视运动是正常的，牵拉试验显示下方有限制因素。可行患眼下直肌后退手术，手术目标是矫正原在位斜视，术中可以联合可调整缝线的应用。

（2）下直肌麻痹：眼眶爆裂性骨折引起下直肌麻痹通常会出现双眼复视[4]。这是由眼外肌的直接损伤或眼球运动神经损伤所致[5]。患者表现为原在位和向下方注视上斜视，病程较长者可继发上直肌挛缩。如果下直肌不全麻痹，正前方上斜视不足 10 PD，可以考虑行患侧下直肌缩短手术。如果正前方垂直斜视度很大，可考虑行患侧上直肌后退，联合下直肌缩短[6]。有作者推荐对侧下直肌后退和后固定缝线的方法[7]。如果下直肌全麻痹，需做水平肌肉的转位手术。

（3）麻痹和限制因素并存：患者可以表现为原在位正位、下斜视，或上斜视，或受累眼向上方注视时上转落后，向下方注视时下转落后。这是因为下直肌麻痹会导致下转功能不足而出现阅读眼位上斜视，而下直肌限制可引起向上方注视上转落后，从而发生复视。牵拉试验可明确是否存在限制因素。部分单纯限制性因素存在的患者，向下方注视也会表现为受累眼下转落后，因此详细的临床检查和眼球运动观察非常重要。一些患者会采用下颌上抬的头位获得一定的融合，部分无复视主诉的患者，其双眼视野可能很有限。垂直直肌减弱手术会扩大双眼视野[6]。但是，下直肌的后退会使下方注视位置的复视更加严重。如果原在位正位，同侧下直肌小量缩短手术会改善下方注视时的斜视度，同时可以联合对侧眼上直肌后退。对小度数的下斜视（小于 8～10 PD），可以后退对侧上直肌。如果垂直斜视度（下斜视）很大，可以考虑受累眼下直肌小量后退（4 mm），联合对侧眼上直肌后退。对侧眼下直肌的后固定缝线会扩大下方注视的双眼视野。如果原在位上斜视，受累眼下直肌缩短手术会改善原在位和下方注视时的上斜视，但会导致上方注视时复视加重。如果下直肌全麻痹，可以考虑肌肉转位或者睫状血管分离的眼外肌手术。

（4）下直肌限制，原在位正位：如果患者出现受累眼上转受限，正前方眼位正位，可以考虑保守治疗。极少数患者需要扩大上方双眼视野。如果一定要改善上方的双眼视野，可以考虑做对侧上直肌后固定术。

（5）内直肌嵌顿或限制：眶内壁的骨折较少引起肌肉嵌顿[8-9]。内直肌嵌顿会引起水平方向的眼球运动受限和复视，除影像学检查外，牵拉试验可以协助诊断。治疗方式与单纯的下直肌限制类似。手术目的为解除限制，改善双眼单视野。

本章列举两例眼眶外伤术后患者，以期对读者处理此类疾病提供参考和建议。

病例1

患者，男，54 岁。

主诉 车祸后双眼视物重影 7 月余。

病史　患者于 8 个月前车祸致头面部外伤，1 个月后发现双眼视物重影伴低头视物，4 个月前于当地医院行眼眶骨折复位术并植入钛合金支架，现因视物重影，就诊于我院。患者自发病以来无视物模糊，无视力下降。无眼痛、眼红、畏光、流泪。

既往高血压病史 3 年，药物控制尚平稳，痛风病史 10 余年。

否认其他全身病史及药物过敏史。

眼科检查

视力：OD 1.0，OS 1.0

眼前节检查：未见明显异常 OU

瞳孔检查：直接、间接对光反应正常，未见相对传入性瞳孔障碍 OU

眼底检查：未见异常，黄斑-视盘未见明显旋转 OU

屈光状态检查：

诊断验光：

OD　平光　　1.0

OS　平光　　1.0

专科检查

HT：$RHT_{SC'} = 15°$

交替遮盖：外上→正 OD，外下→正 OS

单眼运动：右眼下转落后

双眼运动：右眼下直肌落后（−2）

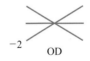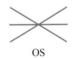

九个诊断眼位：图 1

PACT：

REF	$X_{SC'} = 4\,PD$	$RHT_{SC'} = 25\,PD$	$X_{SC} = 4\,PD$	$RHT_{SC} = 35\,PD$
LEF	$X_{SC'} = 4\,PD$	$RHT_{SC'} = 16\,PD$	$X_{SC} = 4\,PD$	$RHT_{SC} = 20\,PD$

同视机检查：

+4° R/L6°		+4° R/L10° EX1°
	R/L10° EX2°	
+2° R/L12° IN2°		+5° R/L15° EX2°

LEF

代偿头位：下颌内收（图 2）

Titmus 立体视：代偿头位：200 秒弧；头正位：无

主导眼：左眼

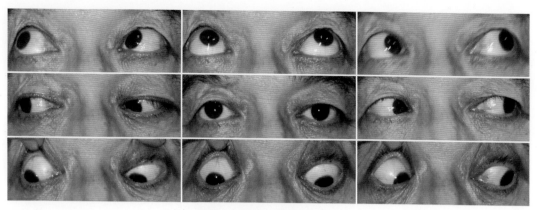

图 1　术前九个诊断眼位图

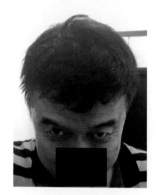

图 2　患者术前代偿头位

诊断　1. 下直肌麻痹 OD；2. 眶壁骨折修复术后 OD

手术　术中被动牵拉试验显示右眼各方向均未见明显受限，行右眼上直肌后退 5.5 mm，鼻侧移位 1/2 肌腹宽度，下直肌缩短 3 mm。

术后第 1 天复查：

专科检查

HT：Ortho

交替遮盖：上→正微动 OD，下→正微动 OS

单眼运动：各方向运动基本到位

双眼运动：协调

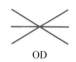
OD

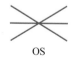
OS

九个诊断眼位：图 3

PACT：

REF	$RH_{SC'}$ = 2 PD	RH_{SC} = 4 PD
LEF	$RH_{SC'}$ = 5 PD	RH_{SC} = 5 PD

代偿头位：无（图4）

Titmus 立体视：200 秒弧

主导眼：左眼

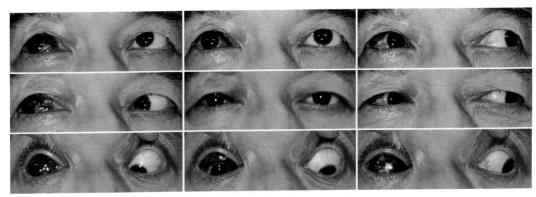

图3 术后第1天九个诊断眼位图

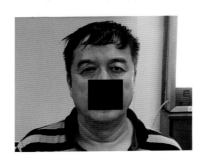

图4 术后第1天头位（头位正）

病例特点

患者外伤史及右眼眶壁骨折修复手术史明确，患者下方注视时垂直斜视度大，上方注视时基本正位，故采用下颌内收头位，视线向上方，以获得双眼单视。双眼分别注视，右眼注视斜视度明显大于左眼注视，即第二斜视角大于第一斜视角，右下方注视，斜视度最大，考虑右眼下直肌麻痹诊断明确。根据第一斜视角，即垂直方向 16～20 PD 设计手术量，行麻痹肌（右眼下直肌）加强联合麻痹肌拮抗肌（即右眼上直肌）后退手术，术前检查患者正前方存在小角度外隐斜，因此，将右眼上直肌后退联合鼻侧移位防止术后外隐斜角度增大。术后患者正前方头位改善，斜视度改善，眼球运动亦好转。

病例2

患者，男，34 岁。

主诉 外伤术后复视 8 个半月。

病史 患者 8 个半月前角铁划伤右眼，于当地医院急诊就诊，行"右眼眼睑皮肤裂伤缝合术"，术后睁眼发现双眼复视，后行眼眶 CT 检查发现眶壁骨折，于伤后半月因"右眼眼窝凹陷，双眼视物成双 13 天"就诊于我院，诊断为：1. 眶骨骨折 OD；2. 非共同性斜视 OD；3. 上睑下垂 OD；4. 眼睑皮肤裂伤修复术后 OD。于全麻下行右眼"眶壁骨折修复＋medpor 填充＋结膜瘢痕松解＋眶隔修复＋眼睑成形术"，术后仍复视，且自觉与术前相比变化不大，现为进一步改善复视收入院。患者自发病以来，无视物模糊，不伴眼痛，无畏光及流泪。

既往体健，否认全身病史及药物过敏史。

眼科检查

视力：OD 1.0，OS 1.0

外眼检查：右眼上睑上方皮肤可见线状瘢痕，长约 20 mm，睑裂高度为 4 mm，余未见明显异常；左眼睑裂高度为 6 mm，未见明显异常。

眼前节检查：未见明显异常 OU

瞳孔检查：直接、间接对光反应正常，未见相对传入性瞳孔障碍 OU

眼底检查：未见异常，黄斑-视盘未见明显旋转 OU

屈光状态检查：

诊断验光：

OD　平光　1.0

OS　平光　1.0

专科检查

HT：$RHT_{SC'} = 8°$

交替遮盖：外上→正 OD，外下→正 OS

单眼运动：右眼下转落后

双眼运动：右眼下直肌落后（-2）

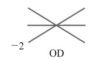 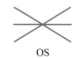

九个诊断眼位：图 1

PACT：

REF　　　$X_{SC'} = 4$ PD　　$RHT_{SC'} = 15$ PD　　$E_{SC} = 4$ PD　　$RHT_{SC} = 15$ PD

LEF　　　$X_{SC'} = 2$ PD　　$RHT_{SC'} = 15$ PD　　$E_{SC} = 5$ PD　　$RHT_{SC} = 15$ PD

同视机检查：

+4° IN1°		+5° R/L4° IN1°
	+3° R/L8° IN2°	
+2° R/L5° IN2°		+5° R/L12°

LEF

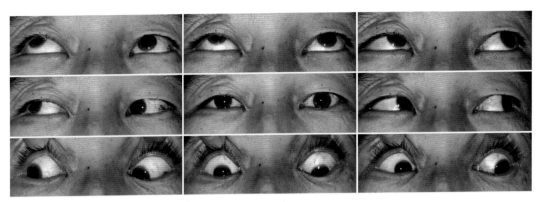

图1 术前九个诊断眼位图

代偿头位：无

Titmus 立体视：3000 秒弧

主导眼：左眼

眼眶 CT（冠状面扫描）：右眼眶下壁骨质欠连续，符合眶下壁骨折影像学表现（图2）

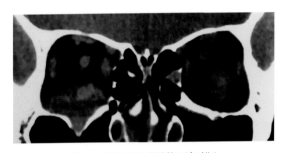

图2 眼眶 CT（冠状面扫描）

诊断 1.下直肌麻痹 OD；2.上睑下垂 OD；3.眶壁骨折修复术后 OD；4.眼睑皮肤裂伤修复术后 OD

手术 术中被动牵拉试验显示右眼各方向均未见明显受限，遂行右眼下直肌缩短4mm。

术后第1天复查：

专科检查

HT：Ortho

交替遮盖：上→正微动 OD，下→正微动 OS

单眼运动：各方向运动基本到位

双眼运动：协调

OD   OS

九个诊断眼位：图3

PACT：

| | REF | $X_{SC'} = 2\ PD$ | $RH_{SC'} = 5\ PD$ | | $E_{SC} = 2\ PD$ | $RH_{SC} = 4\ PD$ |
| | LEF | | $RH_{SC'} = 5\ PD$ | | $E_{SC} = 2\ PD$ | $RH_{SC} = 5\ PD$ |

同视机检查：

$+1°$ L/R1°		$+2°$ R/L2°
	R/L2°	
$+1°$		$+2°$

代偿头位：无

Titmus 立体视：800 秒弧

主导眼：左眼

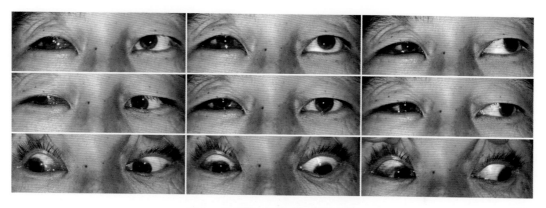

图3 术后第1天九个诊断眼位图

病例特点

  该患者外伤史及右眼眶壁骨折修复手术史明确，病史8个月，根据各个诊断眼位分析，右下方垂直斜视度最大，右眼下直肌麻痹诊断明确。本例手术行加强麻痹肌手术，手术后正前方及下方垂直斜视度均得到改善，但仅加强麻痹肌可能会导致远期回退问题，与减弱麻痹肌的拮抗肌（右上直肌）相比，手术效果不稳定性更大，需远期随访观察。

参考文献

［1］Wojno TH. The incidence of extraocular muscle and cranial nerve palsy in orbital floor blow-out fractures. Ophthalmology，1987，94：682-687.

［2］Putterman AM，Stevens T，Urist MJ. Nonsurgical management of blow-out fractures of the orbital floor. Am J Ophthalmology，1974，77：232-239.

［3］Mauriello JA. Inferior rectus muscle entrapped by Teflon implant after orbital floor fracture repair. Ophthal Plast Reconstr Surg，1990，6：218-220.

［4］Saunders RA. Incomitant vertical strabismus：Treatment with posterior fixation of the inferior rectus muscle. Arch Ophthalmol，1984，102：1174-1177.

［5］Lyon DB，Newman SA. Evidence of direct damage to extraocular muscles as a cause of diplopia following orbital trauma. Ophthal Plast Reconstr Surg，1989，5：81-91.

［6］Kushner BJ. Paresis and restriction of the inferior rectus muscle after orbital floor fracture. Am J Ophthalmol，1982；94：81-86.

［7］Seiff SR，Good WV. Hypertropia and the posterior blowout fracture：Mechanism and management. Ophthalmology，1996，103：152-156.

［8］Segrest DR，Dortzbach RKLMedial Orbital wall fractures：Complications and management，Ophthal Plast Reconstr Surg，1989，5：75-80.

［9］Choi M，Flores RL. Medial orbital wall fractures and the transcaruncular approach. J Craniofac Surg，2012，23：696-701.

（丁娟　郝瑞）

第六章 中枢麻痹性斜视

麻痹性斜视从病因和解剖定位上分为中枢神经系统性病变、周围神经系统性病变、神经肌肉接头性病变，以及眼外肌和眼眶本身的病变。病变的定位和定性需要根据患者的病史和眼球运动特点等来推断和明确，而病因的明确对于斜视的治疗至关重要。中枢神经系统性病变引起的眼球运动障碍可分为核上性、核性、核间性；周围神经系统性病变引起的眼球运动障碍为核下性，导致其支配的眼外肌运动功能障碍。

中枢麻痹性斜视常常与神经眼科疾病密切相关。神经眼科疾病主要分为视觉传入系统障碍引起的神经眼科问题和视觉传出系统障碍（即眼球运动通路障碍）引起的神经眼科问题。视觉传出系统在视觉形成过程中发挥的作用是建立清晰、稳定的双眼单视，涉及大脑皮层、脑干、小脑、颅脑运动神经及其核团，以及眼外肌。视觉传出系统疾病在眼科最常见的临床表现为眼位偏斜（斜视）和（或）眼球运动异常及异常头位，患者可有复视主诉及不同程度的眼球运动障碍。对于此类患者要详细询问病史，了解复视的产生是急性还是慢性，复视是间歇性还是恒定性出现，是水平复视还是垂直复视，是视近明显还是视远明显，是否伴随其他眼部症状，是否合并疼痛或不适感。中枢麻痹性斜视还可表现为共轭性注视麻痹，此类患者可无复视主诉，只表现为眼球共轭运动障碍，如向左侧水平注视时，双眼不能过中线，但不合并内直肌或外直肌麻痹。因此视觉传出系统障碍引起的眼球运动问题，不仅要从眼球运动的角度进行检查，更要结合神经系统的症状和病史，防止漏诊和误诊，同时制订出适宜的治疗方案。

核上性眼肌麻痹，也称为中枢性麻痹，主要为水平注视麻痹，临床表现为双眼出现同向注视运动障碍。一般多由脑干部位血管性疾病、肿瘤或脱髓鞘病变等引起大脑皮层眼球同向运动中枢、脑桥侧视中枢及其神经传导束受损所致。此类患者可无复视主诉，双眼虽不能向同一方向协同运动，但若该方向突然出现声响，双眼可反射性转向该侧，即反射性运动未受累。也可见于额叶病变或额叶至脑桥的运动神经纤维受损，与水平注视麻痹相关的最重要的神经纤维束为内侧纵束。

内侧纵束（medial longitudinal fasciculus，MLF）位于脑干中缝背侧端的两旁，是一对纤维束，其纤维成分包括了前庭神经核群与两侧眼外肌神经核纤维、眼外肌神经核之间的联系等。MLF从Cajal间质核（interstitial nucleus of Cajal，INC）的侧面延伸到脊髓颈段。在脑干中，这些纤维束位于导水管和第四脑室内侧和底部附近，靠近动眼神经、滑车神经和展神经核以及前庭神经核。脑桥旁正中网状结构（paramedian pontine reticular formation，PPRF）是水平注视的中枢，一部分PPRF将侧视指令经短神经纤维传达至展神经核运动神经元，使同侧外直肌收缩，另一部分PPRF将侧视指令经展神经核的中间神经元通过内侧纵束传递到对侧动眼神经内直肌亚核，使对侧内直肌收缩，从而协调眼球水平共轭侧方注视（图6-1，图6-2）。此外，内侧纵束在维持垂直眼位、保持垂直平滑追随（图6-3，图6-4）以及垂直前庭眼反射方面亦有作用。因而内侧纵束的损伤会影

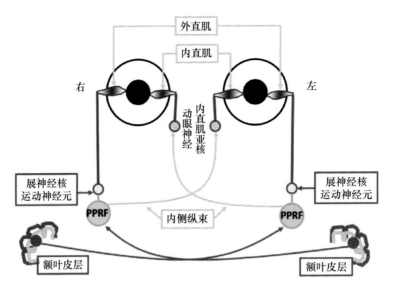

图 6-1　参与水平注视运动的解剖结构示意图

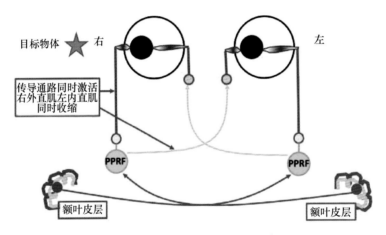

图 6-2　正常向右水平注视运动示意图

响眼球运动，从而产生一系列临床症状（图 6-5，图 6-6）。

　　展神经核是控制眼球水平注视运动的运动神经元核团之一，接受脑桥旁正中网状结构发出的纤维，其中间神经元经内侧纵束至对侧动眼神经核控制内直肌的收缩，与展神经核运动神经元控制的同侧外直肌一起完成侧视活动。而控制垂直性共轭性注视运动的运动神经元核团是动眼神经核与滑车神经核，内侧纵束头端间质核（rostral interstitial nucleus of the medial longitudinal fasciculus，riMLF）、INC 等发出神经纤维至动眼神经核与滑车神经核，控制垂直注视运动。其中向下的注视运动仅接受同侧 riMLF 支配（图 6-3），而向上的注视运动接受双侧 riMLF 支配（图 6-4）。所以当单侧 riMLF 受损，对侧 riMLF 仍可支配向上扫视功能，但无法进行向下扫视运动（图 6-5）。INC 则影响垂直注视运动的范围、凝视和垂直向的视线追随，与后连合一起参与向上扫视运动（图 6-4）。

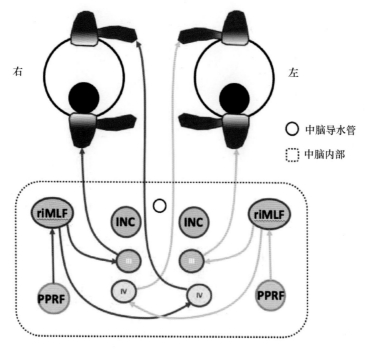

图 6-3　向下扫视传导通路示意图（仅受同侧 riMLF 支配）

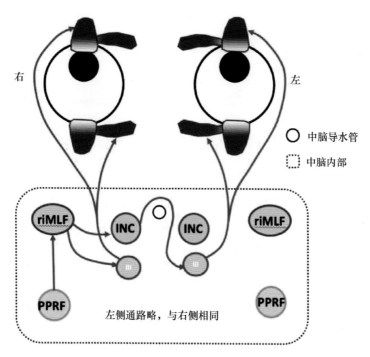

图 6-4　向上扫视传导通路示意图（接受双侧 riMLF 支配）

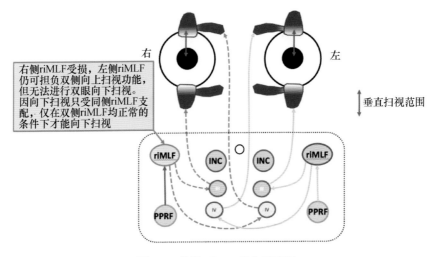

图 6-5 单侧 riMLF 损伤示意图

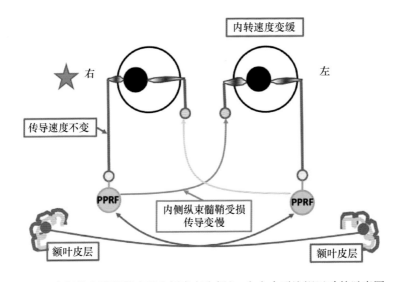

图 6-6 内侧纵束脱髓鞘（以右侧病变为例），向右水平注视运动的示意图

因而从解剖学角度，水平注视运动与垂直注视运动既相互独立，又互相联系。

核间性眼肌麻痹（internuclear ophthalmoplegia，INO）是由单侧或双侧内侧纵束病变引起的眼肌麻痹，多发生于脱髓鞘疾病、肿瘤、血管性疾病、Wernicke 疾病、系统性红斑狼疮等。

前部 INO 可表现为患侧外直肌功能正常，对侧眼球内转时伴眼球震颤，但辐辏功能正常。单侧内侧纵束发生脱髓鞘后，神经元轴突的传导速度变慢，导致对侧内直肌收缩迟缓，对侧眼内转速度较同侧变慢（图 6-6）。单侧内侧纵束完全受损后，PPRF 对对侧内直肌的控制消失，侧视时同侧外直肌收缩而对侧内直肌不收缩（图 6-7）。而后部 INO 则表现为患侧眼球不能外转，而对侧眼球内转正常，多数是由于 PPRF 至展神经运动神经元的短纤维受损，导致同侧外直肌无法收缩，同侧眼不能外转，但内侧纵束正常，对侧内直肌收缩使对侧眼正常内转（图 6-8）。单侧 INO 会引起同侧内直肌内转功能不同程度落后，同时对侧眼外转时伴随眼球震颤。而双侧 INO 则表现为双眼不能内转，外转眼出现眼球震颤。内转时也可能会出现眼球震颤。此类患者眼球震颤的发生是继发于眼球内、外转时眼外肌运动功能的下降，而并非由中枢病变直接引起[1-2]。INO 可伴发同侧上斜视或 skew 偏斜。INO 这个名称是根据解剖位置命名，而非病因学诊断。多发性硬化（multiple sclerosis）是目前中青年人群中引起 INO 的最常见的病因[3]。一些周围神经性疾病（如重症肌无力、Miller Fisher 综合征）患者可有类似 INO 的表现，因而在诊断 INO 时须根据患者的全身情况、神经系统症状、眼球运动及眼部检查等结果综合考量。

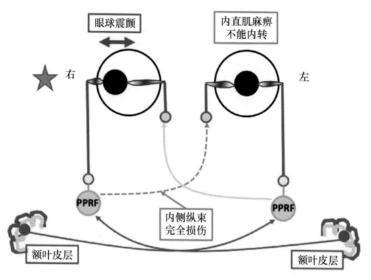

图 6-7　前部核间性眼肌麻痹（以右侧内侧纵束完全损伤为例，双眼向右水平注视运动示意图）

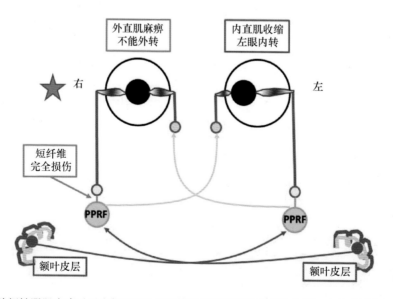

图 6-8　后部核间性眼肌麻痹（以右侧 PPRF 至展神经核短纤维完全损伤为例，向右水平注视运动示意图）

一个半综合征（"one-and-a-half" syndrome）是由单侧 PPRF 和双侧内侧纵束的病变（脱髓鞘或血管性疾病）引起的同侧眼水平注视麻痹，对侧眼只能外转，内转不能过中线的眼球运动障碍性疾病。当向患侧水平注视时，由于 PPRF 至患侧展神经核运动神经元的短纤维受损，至对侧的内侧纵束受损，导致同侧外直肌、对侧内直肌均无法收缩，双眼均无法转动（图 6-9）。当向健侧水平注视时，健侧 PPRF 短纤维正常，但内侧纵束受损，健侧外直肌收缩而患侧内直肌无法收缩，导致患侧眼球无法转动而健侧眼球外转（图 6-10）。患者表现为外斜视，多为双侧核间性眼肌麻痹，也称为外斜视双侧核间性眼肌麻痹（wall-eyed bilateral internuclear ophthalmoplegia）。此类患者垂直运动自如，瞳孔不受累。

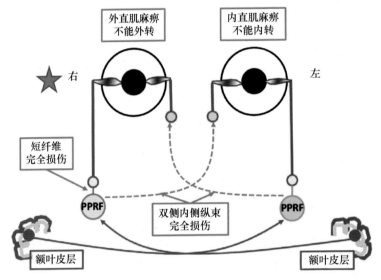

图 6-9　一个半综合征（以右侧 PPRF 及双侧内侧纵束完全损伤为例，向右水平注视运动示意图）

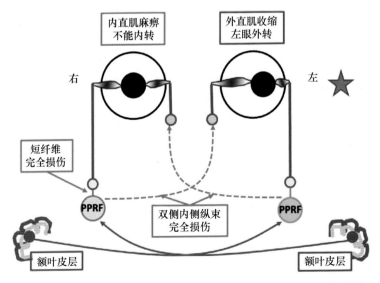

图 6-10　一个半综合征（以右侧 PPRF 及双侧内侧纵束完全损伤为例，向左水平注视运动示意图）

中脑位于间脑和脑桥之间，视束位于其腹侧上界，中脑背侧为四叠体（顶盖），四叠体由上丘和下丘组成，左右下丘之间通过上髓帆系带连接上髓帆，而滑车神经发自滑车神经核，交叉后从上髓帆系带两侧发出，支配对侧上斜肌。上丘是与视觉反射相关的脑区，在眼球运动的各种反射活动中起重要作用。与眼外肌运动相关的滑车神经核位于中脑下丘平面，内侧纵束背侧；动眼神经核位于上丘平面，内侧纵束背侧，包括成对的外侧核和不成对的中央尾侧核。下直肌、下斜肌及内直肌为同侧动眼神经核支配，而上直肌和上睑提肌为对侧动眼神经核支配。

Parinaud 综合征为上丘病变，也称为背侧中脑综合征，是由核上顶盖区或上丘喙侧顶盖前区的病变（如胶质瘤、脑积水、松果体瘤及血管性疾病）引起的眼球运动障碍性疾病，除眼球运动出现改变外，集合分开功能、固视、瞳孔等均可受累。其损伤区域多为中脑导水管后的后连合区域。此处不仅有 INC 至对侧动眼神经核团的纤维，还有后连合核团。后连合核团具有进入 INC 和 riMLF 的能力，协同向上凝视，因此后连合受损会损失部分向上凝视能力，疾病初期向下凝视不受影响（图 6-11）。临床表现为固视不稳定，向上注视麻痹，企图上转时出现眼球震颤，可合并眼睑退缩或上睑下垂，此类患者同时还伴有下颌上抬头位，以及光-近反射分离、skew 偏斜，这是由于上丘间接与眼外肌运动核群发生功能联系，由于水平性注视运动与脑桥旁正中网状结构及展神经核有关，因而未受累。随着病情进展，向下注视也可受累，通常有复视主诉，且多为垂直复视。眼底检查有时可发现视神经乳头水肿。

前庭神经核联系非常广泛，其中部分神经核通过两侧内侧纵束与双侧眼外肌神经核相联系。如眼球水平方向的前庭眼反射通路为：当头向右侧水平转动时，由于惯性，膜迷路内的内淋巴液向左流动，壶腹帽和纤毛也向左偏移，从而产生动作电位，刺激前庭蜗神经，进而将神经冲动传递至右侧脑干前庭核群，右侧脑干前庭核群再通过内侧纵束，

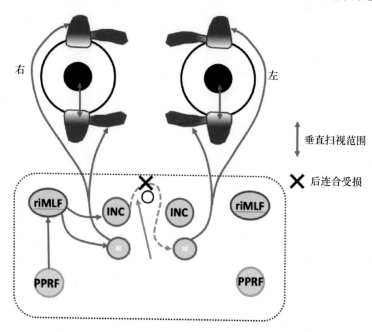

图 6-11　背侧中脑综合征示意图

将神经冲动传递至左侧展神经核和右侧动眼神经核内直肌核，引起左外直肌和右内直肌收缩，引起双眼向左运动。此外，内侧纵束中除了前庭神经核至两侧眼外肌的神经核纤维外，还包括了眼外肌神经核之间的纤维以及前庭核至颈髓前角运动神经元纤维，从而协调头部和眼球的运动。

不同的头部运动方向引起的眼外肌兴奋和抑制的机制不同，总体来讲，水平运动一般兴奋和抑制同侧内直肌和对侧外直肌（具体传入和传出通路如前所述），而头部倾斜运动相对来说比较复杂，与垂直直肌和斜肌的兴奋和抑制有关。头向一侧倾斜时，同侧前半规管与后半规管同时受到刺激，使同侧眼球内旋肌（上直肌和上斜肌）、对侧眼球外旋肌（下直肌和下斜肌）一起兴奋（图6-12），与此同时抑制了同侧眼球外旋肌和对侧眼球内旋肌（图6-13）。半规管受刺激时对应眼外肌的兴奋与抑制如表6-1所述。

所以当右侧上斜肌麻痹时，头向右肩倾斜时，右侧前半规管兴奋右侧上直肌和左侧下斜肌，右侧后半规管兴奋右侧上斜肌和左侧下直肌，此时右侧上直肌和上斜肌同时兴奋，但由于同侧上斜肌麻痹，会出现上直肌运动功能相对亢进，从而表现为右眼上转，即 Beilschowsky 试验阳性（图6-14）。

表 6-1　前庭眼反射中与前庭对应的眼外肌的兴奋性和抑制性投射

半规管	兴奋	抑制
水平半规管	同侧内直肌 对侧外直肌	同侧外直肌 对侧内直肌
前垂直半规管	同侧上直肌 对侧下斜肌	同侧下直肌 对侧上斜肌
后垂直半规管	同侧上斜肌 对侧下直肌	同侧下斜肌 对侧上直肌

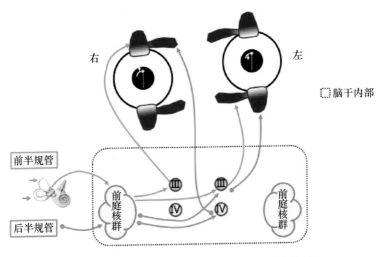

图 6-12　头向右肩倾斜的前庭眼反射兴奋性投射

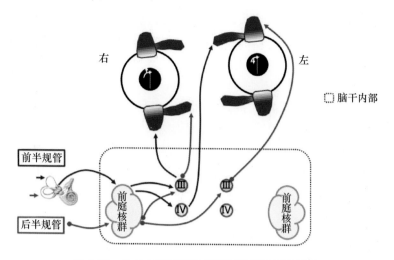

图 6-13 头向右肩倾斜的前庭眼反射抑制性投射

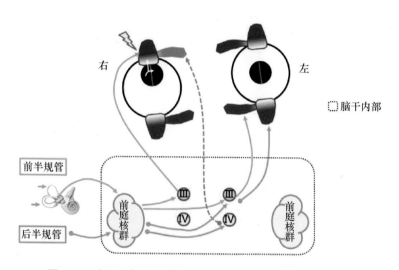

图 6-14 右眼上斜肌麻痹时，Bielschowsky 试验阳性示意图

skew 偏斜（skew deviation）是由核上病变引起的垂直斜视。在临床上表现为患侧眼下斜视，对侧眼上斜视，上斜视眼可伴随内斜视。患者通常有复视的主诉。多由基底动脉缺血、偏头痛、肿瘤或创伤等颅脑病变引起，可短暂发病。病变多位于脑干或小脑，可与 INO 合并出现，高位眼通常位于病变侧。与脑干缺血相关的 skew 偏斜可表现为旋转斜视[4]。skew 偏斜多为非共同性斜视，向各诊断眼位注视时斜视度会发生变化。内转眼上转过强和外转眼下转过强要与斜肌运动功能过强进行鉴别，主要与获得性滑车神经麻痹鉴别。后者多伴有不同程度外旋转斜视，而 skew 偏斜患者眼底照相可有共轭性旋转，患者可以合并主观旋转斜视的主诉。

当 skew 偏斜的病灶位于前庭周边损伤或位于脑桥尾部及延髓时，患侧半规管的兴奋性和抑制性投射均受损，根据前庭眼反射原理，即患侧眼球内旋肌（上直肌和上斜肌）、对侧眼球外旋肌（下直肌和下斜肌）无法兴奋，同时由于抑制性投射受损，其拮抗肌保

斜视经典病例解析

持兴奋，头向低位眼倾斜。因而当头向高位眼倾斜时，表现为对侧眼上斜视。以右侧前庭周边及脑桥病变为例，头向右肩倾斜，会出现右眼下斜视、左眼上斜视的临床表现（图6-15）。

当skew偏斜的病灶位于脑桥顶端和中脑时，患侧眼球外旋肌（下直肌和下斜肌）、对侧眼球内旋肌（上斜肌）无法兴奋，同时由于抑制性投射受损，其拮抗肌保持兴奋，头向低位眼倾斜。以左侧脑桥顶端及中脑病变为例，头向右肩倾斜，会出现右眼下斜视，左眼上斜视的临床表现（图6-16）。综上，不管病灶位于前庭周边、脑桥还是中脑，头均会向低位眼倾斜。

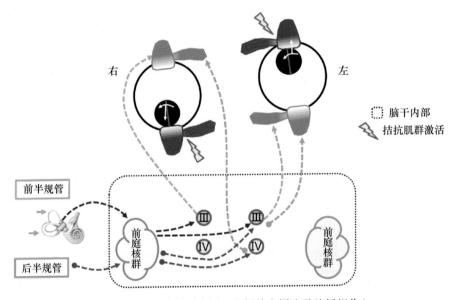

图 6-15　skew 偏斜示意图（右侧前庭周边及脑桥损伤）

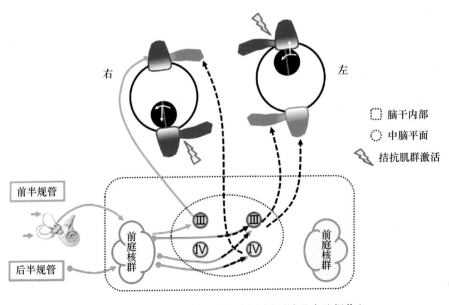

图 6-16　skew 偏斜示意图（左侧脑桥顶端及中脑损伤）

眼倾斜反应（ocular tilt reaction）是一种特殊类型的 skew 偏斜[5]。是指从位置感觉器官到中脑间位核的非对称性异常视觉信号输入引起的获得性垂直斜视。临床可有三联征的表现，即异常头位（非代偿头位，头向低位眼倾斜）、skew 偏斜以及眼底共轭性旋转（高位眼内旋）。其临床表现与滑车神经麻痹相似，详细的病史询问、临床检查和眼底旋转类型的判断有助于鉴别诊断[6]。

skew 偏斜是一种由前庭眼反射通路病变引起的获得性斜视类型，临床表现为垂直旋转斜视，但多为共同性，可分为 3 个经典亚型，即共同性、侧向共同性和侧向交替性，此外还包括阵发性、周期性等，由于其发病复杂性，患者多于神经内科就诊治疗，以眼科就诊治疗者少见，在此不再赘述。

斜视专业医师应熟悉并掌握常见的视觉传出系统障碍性神经眼科疾病，以便对中枢麻痹性斜视进行正确诊断、鉴别诊断并制订合理治疗方案。

病例 1

患者，女，13 岁。

主诉　发现左眼内斜视 6 年。

病史　患者于 6 年前开始发现左眼明显内斜，双眼外转时不灵活，未予诊治，现为改善眼位，遂来我院就诊。无眼部红肿、疼痛和眼睑大小变化，不伴有发热、头部外伤、恶心呕吐等全身症状。发病以来，斜视度无明显变化，无视远视近时斜视度改变，无明显异常头位。

6 岁时发现脊柱发育异常（图 1，图 2），否认其他全身病史及药物过敏史，否认外伤及手术史。

足月顺产，否认家族遗传病史。

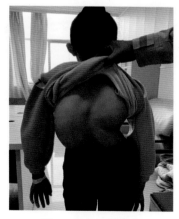

图 1　患儿脊柱侧弯

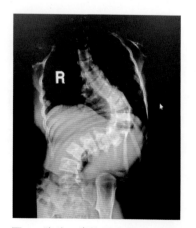

图 2　胸片：脊柱严重变形、侧弯

眼科检查

视力：OD 0.8，OS 0.1

眼前节检查：未见明显异常 OU

瞳孔检查：直接、间接对光反应正常 OD；轻度相对传入性瞳孔障碍 OS

眼底检查：未见异常，黄斑-视盘未见明显旋转 OU

屈光状态检查：

睫状肌麻痹后检影验光：

OD　　+0.50 DS −0.75 DC×73　　0.8

OS　　+2.75 DS +1.50 DC×29　　0.3

P-VEP 检查：P100 波潜时延长，波峰降低 OS。

专科检查

HT：$ET_{SC'}$ = 20° OS

交替遮盖：内→正 OU

单眼运动：双眼内转落后，双眼外转落后

双眼运动：双眼内转落后（−1），双眼外转落后（−2）

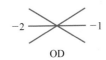
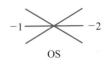

九个诊断眼位：图 3

PACT：

REF	$ET_{SC'}$ = 50 PD	ET_{SC} = 50 PD
LEF	$ET_{SC'}$ = 50 PD	ET_{SC} = 50 PD

代偿头位：无

Titmus 立体视：无

主导眼：右眼

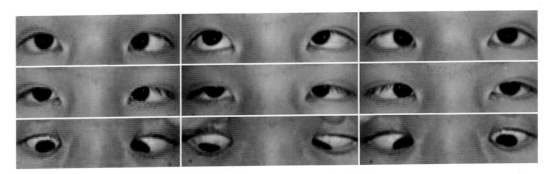

图 3　患儿外观像（左眼处于内斜位）

诊断　1. 水平注视麻痹伴脊柱侧弯；2. 屈光不正 OU；3. 弱视 OS

手术　本例患者脊柱侧弯严重，平卧困难，经麻醉科反复会诊后，认为麻醉风险极大，最终放弃斜视矫正手术，门诊定期随访观察眼位变化。

病例特点

　　注视麻痹是指双眼不能同时向左侧或右侧注视，是由中枢神经系统神经元病变引起，而眼外肌及外周运动神经元支配正常，病变多位于额叶、脑桥旁正中网状结构以及展神经核。部分患者在不能向左侧或右侧注视的同时，伴有脊柱侧弯并呈进行性加重，称为水平注视麻痹伴脊柱侧弯。注视麻痹的方向与病变同侧，如右侧 PPRF 至右侧展神经核短纤维病变产生右眼向右侧的注视麻痹，右侧内侧纵束病变产生左眼向右侧的注视麻痹。常见病因为脑卒中、多发硬化、炎性反应、占位病变以及退行性病变。

　　本例患者双眼不能同时向水平两侧注视，同时伴有脊柱侧弯并呈进行性加重，胸片显示脊柱侧弯、严重变形，诊断考虑为水平注视麻痹伴脊柱侧弯。

　　对于此类中枢麻痹性斜视，手术时机的选择很重要，对于后天性患者，须经神经科会诊并给予相应治疗，待斜视情况稳定半年左右再考虑行手术治疗。

　　手术方式的选择需要结合患者眼球运动情况及术中被动牵拉试验来决定，本例患者因脊柱变形严重，无法平躺，经麻醉科、脊柱外科、神经科会诊后，建议先行脊柱矫形手术后再考虑斜视矫正手术。

　　本例患者除了斜视之外，存在屈光参差弱视的情况，暂根据双眼屈光状态，积极戴镜及遮盖右眼治疗弱视。

病例 2

　　患者，男，34 岁。

　　主诉　脑干突发出血后眼斜伴歪头视物近 3 年。

　　病史　患者于 3 年前劳累后，因突发晕厥伴意识丧失及右侧肢体瘫痪，就诊于外院急诊，急诊行头颅 CT，神经科诊断为"脑干出血、高血压"，并收入院。患者入院后给予颅内减压引流术、止血、补液、营养神经等综合治疗。昏迷 12 天后醒来发现眼球运动不灵活（图 1）。神经科治疗病情稳定后遂来我院，拄拐入院（图 2）。

　　既往体健，否认其他全身病史，自幼右眼弱视，否认家族遗传病史及药物过敏史。

　　神经科查体：面部右侧鼻唇沟变浅（图 3），右侧上、下肢肌张力较对侧偏低，偏瘫步态。

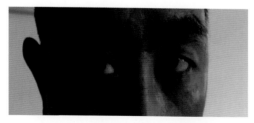

图 1　患者外观像（左眼内转落后）

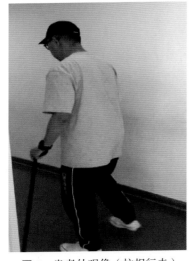

图 2 患者外观像（拄拐行走）

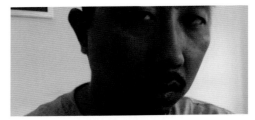

图 3 患者外观像（面部右侧鼻唇沟变浅，面左转，视线向右）

眼科检查

视力：OD 0.06，OS 0.2

眼前节检查：未见明显异常 OU

瞳孔检查：轻度相对传入性瞳孔障碍 OU

眼底检查：视盘界清色可，视盘周边可见萎缩弧 OU

屈光状态检查：

诊断验光：

OD　　−5.25 DS −1.50 DC×5　　　0.7

OS　　−3.50 DS −2.00 DC×160　　0.7

专科检查

HT：$XT_{SC'} = 20°$ OD；$ET_{SC'} = 15°$ OS

交替遮盖：外动 OD；内动 OS

集合运动：正常，NPC = 6 cm（图 4）

单眼运动：右眼内转刚到中线，外转落后欠约 1～2 mm，左眼内转落后欠约 1～2 mm，不能外转，企图外转时可见水平合并旋转性眼球震颤

双眼运动：右眼内转落后（−4），外转落后（−1），左眼内转落后（−1），外转落后（−5），企图外转时可见水平合并旋转性眼球震颤（双眼同侧注视麻痹）

九个诊断眼位：图 5

Krimsky：

　　　　REF　　　　　$ET_{SC'} = 40$ PD　　　$ET_{SC} = 40$ PD

　　　　LEF　　　　　$XT_{SC'} = 35$ PD　　　$XT_{SC} = 35$ PD

代偿头位：面左转，视线向右

Titmus 立体视：头正位：无；代偿头位：200 秒弧

眼底照相：内旋 OD；外旋 OS（图6）

头颅 MRI：图7，图8。

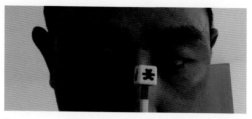

图4　患者集合运动

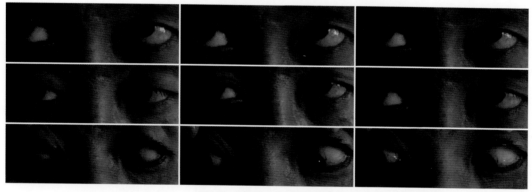

图5　术前九个诊断眼位图

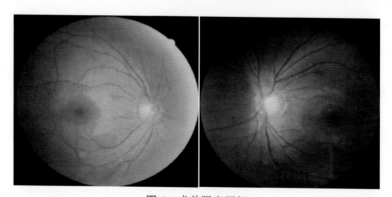

图6　术前眼底照相

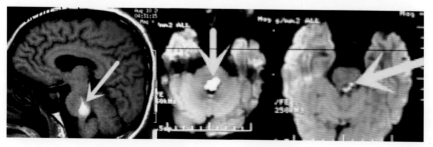

图7　患者入院前头颅 MRI（脑桥旁中心出血）

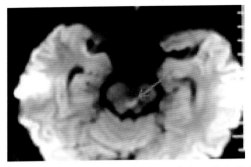

图 8 患者神经科治疗后头颅 MRI（脑桥旁中心出血基本吸收）

诊断 1. 核间性眼肌麻痹；2. 屈光不正 OU；3. 面神经麻痹；4. 脑出血引流术后

手术 术中行被动牵拉试验：双眼阴性；左外直肌缩短 7.5 mm，右内直肌缩短 5.5 mm。

术后 1 周复查：

专科检查

HT：Ortho

交替遮盖：基本不动 OU

集合运动：正常，NPC = 6 cm

单眼运动：右眼内转刚到中线，外转落后欠约 1 ～ 2 mm，左眼内转落后欠约 1 ～ 2 mm，不能外转，外转时可见水平合并旋转性眼球震颤

双眼运动：右眼内转落后（-4），外转落后（-1），左眼内转落后（-1），外转落后（-3），企图外转时可见水平合并旋转性眼球震颤（双眼同侧注视麻痹）

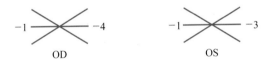

九个诊断眼位：图 9

PACT：

REF	$E_{SC'} = 8\,PD$	$E_{SC} = 8\,PD$
LEF	$X_{SC'} = 6\,PD$	$X_{SC} = 6\,PD$

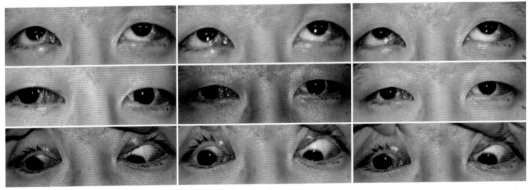

图 9 术后 1 周九个诊断眼位图

代偿头位：无（图 10 ）

Titmus 立体视：无

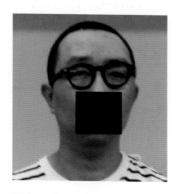

图 10　术后 1 周头位明显改善

病例特点

　　内侧纵束从脑桥到中脑，经展神经中间神经元连接脑桥旁正中网状结构和对侧动眼神经内直肌亚核，司双眼同向水平运动，一旦损伤，将产生前部核间性眼肌麻痹。常见病因为脑卒中或多发硬化，临床表现为外转眼可见眼球震颤，内转眼内转落后，内转落后侧为核间性眼肌麻痹的病变侧。患者虽内转落后，但可有集合存在。说明是内侧纵束脱髓鞘导致的控制指令传递速度变慢而非完全损伤。

　　本例患者右眼外转时可见眼球震颤，左眼内转时内转落后，患者虽内转落后，但可见集合。

病例 3

　　患者，男，33 岁。

　　主诉　脑出血后眼斜 14 个月。

　　病史　患者于入院前 14 月突然无诱因昏迷，就诊于某综合医院，诊断为：1. 脑出血；2. 面神经麻痹；3. 偏瘫；4. 动眼神经麻痹；5. 外展神经麻痹。患者入院给予止血、补液、营养神经等综合治疗。醒来后发现眼球运动不灵活。神经科治疗病情稳定 9 个月，现为进一步改善外观，遂来我院。

　　既往体健，否认其他全身病史，否认家族遗传病史及药物过敏史。

　　眼科检查

　　视力：OD 0.9，OS 0.05

　　眼前节检查：未见明显异常 OU

　　瞳孔检查：轻度相对传入性瞳孔障碍 OU

　　眼底检查：未见明显异常 OU

屈光状态检查：

诊断验光：

OD　−0.25 DS＋0.25 DC×145°　　0.9

OS　−1.00 DS　　　　　　　　　　0.7

专科检查

HT：$ET_{SC'}$ = 15° OS

交替遮盖：外→正 OD；内动 OS

集合运动：正常，NPC = 7 cm（图1）

单眼运动：右眼内转刚过中线，左眼外转不过中线，内转欠3 mm

双眼运动：右眼内转落后（−3），左眼内转落后（−1），外转落后（−5）

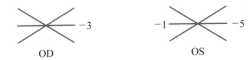

九个诊断眼位：图2

Krimsky：

　　　　REF　　　　　　　$ET_{SC'}$ = 18 PD

代偿头位：面左转，视线向右

Titmus 立体视：代偿头位：400 秒弧；头正位：无

眼底照相：内旋 OD；外旋 OS（图3）

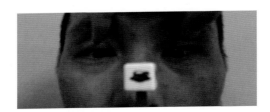

图1　患者外观像（可见集合）

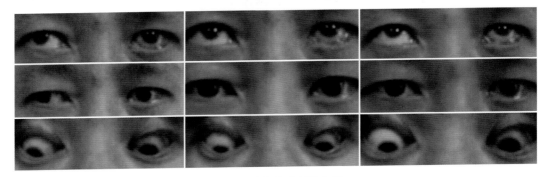

图2　术前九个诊断眼位图

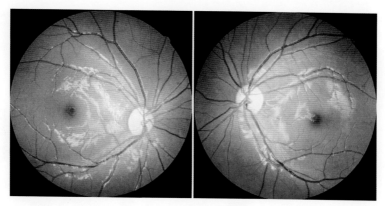

图 3　术前眼底照相

诊断　1.一个半综合征；2.屈光不正 OU；3.脑出血引流术后

病例特点

患者颅内病变范围广，同时累及内侧纵束和脑桥旁正中网状结构。

临床表现为向一侧注视时注视麻痹，向另一侧注视时核间性眼肌麻痹。常见病因为脑卒中（尤其是基底动脉和椎动脉）及多发硬化。

本例患者右眼外转时可见眼球震颤，左眼内转时内转落后，是为核间性眼肌麻痹；双眼不能同时向左侧注视，即右眼内转时内转落后，左眼外转时外转落后，是为水平注视麻痹，而患者虽双眼内转均落后，但可见集合，此为一个半综合征。

病例 4

患者，女，9 岁。

主诉　歪头视物 4 年余。

病史　患者于 4 年多前发现歪头视物逐渐伴肢体不协调，遂就诊于外院，因"小脑节细胞胶质瘤"行脑部肿瘤切除术，术后仍觉歪头，术后逐渐发现"高低眼"，曾于外院验配三棱镜稍有改善，为求进一步诊治于我院就诊。

否认其他全身病史及家族病史，否认药物过敏史。

足月顺产，生长发育正常。

颅脑手术前后头颅 MRI：图 1，图 2

术后病理报告：小脑节细胞胶质瘤

眼科检查

视力：OD 0.6，OS 0.2

眼前节检查：未见明显异常 OU

瞳孔检查：直接、间接对光反应正常，未见相对传入性瞳孔障碍 OU

眼底检查：未见异常，黄斑-视盘未见明显旋转 OU

屈光状态检查：

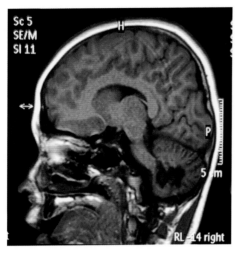

图1 患者神经科手术前头颅MRI（小脑、脑干间占位病变）

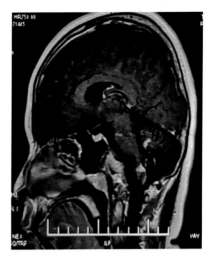

图2 患者神经科手术后头颅MRI（小脑、脑干间占位病变已摘除）

睫状肌麻痹验光：

OD　　−0.75 DS＋1.50 DC×90　　0.9

OS　　−2.50 DS＋0.75 DC×98　　0.8

专科检查

HT：LHT15°

交替遮盖：下→正OD；上→正OS

单眼运动：各方向运动基本到位

双眼运动：左眼下斜肌功能亢进（＋2），上直肌亢进（＋1），下直肌落后（−1），上斜肌落后（−1）

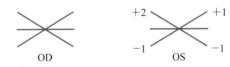

九个诊断眼位：图3

PACT：（SC＝CC）（图4）

　　　　REF　　ET′＝14 PD　　LHT′＝30 PD　　ET＝14 PD　　LHT＝25 PD（直立位）

　　　　　　　ET′＝14 PD　　LHT′＝20 PD　　ET＝14 PD　　LHT＝15 PD（仰卧位）

异常头位：略向右肩倾（图5）

Titmus立体视：无

主导眼：视近：左眼；视远：右眼（图3）

眼底照相：外旋OD；内旋OS（图6）

眼球震颤：旋转型OU

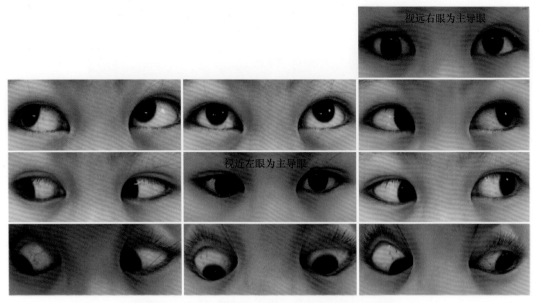

图3　术前九个诊断眼位图（头右倾、左眼上斜视）

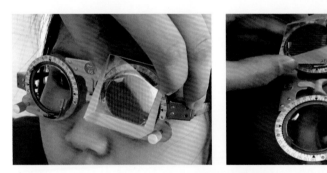

图4　患者垂直斜视度数随体位变化而发生变化

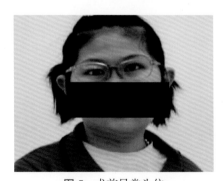

图5　术前异常头位

诊断　1. skew 偏斜；3. 眼倾斜反应；4. 眼球震颤 OU；5. 屈光不正 OU；6. 屈光参差 OU；7. 脑肿瘤切除术后

手术　术中被动牵拉试验显示左眼上直肌紧张，遂行左眼上直肌后徙 4.5 mm，后再次行被动牵拉试验，无明显限制因素。

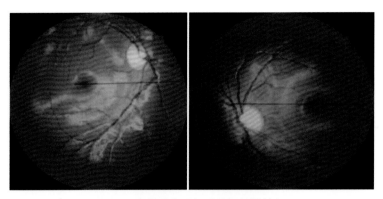

图 6　术前眼底照相（共轭性旋转）

术后 1 年复查：

专科检查

HT：Ortho

交替遮盖：内下→正微动 OD；内上→正微动 OS

单眼运动：各方向运动基本到位

双眼运动：左眼上斜肌落后−1

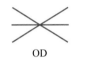
OD

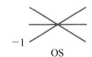
−1　OS

九个诊断眼位：图 7

PACT：（SC ＝ CC）

	REF	E′＝ 10 PD	LH′＝ 8 PD	E ＝ 10 PD	LH ＝ 8 PD（直立位）
		E′＝ 8 PD	LH′＝ 5 PD	E ＝ 8 PD	LH ＝ 5 PD（仰卧位）

异常头位：略向右肩倾

Titmus 立体视：3000 秒弧

眼球震颤：旋转型 OU

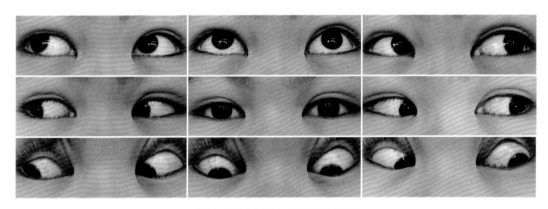

图 7　术后 1 年九个诊断眼位图

病例特点

本例患者病因清楚、颅内占位病变已行手术成功摘除，现病情稳定 6 月以上，可行斜视矫正手术。拟行垂直直肌减弱术矫正垂直斜视、复视，具体手术方案为：术中被动牵拉试验显示左眼上直肌紧张，左眼上直肌后徙 4.5 mm，因其头位为异常头位而非代偿头位，故斜视矫正手术后头位不一定改善，术前应与家属充分沟通。

skew 偏斜是指从位觉器官（内耳球囊、椭圆囊、半规管）到核上（中脑间质核）的非对称性输入异常所导致的后天性垂直旋转偏斜。skew 的中文意思包括扭转、歪斜、倾斜以及斜角等等，但似乎都无法恰当地表达本意，故在没有合适翻译之前，暂沿用英文。skew 偏斜的临床表现主要为垂直斜视，可以是共同性或非共同性，共同性多见；共轭性旋转偏斜（一只眼内旋、另一只眼外旋），高位眼内旋，罕见病例可阵发性或周期交替性（30 ~ 60 s）发病，眼倾斜反应除上述特征外，还伴有异常头位。

skew 偏斜和眼倾斜反应的病因多见于颅后窝的任何损害，包括脑梗死或出血、肿瘤、多发硬化以及神经外科手术。此外也见于周边损害，但中枢损害更常见。眼球运动异常既可来自中枢病变，也可来自周边前庭半规管病变，前庭病变常导致眼球震颤，此外，skew 偏斜引起的旋转斜视多为内旋转[7]。

临床上有时能见到交替性眼倾斜反应，其临床表现为侧方注视时，外转眼上斜视，如右侧注视时右眼上斜视，左侧注视时左眼上斜视。交替性眼倾斜反应相关损害多见于小脑、中脑背侧、颈延髓连接处，必须与双侧滑车神经麻痹鉴别。此外，中枢视觉损伤的患者，除了视力低下外，也可伴有视觉传出系统异常，如斜视、注视麻痹、眼球震颤等，其斜视的发生率可高达 73%，需结合患者病史（出生史、全身病史及生长发育史等），以及影像学检查明确和鉴别[8]。

眼倾斜反应的异常头位及眼旋转方向与上斜肌麻痹所致的代偿头位和旋转特点不同，需严格鉴别。

本例患者头右倾、左眼上斜视，从外观及九个诊断眼位初步考虑左眼上斜肌麻痹，但患者眼底像表现为共轭性旋转，而单纯上斜肌麻痹应该为一眼外旋，另一眼正常，且进一步检查发现患者垂直斜视度数随体位变化而发生变化，说明其并非一般的麻痹斜视，结合患者在神经科手术前后的影像学报告及手术史、术后病理报告（小脑节细胞胶质瘤），可以明确诊断为 skew 偏斜、眼倾斜反应。

对于此类中枢麻痹性斜视，应在经神经科以及耳鼻喉科会诊（若与前庭眼反射有关，可考虑传入神经阻滞）并给予相应治疗后，待斜视情况稳定半年左右再考虑行手术治疗。本例患者病因清楚，颅内占位病变已行手术成功摘除，现病情稳定已在 6 个月以上，故行斜视矫正手术。

手术方式的选择需要结合患者垂直斜视度数、眼球运动情况及术中被动牵拉试验来决定，可采用垂直直肌减弱术矫正垂直斜视、复视，垂直直肌水平移位或斜肌手术来尝试改善异常头位，但因患者的头位并非麻痹性斜视所致的代偿头位，故效果并不确切。

参考文献

［1］Noorden GK von，Tredici TD，Ruttum M. Pseudointernuclear ophthalmoplegia after surgical paresis of the medial rectus muscle. Am J Ophthalmol，1984，98：602.

［2］Zee D，Hain TC，Carl JR. Abduction nystagmus in internuclear ophthalmoplegia. Ann Neurol，1987，21：383.

［3］Muri RM，Meienberg O. The clinical spectrum of internuclear ophthalmoplegia in multiple sclerosis. Arch Neurol，1985，42（9）：851-855.

［4］Brandt T，Dieterich M. Skew deviation with ocular torsion：a vestibular brainstem sign of topographic diagnostic value. Ann Neurol，1993，33：528.

［5］Wesstheimer G，Blair SM. The ocular tilt reaction：a brainstem oculomotor routine. Invest Ophthalmol，1975，14：833-839.

［6］Donahue SP，Lavin PJ，Hamed LM. Tonic ocular tilt reaction simulating a superior oblique palsy：diagnostic confusion with the 3-step test. Arch Ophthalmol，1999，117（3）：347-352.

［7］Trobe JD. Cyclodeviation in acquired vertical strabismus. Arch Ophthalmol，1978，96（3）：457-467.

［8］张伟．关注中枢视觉损伤．中华眼科杂志，2021，57（5）：321-325.

（张伟　郝瑞　王亚宸）

第七章　眼球震颤

眼球震颤（nystagmus）是一种以眼球非自主的节律性震颤为特点的眼部疾病，其发生可能是先天特发性、存在影响视力发育的眼部疾病、药物或其他因素引起的神经系统异常所致的一种眼球运动功能异常。根据震颤方向可以分为水平、垂直、旋转或混合性眼球震颤。根据震颤形式，临床上常见的有冲动型与钟摆型两种。

眼球震颤可以是先天性的，也可以是获得性的。先天性发病的患者中一部分可能为遗传性疾病[1-2]，可同时合并其他眼部发育异常。获得性眼球震颤包括点头痉挛、跷跷板样眼球震颤、垂直性眼球震颤，以及单眼眼球震颤。儿童和成人的获得性眼球震颤通常是由脑干和（或）小脑中与前庭和眼球运动通路相关的神经系统疾病所致。本章主要讨论先天性眼球震颤。

根据 2001 年美国眼球运动异常和斜视分类（CEMAS），常见的先天性眼球震颤分为婴儿性眼球震颤综合征（infantile nystagmus syndrome，INS）、融合发育不良性眼球震颤综合征（fusion maldevelopment nystagmus syndrome，FMNS）和点头痉挛综合征（spasmus nutans syndrome，SNS）。INS 包括：先天性运动缺陷型眼球震颤，此类患者通常伴有代偿头位，存在集合抑制的情况，部分患者可合并内斜视伴双眼外转受限，即眼球震颤阻滞综合征（nystagmus blockage syndrome），此类患者需与眼球震颤合并内斜视的病例鉴别诊断；先天性知觉缺陷型眼球震颤，通常与生后早期存在严重影响视力发育的因素有关。FMNS 是隐性、显隐性眼球震颤。

先天性眼球震颤患者视力一般欠佳。眼球震颤患者可存在一个震颤相对静止或完全静止的区域，即中间带。在中间带，黄斑中心凹时间较长，从而能够获得较好的视力，因而对于中间带不在正前方的患者，为获得较好的视力，患者可伴有代偿头位。先天性眼球震颤伴有代偿头位的患者视力普遍好于没有代偿头位的患者[3]。婴儿性眼球震颤患者中斜视的发病率为 8% ～ 33%[4-8]。对于伴有代偿头位和斜视的眼球震颤患者，术前设计非常重要，单纯考虑斜视有可能会加重代偿头位，而单纯改善代偿头位又有可能增加斜视度。需要注意的是，并非所有伴有代偿头位的眼球震颤患者都只有一个恒定的中间带，少数患者可能存在双中间带[9-12]，这种情况须与周期性交替性眼球震颤进行鉴别。后者多为获得性眼球震颤，多由于多发性硬化、颅后窝病变或前庭小脑等病变，罕见于婴幼儿发病，婴幼儿时期发病多无明显神经系统疾患。周期性方向交替性发生改变的眼球震颤同时伴随代偿头位的周期性改变[13-15]。而具有双中间带的眼球震颤患者代偿头位的改变没有周期性。

伴有代偿头位的先天性眼球震颤，在明确代偿头位情况下双眼同时视的视力要好于头正位时双眼视力 2 行及以上，可以考虑配戴三棱镜（头位扭转角 10° 以下）或行中间带移位术（头位扭转角 15° 以上）来改善代偿头位，从而提高第一眼位的双眼视力。

对于需要行中间带移位手术的患者，术前须反复检查，明确中间带的方向，手术原则即将眼球移位至代偿头位的方向[16]。Kestenbaum 首次提出利用手术改善眼球震颤的代偿头位[17]，同年 Anderson 也提出了他的手术设计[18]，两者手术原理类似，因而手术以他们的名字命名——Kestenbaum-Anderson 手术。之后 Parks 根据内外直肌后退/缩短的效果不同，对手术进行了改良，即内直肌后退 5 mm，内直肌缩短 6 mm，外直肌后退 7 mm，外直肌缩短 8 mm[19]。之后又有学者陆续提出了一些改良的术式，但不论是哪种术式，眼球震颤引起的代偿头位的手术方式并不是一成不变的，需要结合患者头位扭转角的方向和大小选择合适的手术方式[20]。此外，患者如果代偿头位为垂直方向，可根据头位扭转角的大小和眼球运动检查选择垂直直肌或斜肌的手术[19]。

如果眼球震颤合并斜视，则须确定主导眼，根据斜视的类型，将眼球震颤和斜视矫正手术分别于主导眼和非主导眼上施行。

病例 1

患者，男，18 岁。

主诉 自幼喜下颌上抬视物。

病史 家长诉患者自幼下颌上抬视物，于当地检查发现眼球震颤，未予诊治，现为进一步治疗来我院就诊。患者自发病以来，眼球震颤无明显变化，视远视近均下颌上抬，不伴有视物晃动、视力下降、畏光和眼球转动异常，无眼部红肿、疼痛和眼睑大小变化，不伴有发热、头部外伤、恶心呕吐等全身症状。

既往体健，否认全身病史及药物过敏史。否认家族遗传病史。

眼部检查：

视力：OD 0.3，OS 0.3；OU 0.5（头正位），0.7（代偿头位）

眼前节检查：未见明显异常 OU

瞳孔检查：直接、间接对光反应正常，未见相对传入性瞳孔障碍 OU

眼底检查：未见异常，黄斑-视盘未见明显旋转 OU

屈光状态检查：

睫状肌麻痹后检影验光：

OD　　−1.50 DS −0.50 DC×105　　0.4

OS　　−2.00 DS −1.00 DC×80　　　0.4

头正时双眼视力：0.5；下颌上抬时双眼视力：0.8

专科检查

HT：Ortho

交替遮盖：微外→正 OU

单眼运动：各方向运动到位

双眼运动：协调

OD　　　　　　　　　　　　　　OS

九个诊断眼位：图1

PACT：

REF	$X_{CC'} = 4\,PD$	$X_{CC} = 2\,PD$
LEF	$X_{CC'} = 4\,PD$	$X_{CC} = 2\,PD$

AC/A = 4.7

代偿头位：下颌上抬（图2）

Titmus 立体视：代偿头位：200 秒弧；头正位：3000 秒弧

眼球震颤：水平冲动型

中间带：下方

头位扭转角：20°（下颌上抬）

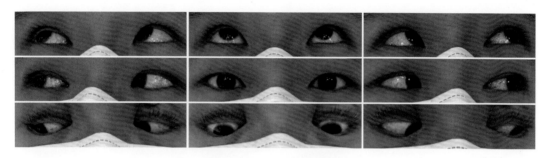

图1　术前九个诊断眼位图

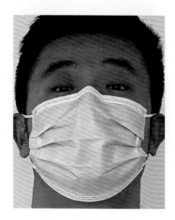

图2　术前代偿头位

诊断　1. 眼球震颤 OU；2. 屈光不正 OU

手术　双眼下直肌后退 4.5 mm，伴鼻侧移位 1/2 肌腹宽度。

术后 1.5 个月复查：

专科检查

HT：Ortho

交替遮盖：微外→正 OU

单眼运动：各方向运动到位

双眼运动：协调

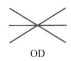
OD

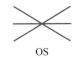
OS

九个诊断眼位：图 3

PACT：

REF	$X_{CC'} = 6\ PD$	$X_{CC} = 4\ PD$
LEF	$X_{CC'} = 6\ PD$	$X_{CC} = 4\ PD$

AC/A = 4.1

代偿头位：无（图 4）

Titmus 立体视：200 秒弧

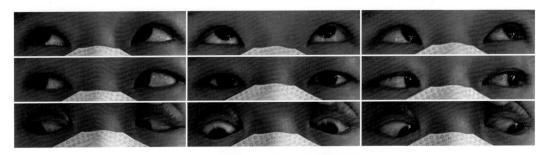

图 3　术后 1.5 个月九个诊断眼位图

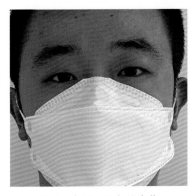

图 4　术后 1.5 个月头位

病例特点

　　眼球震颤目前临床上主要的手术指征为合并代偿头位。对于水平冲动型眼球震颤患者，中间带多位于水平方向，患者可伴有面转、视线向一侧的代偿头位，此类患者可根据代偿头位的方向和头位扭转角度的大小，设计水平肌肉的手术；而本例患者虽然眼球震颤为水平冲动型，但中间带位于下方，患者为了获取较好视力，采用下颌上抬的代偿头位，为改善其代偿头位，根据其头位扭转角，选择双眼下直肌减弱手术。需要注意的是，伴有代偿头位的眼球震颤患者，术前检查时，要观察其视远和视近代偿头位的情况，警惕双中间带的存在，为手术设计提供更好的依据。

病例 2

患者，男，25 岁。

主诉　自幼外斜视且伴有眼球震颤，喜歪头视物。

病史　患者自诉自幼视物歪头，于当地检查发现眼球震颤，外斜视，未予诊治，现为进一步治疗来我院就诊。患者自发病以来，眼球震颤无明显变化，视远时歪头明显并自觉视力较无歪头清晰，视近时歪头不明显，不伴有视物晃动、视力下降、畏光和眼球转动异常，无眼部红肿、疼痛和眼睑大小变化，不伴有发热、头部外伤、恶心呕吐等全身症状。

既往体健，否认全身病史及药物过敏史。否认家族遗传病史。

眼部检查：

视力：OD 0.1，OS 0.2；OU 0.4（头正位），0.6（代偿头位）

眼前节检查：眼前节检查未见明显异常 OU

瞳孔检查：直接、间接对光反应正常，未见相对传入性瞳孔障碍 OU

眼底检查：未见异常，黄斑-视盘未见明显旋转 OU

屈光状态检查：

诊断验光：

OD　　−2.25 DS −1.00 DC×125　　0.3

OS　　−3.00 DS ＋1.00 DC×60　　0.3

头正时双眼视力：0.4　　面左转时双眼视力：0.6

专科检查

HT：$XT_{SC'}$ = 15°，偶能控制正位

交替遮盖：外→正 OU

单眼运动：各方向运动到位

双眼运动：协调

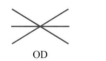
OD

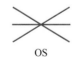
OS

九个诊断眼位：图 1

PACT：

REF	$XT_{SC'}$ = 60 PD	XT_{SC} = 60 PD
LEF	$XT_{SC'}$ = 60 PD	XT_{SC} = 60 PD

AC/A ＝ 3.33

代偿头位：面左转，视线向右（图2）

Titmus 立体视：代偿头位：100 秒弧；头正位：3000 秒弧

眼球震颤：水平冲动型，快相向左，慢相向右

中间带：右侧

头位扭转角：25°

眼震值：5 mm

主导眼：右眼

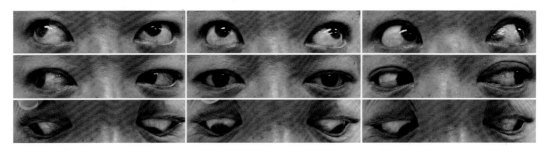

图 1　术前九个诊断眼位图

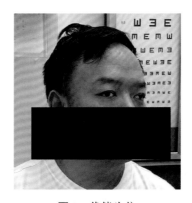

图 2　代偿头位

诊断　1.外斜视 OU；2.眼球震颤 OU；3.屈光不正 OU

手术　右眼外直肌后退 8 mm，右眼内直肌缩短 6 mm。

术后第 1 天复查：

专科检查

HT：Ortho

交替遮盖：微外→正 OU

单眼运动：各方向运动到位

双眼运动：协调

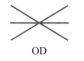 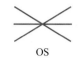

OD　　　　　　　　　OS

九个诊断眼位：图 3

PACT：

REF	$X_{SC'} = 6\,PD$	$X_{SC} = 4\,PD$
LEF	$X_{SC'} = 6\,PD$	$X_{SC} = 4\,PD$

AC/A = 3

代偿头位：面微右转（图 4）

Titmus 立体视：100 秒弧

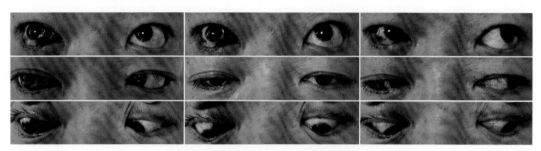

图 3 术后第 1 天九个诊断眼位图

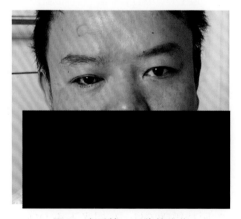

图 4 术后第 1 天代偿头位

病例特点

对于合并代偿头位的眼球震颤，若患者同时存在代偿头位和斜视，根据临床测量的斜视度和头位扭转角度的大小，中间带移位术矫正头位扭转角，在主导眼施行，原斜视度与扭转角矫正增加或减少的斜视度进行总和，在非主导眼施行斜视矫正。手术设计时既要考虑中间带移位术解决头位问题，也须考虑解决第一眼位斜视的问题。该例患者主导眼为右眼，而右眼外直肌后退＋右眼内直肌缩短手术既能改善头位，也能改善眼位。

参考文献

［1］李宁东，王犁明，崔丽红，等 . 一个 X 连锁遗传的先天性眼球震颤家系基因突变研究 . 中华眼科杂志，2008，24（2）：90-93.

［2］尚艳峰，张静，宫华青，等 . 先天性眼球震颤眼外肌栅栏状终末结构的研究 . 中华眼科杂志，2012，28（9）：698-701.

［3］Stevens DJ，Hertel RW. Relationships between visual acuity and anomalous head posture in patients with congenital nystagmus. J Pediatr Ophthalmol Strabismus，2003，40：259-264.

［4］Brodsky MC，Fray KJ. The prevalence of strabismus in congenital nystagmus. The influence of anterior visual pathway disease. J AAPOS，1997，1：16-19.

［5］Dell'Ossa LF. Congenital，latent and manifest-latent nystagmus-similarities and differences and relation to strabismus. Jpn J Ophthalmol，1985，29：351-368.

［6］Dell'Ossa LF，Traccis S，Abel LA. Strabismus：A necessary condition for latent and manifest latent nystagmus. Neuroophthlamology，1983，3：247-257.

［7］Forssman B. A study of congenital nystagmus. Acta Otolaryngol，1964，57：427-449.

［8］Gelbart SS，Hoyt CS. Congenital nystagmus：A clinical perspective in infancy. Graefeis Arch Clin Exp Ophthalmol，1988，226：178-180.

［9］Cüppers C. Probleme der operative Therapie des okulären Nystagmus. Klin Monatsbl Augenheilkd，1971，159：145.

［10］Spielmann A. Nystagmus congénitaux mal connus：Le nystagmus congenital pseudo-latent et le nystagmus congenital bi-directional avec double torticollis. Importance du blocage en convergence. J Fr Orthopt，1996，28：75.

［11］Spielmann A，Dahan A. Double torticollis and surgical artificial divergence in nystagmus//Nemet P，Weiss JB. Acta Strasologica，Proceedings of the International symposium on Strabismus and Amblyopia，Tel Aviv. Paris：CERES，1985：187.

［12］岳以英，赵堪兴，郭新，等 . 存在两个反方向中间带的先天性冲动性眼球震颤的治疗研究 . 中华眼科杂志，2001，17（5）：402-404.

［13］Abadi RV，Pascal E. Periodic alternating nystagmus in humans with albinism. Invest Ophthalmol Vis Sci，1994，35：4080.

［14］Kestenbaum A. Periodisch umschlagender Nystagmus. Kli Monatsbl Augenheilkd，1930，84：552.

［15］Robb RM. Periodic alternation of null point in congenital nystagmus. Association with alternating gaze deviation and esotropia. Arch Ophthalmol，1972，87：169.

［16］丁娟，赵堪兴，马惠芝，等 . 复杂代偿头位眼球震颤的手术治疗 . 中华眼科杂志，2013，29（7）：500-503

［17］Kestenbaum A. Nouvelle operation du nystagmus. Bull Soc Ophthalmol Fr，1953，6：599.

［18］Anderson JR. Causes and treatment of congenital eccentric nystagmus. Br J Ophthalmol，1953，37：267.

［19］Parks MM. Congenital nystagmus surgery. Am Orthopt J，1973，23：35.

［20］丁娟，赵堪兴，李月平，等 . 先天性特发性眼球震颤 224 例临床特征及手术方法 . 中华眼科杂志，2016，52（8）：600-605.

（张伟　郝瑞）